黄帝内经

姚丹 姚春鹏 注译

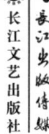
长江文艺出版社

图书在版编目（CIP）数据

黄帝内经 / 姚丹，姚春鹏注译. -- 武汉：长江文艺出版社，2025.4
（国学经典丛书. 第二辑）
ISBN 978-7-5702-0416-8

Ⅰ.①黄… Ⅱ.①姚… ②姚… Ⅲ.①《内经》－注释②《内经》－译文 Ⅳ.①R221

中国版本图书馆 CIP 数据核字(2018)第 102155 号

黄帝内经
HUANGDI NEIJING

责任编辑：杜东辉　　　　　　责任校对：程华清
封面设计：郭婧婧　　　　　　责任印制：邱　莉　胡丽平

出版：长江出版传媒　长江文艺出版社
地址：武汉市雄楚大街 268 号　　邮编：430070
发行：长江文艺出版社
http://www.cjlap.com
印刷：中印南方印刷有限公司

开本：880 毫米×1230 毫米　　1/32　　印张：10.375
版次：2025 年 4 月第 1 版　　2025 年 4 月第 1 次印刷
字数：269 千字

定价：52.00 元

版权所有，盗版必究（举报电话：027—87679308　87679310）
（图书出现印装问题，本社负责调换）

总　序

郭齐勇　武汉大学国学院院长

　　国学大师钱穆先生曾说"今人率言'革新',然革新固当知旧"。对现代人尤其是青年一代来说,缺乏的也许不是所谓的"革新力量",而是"知旧",也即对传统的了解。
　　中国文化传统的源头,都在中国古代经典当中。从先秦的《诗经》《易经》,晚周诸子,前四史与《资治通鉴》,骚体诗、汉乐府和辞赋,六朝骈文,直到唐诗、宋词、元曲和明清小说,在中国经典这条源远流长的巨川大河中,流淌着多少滋养着我们精神的养分和元气!
　　《说文解字》上说"经"是一种有条不紊的编织排列,《广韵》上说"典"是一种法、一种规则。经与典交织运作,演绎中国文化的风貌,制约着我们的日常行为规范、生活秩序。中国文化的基调,总体上是倾向于人间的,是关心人生、参与人生、反映人生的,当然也是指导人生的。无论是春秋战国的诸子哲学,汉魏各家的传经事业,韩柳欧苏的道德文章,程朱陆王的心性义理,还是先民传唱的诗歌,屈原的忧患行吟,都洋溢着强烈的平民性格、人伦大爱、家国情怀、理想境界。尤其是四书五经,更是中国人的常经、常道。这些对当下中国人治国理政,建构健康人格，铸造民族精魂都具有重要意义。经典是当代人增长生命智慧的源头活水！

长江文艺出版社历来重视中华民族优秀传统文化的传播及普及，近年来更在阐释传统经典、传承核心文化价值、建构文化认同的大纛下努力向中国古典文化的宝库掘进。他们欲推出《国学经典丛书》，殊为可喜。

怎么样推广这些传统文化经典呢？

古代经典和现代读者的阅读习惯及趣味本来有一定差距，如果再板起面孔、高高在上，只会让现代读者望而生畏。当然，经典也不是任人打扮的小姑娘，一味将它鸡汤化、庸俗化、功利化，也会让它变味。最好的办法就是，既忠实于经典的原汁原味，又方便读者读懂经典，易于接受。在这个原则的指导下，《国学经典丛书》首先是以原典为主，尊重原典，呈现原典。同时又照顾现实需要，为现代读者阅读经典扫除障碍，对经典作必要的字词义的疏通。这些必要精到的疏通，给了现代读者一把打开经典大门的钥匙，开启了现代读者与古圣先贤神交的窗口。

放眼当下出版界，传统文化出版物鱼目混珠、泥沙俱下，诸多出版商打着传承古典文化的旗号，曲解经典，对现代读者尤其是广大青少年认知传承经典起了误导作用。有鉴于此，长江文艺出版社推出的《国学经典丛书》特别注重版本的选取。这套丛书30个品种当中，大多数择取了当前国内已经出版过的优秀版本，是请相关领域的名家、专业人士重新梳理的。这些版本在尊重原典的前提下同时兼顾普及性，希望读者能有一次轻松愉悦的古典之旅。

种种原因，这套丛书必然会有缺点和疏漏，祈望方家指正。

前　言

　　《黄帝内经》简称《内经》，包括《素问》和《灵枢》两部分，各十八卷、各八十一篇，共一百六十二篇，十八万字。《黄帝内经》之名最早见于《汉书·艺文志·方技略》。书名署黄帝而且又是以黄帝和岐伯等人对话的形式写成的，作者似乎就是黄帝和岐伯等人。但实际上非一人所作，而是集体、多人长期努力的结晶。其成书时间大约从春秋战国至两汉之间。《内经》这部书也不是初创之作，而是经过编纂的作品。这可以从《内经》的篇卷数，略知一二。《素问》《灵枢》各十八卷各八十一篇的编辑体例是古人以数为世界的基本结构和规律的思考结果。根据《内经》的观点"天地之至数，始于一，而终于九焉"，九为阳数之极，十八和八十一各包含两个九和九个九。《内经》的篇章之间长短差别很大，有的文章很长，而有的文章很短，且有重复之处，显然是为了凑足八十一篇之数造成的。所以在一定意义上，《内经》并不是一部书，而是多部书的汇集，说《内经》成书并不准确，说成编更准确些。

　　《内经》成编后，《素问》和《灵枢》既有同时传世者，也曾分别流传。张仲景写作《伤寒杂病论》时曾利用过《素问》和《九卷》。《九卷》即《灵枢》。因为《内经》中除《素问》外的九卷，初无名称，就以《九卷》称之。后称《针经》或《灵枢》。晋人皇甫谧撰《针灸甲乙经》则几乎辑录了《素问》和《九卷》的全部文字。历史上最早给《素问》作注的是齐梁间的全元起，但其书已佚，仅从王冰的《次注》之中可以窥其一二。现在可见到的最早注本就是唐代王冰的《重广补注黄帝内经素问》，但其原书也已亡佚。现在可见的是经宋人林亿和高保衡整理过的，被称为《次注》。到明清时期为《素问》作注的就多了。著名的有马莳的《黄帝内经素问注证发微》，吴崑的《吴注黄帝内经素问》，张志聪的《黄帝内经素问集注》，高世栻的《素问直解》等。《灵枢》历史上一直以《九卷》之名流传。至宋史崧始以"家藏旧本《灵枢》九卷""参对诸书"整理成《灵枢》的定本，称为《黄帝内经灵枢经》，流传至今。马莳的《黄帝内经灵枢发微》是《灵枢》最早的注释本。把《素问》和《灵枢》合编注释的有明代张景岳的《类经》。

《黄帝内经》是我国现存最早的医学典籍，但其内容又不仅限于今天所理解的狭义的医学，而与古代哲学、天文、地理等学科密切相关，是一部哲学和自然科学的综合著作，在现代学术分类体系中归属于自然科学的范畴。但医学在本质上并不仅属于自然科学，而且蕴含着更多社会科学内容。所以有人认为与其说医学是自然科学，不如说是社会科学更为合适。我国古代的医学家从来没有把医学看成是孤立的为医学专家所垄断的专门学问，而是把它放在天地自然和社会文化的大视野中来思考的。所谓"道者，上知天文，下知地理，中知人事，可以长久"。《黄帝内经》写作于诸子百家学术争鸣的年代，与诸子之学相互倡和，对诸子学多有吸收，并深受其影响。从《内经》文本看，黄老道家，

《周易》与《内经》关系最紧密。如老子的无为思想，庄子的真人、至人、圣人、贤人人格，在《内经》的很多篇章中出现，《内经》多处引用《老子》《庄子》中的语言。可以说，在价值观上，《内经》与黄老道家是一致的，有的学者将《内经》看成是黄老学派的著作是不无道理的。这也是《内经》托名黄帝的内在根源。

《周易》的"象数"思维是《内经》理论体系的核心方法。脏象学说、十二经脉理论与《周易》有着渊源关系。《周易》的观象论、制器尚象论导出了医学上的脏象学说。《周易》对阴阳的太少划分、八卦的三爻论及天地人三才论，成为医学三阴三阳、十二经脉理论的依据。《周易》对《内经》论述运气学说的七篇大论影响更为明显。《天元纪大论》与《周易》的乾坤两卦的《象传》有着明显的渊源承袭关系。可以说，运气学说的理论框架深受《周易》的理论框架的影响。另外，儒家的中庸、中和，有诸内必形诸外以及重"本"的观念等也都是《内经》医学的重要观念。

《内经》的医学理论之所以与诸子百家之学有着如此密切的关系，是因为中国古代的学术是一以贯之的统一整体。虽然在今天看来，医学与诸子学分属于科学与哲学两个截然不同的领域，但在中国古代并没有这种分别。中国古代的学问并不像源自西方的现代学术那样有着明显的学科划分，而是有一个普遍的大道贯穿于一切学术之中。不同的学术都是这同一大道的显现。另外，从中国古代的宇宙观来看，古人把包括人在内的整个宇宙看成是一个大生命的流行化育过程，一切学问都是对这大生命流行化育的揭示，医学与其他学术之间并不是外在的关系，而是内在统一的，都是关于生命的学问。

中华民族是有着悠久历史传统，创造了光辉灿烂的文化，富有伟大智慧的民族。我们祖先所创造的文化是与以西方文化为代表的现代文化不同的另一种文化。这种文化虽然在强势的西方文化面前有其劣势，但另一方面，又是富有相当智慧的文化。在一定意义上代表了人类未来的发展方向。当然，随着中国近百年来的现代化运动，我们祖先所创造的文化已经越来越远去了，现代的中国人已经不太理解我们传统的文化和思维方式了。这影响了我们阅读和理解古人的作品，阻碍了我们与先人的心灵交通。为此，有必要把《内经》最基本的学术思想和思维方式向读者作一简要的介绍，为读者朋友提供渡河的津梁，打开宝藏的钥匙。

阅读中国文化的经典，首先要排除现代思维定势的干扰，进入古人的思维之中，才可能理解经典的本来意蕴。借用当年公乘阳庆传授仓公医术时，让其尽弃其旧学的方法，请读者朋友先把我们已形成的思想观念悬搁起来，摆脱其束缚，倾听古人的声音。

天人合一的天人相应观。天人问题是中国古代哲学的基本问题，在这个问题上各家说法虽有不同，但基本上取天人合一的观点。《内经》持天人相应的观点。天人相应的基本内涵是人由天地之气所化生，人的生命活动取决于天地自然的变化规律，人也应该主动地去顺应天地自然的变化规律。顺应天地自然对养生和治病有着特别重要的意义。顺之则生，逆之则死。

天地万物由一气所化。中国古人认为气是宇宙和生命的本源，人与天地万物都由气所化生。天与人之间之所以存在着相应的关系，源于天人一气。气是沟通天人万物的中介。气是人与万物生死存亡的根据，是生命的本质。在气论自然观的宇宙图景中，整个宇宙是一个大生命体，是由气所推动的大化流行过程。就人来说，生命取决于气，宝气、养气、调气是养生和治病的根本要求。

阴阳五行是中医学认识世界的基本框架。古人认为作为天地万物本源的气或称元气，具有运动化生的本性。气的运动展开为阴阳五行，阴阳五行之气是世界的基本结构。整个世界就是以气为内在本质，以阴阳五行为外在形态表现的动态统一系统。万事万物通过阴阳五行联系为一个统一的整体。《内经》根据这一思想建立了以五脏为中心，在内联系六腑、经脉、五体、五华、五窍、五志等，在外联系五方、五时、五味、五色、五畜、五音、五气等，相互关联相互作用的整体医学宇宙观。阴阳脏腑辨证成为中医认识疾病的基本思维模式。

形神统一，重神轻形，是中医区别于西医的基本特征。古人认为，天地万物由气所化生，具体说来，是由在天之气（阳气）和在地之形（阴气）合和而成。就人来说则是形神合一。神是气之功能的极致表现，神本质上也是气。人的生命活动虽然要以形体为依托，但终究以气为本质，气在生命存，气去生命亡。所以中医在生命观上重气轻形。最佳的生理状态应该是形气相得，在病理状态下则是气胜形则生，形胜气则死。因此，与重视人体生理解剖结构研究，从有形的物质存在着眼的西医不同，中医重视对无形的生命之气变化过程的研究，在养生和治疗上取得了西医所不曾达到的成就，对人类文明的发展做出了独特的贡献。中医西医是互补而不能相互代替的医学体系。

阴阳和平是中医学最高的价值追求。追求宇宙万物的和谐是中华民族的永恒价值观。孔子认为中庸是至德，是历代圣王圣贤相传的不二法门。《中庸》一书则将中和提升到宇宙本体的高度来认识。认为中和是天地居其位，万物得其化育的先决条件。同样，《内经》也认为阴平阳秘是生命存在的前提。在养生上，调和阴阳，达到和同筋脉，气血皆从，内外调和是养生的最终目标。人之所以生病，根本原因就是气血阴阳的逆乱失调，所以中医的具体治疗原则虽有很多，但都以平调阴阳气血为最后目的。

取象运数比类是中医思维的基本方法。这一思维方法肇始于上古，形成于《周易》。在中医学和其他传统学科中得到了运用和发展。《易传·系辞》讲："古者包牺氏之王天下也，仰则观象于天，俯则观法于地，观鸟兽之文，与地之宜。近取诸身，远取诸物。于是始作八卦，以通神明之德，以类万物之情。"八卦就是用观象的方法制作的。象是物象，事物显现于外的形象，观是对物象的观摩、研究。古人认为万物皆由阴阳五行之气所化生，相同的气所生之物具有相同或类似的作用功能和形象，彼此之间具有特别的亲和力，所谓"同气相求""同类相动"。古人就是以此为根据归类划分事物，作为认知基础的。《周易·说卦传》有一种在今天看来很奇怪的分类方法。如"乾为天、为圜、为君、为父、为玉、为金、为寒、为冰、为大赤、为良马、为老马、为瘠马、为驳马、为木果"。在这里，这些属于"乾"的事物在今人看来似乎风马牛不相及，古人将其归为一类所依据的是它们所具有相同或相似的功能作用。《周易》依据这一原理把天下万物归为八卦这八大类。而《内经》则根据五行把万物归为五大类。运数就是运用天地之数作为认知世界的纲领。《易传·系辞》说："天数五，地数五，五位相得，而各有合。天数二十有五，地数三十，凡天地之数五十有五，此所以成变化而行鬼神也。"所谓"天地之数"实际上就是一至十这基本的十个数字。在古人眼中，这十个数有着非同一般的意义，是决定世界存在方式的根据，这样的数已经不是普通计算意义上的数字，而成为一种认知世界的框架，也就是数理哲学了。《内经》所重视的是一至九这九个数。"天地之至数，始于一而终于九焉。"运数思维使《内经》能够运用一个简单的框架来认知复杂的世界及人体生理病理现象；取象思维使《内经》根据同象归并的原则类分事物，并认知事物之间的相互作用和联系。取象运数思维是《内经》建立医学理论体系的核心思维方法，也是其后中医学家运用中医理论认识疾病、认识药物的基本思维模式。

《内经》理论体系包含着丰富的思想内容，古今学者对《内经》理论体系所包含的内容从不同角度有不同的划分。明代医家李中梓在《内经知要》中分为：道生、阴阳、色诊、脉诊、脏象、经络、治则和病能（按：即病态）八大类。李中梓选取的是《内经》中最重要的内容，所以分类也较少。明代医家张景岳在《类经》中则将《内经》理论体系划分为：摄生类、阴阳类、脏象类、脉色类、经络类、标本类、论治类、疾病类、针刺类、运气类和会通类，共计十一类。最后的会通类属综合类，不构成理论体系的内容，实际上是十类。现代中医学者从不同的分类角度，运用不同的方法，得出的结论就更多了。这里不再一一说明。

最后把本书的选文原则和注释特点向读者朋友作一说明，以便阅读本书。《内经》原文共计十八万余言，这本小册子要全文注译是不可能的。因此，译者选择了最能反映中医学术思想特点的篇章和段落加以注译。在题解部分，对篇中的名言加以提示，供读者参考。中国古代文化是一个博大精深的整体，理解《内经》的医学也必须进入中国文化这一大背景才行。因此，在注释时多引证诸子之言，以加深对《内经》思想的理解。古人讲做学问要懂得溯本求源，既要知其然，更要知其所以然，这样才能把学问贯通起来，才是真学问、活学问。否则了解只言片语，记住一二名词，除了炫耀己能之外，实在无益于身心。因此，在注释某些词语时，阐明其词义由来的逻辑关系，使读者逐渐养成求索语源、贯通学问的习惯。北宋理学家程颐在《易传序》中说："予所传者辞也，由辞以得其意，则在乎人焉。"望读者朋友能够借助译注这一津梁,进入中国医学养生文化这一智慧的殿堂。《易传》云:"神而明之,存乎其人。"愿与读者诸君共勉。

姚丹　姚春鹏
2017 年 7 月 22 日于曲阜师范大学固穷静远斋

目 录

素问

上古天真论篇第一·2
四气调神大论篇第二·9
生气通天论篇第三·14
金匮真言论篇第四·21
阴阳应象大论篇第五·29
灵兰秘典论篇第八·43
五脏生成篇第十·46
五脏别论篇第十一·52
异法方宜论篇第十二·54
移精变气论篇第十三·57
汤液醪醴论篇第十四·61
脉要精微论篇第十七（节）·65
平人气象论篇第十八·70
玉机真藏论篇第十九（节）·79
三部九候论篇第二十（节）·90
经脉别论篇第二十一（节）·94
宝命全形论篇第二十五·96
八正神明论篇第二十六·100

太阴阳明论篇第二十九·105
热论篇第三十一·108
咳论篇第三十八·112
举痛论篇第三十九·115
风论篇第四十二·121
痹论篇第四十三·126
痿论篇第四十四·132
调经论篇第六十二·135
标本病传论篇第六十五（节）·147
天元纪大论篇第六十六（节）·149
六微旨大论篇第六十八（节）·152
五常政大论篇第七十（节）·157
至真要大论篇第七十四（节）·165
疏五过论篇第七十七·173
徵四失论篇第七十八·178
方盛衰论篇第八十（节）·180

灵枢

九针十二原第一　　法天（节）·186
邪气脏腑病形第四　　法时·195
寿夭刚柔第六　　法律（节）·205
本神第八　　法风·210
终始第九　　法野（节）·215
经脉第十（节）·222

营气第十六·231

营卫生会第十八·233

师传第二十九（节）·237

决气第三十·240

平人绝谷第三十二·243

海论第三十三·244

五阅五使第三十七·248

逆顺肥瘦第三十八（节）·251

阴阳清浊第四十·254

病传第四十二·256

顺气一日分为四时第四十四（节）·260

外揣第四十五（节）·262

五变第四十六（节）·264

本脏第四十七·266

五色第四十九·276

天年第五十四·283

五味第五十六·287

贼风第五十八·290

五味论第六十三·292

百病始生第六十六·295

通天第七十二·300

官能第七十三·306

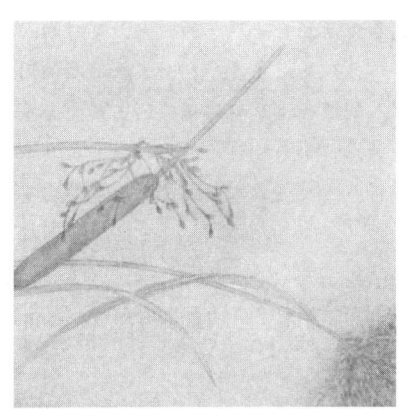

素问

卷一

上古天真论篇第一

【题解】

《内经》在自然观、价值观上继承道家思想，认为人类的道德是一个退化的过程。上古是人类道德水平最高和生活最合乎理想的时期，那时的人类完全取法于自然之道而生活，能够享尽天赋的百年寿命，而当世的人们因违背了养生之道，难获天赋之年。号召人们遵循道家自然无为的态度，合乎养生之道去生活。养生的核心要义在于保持"形与神俱"的形神统一状态。天真即天赋予人的真精、真气，上古懂得养生之道的人明白保养天真的重要意义，故以"上古天真论"名篇。

昔在黄帝①，生而神灵②，弱而能言③，幼而徇齐④，长而敦敏⑤，成而登天。

【注释】①黄帝：传说中的五帝之首，是有熊国君少典之子，姓公孙，名轩辕。学者认为黄帝为中华民族始祖，古代许多文献，书名常冠以"黄帝"字样，以显示学术有根本。《淮南子·修务训》说："世俗之人，多尊古而贱今。故为道者，必托之于神农、黄帝，而后能入说。" ②神灵：聪明而智慧。 ③能言：能言善辩。表示一般意义上的能说话。 ④徇齐：此指思维敏捷，理解事物迅速。《孔子家语》及《大戴礼记》并作"叡齐"，"徇"通"叡"，智慧。齐，疾，快的意思。 ⑤敦敏：敦厚、勤勉。

【译文】古代的轩辕黄帝，生来就异常聪明，小时候就能言善辩，很小的时候就对事物有敏锐的洞察力。长大后，敦厚朴实又勤勉努力，到了成年就登上了天子位。

乃问于天师曰①：余闻上古之人，春秋皆度百岁②，而动作不衰；今时之人，年半百而动作皆衰者，时世异耶？人将失之耶③？

【注释】①天师：指通晓天道即自然规律的人。这里是黄帝对岐伯的尊称。　②春秋：指人的年龄。上古时代人们把一年分为春秋两季，还没有四季的概念，后来以春秋指代人的年龄。　③将（qiāng）：表示选择关系，……，还是……

【译文】黄帝问岐伯说：我听说上古时代的人，年龄都超过了百岁，但行动没有衰老的迹象。现在的人，年龄到五十岁，动作就显得衰老了。这是时代的不同呢？还是人们违背了养生之道的缘故呢？

岐伯对曰：上古之人，其知道者①，法于阴阳②，知于术数③，食饮有节，起居有常，不妄作劳，故能形与神俱④，而尽终其天年⑤，度百岁乃去。今时之人不然也，以酒为浆，以妄为常，醉以入房，以欲竭其精，以耗散其真⑥，不知持满，不时御神⑦，务快其心，逆于生乐，起居无节，故半百而衰也。

【注释】①知道：懂得养生的道理。这里的"知道"不是我们现在口语常用的意思，这里的"知道"是动宾关系，知是谓语动词，道是宾语；道是知的内容和对象。道读四声，而不是今天的轻声。现在的"知道"是从古代的"知道"发展而来的，其中的"道"已经虚化了，知道就是知晓、了解的意思。　②法："法"，动词，取法、效法。阴阳：天地变化的规律。③术数：古代称各种技术为术数，包括类似于今天的科学技术及各种技艺等方面的内容。因为"术"中有"数"的规定，故称"术数"。如在弹琴的技艺中就要掌握一定的数量关系。这里指调养精气的养生方法。　④形与神俱：形体与精神活动一致。形神是中国哲学及中国医学的重要范畴。古人认为人是形与神的统一体，形体来源于地，精神来源于天，二者结合化生为人，二者的分离就是人的死亡。因此，养生的要义就是要保证形与神的统一。　⑤天年：人的自然寿命。古人认为人的寿命是天赋的，有一定的数的限制，天年也就是"天数"。但人能否尽天年，与人的生活是否符合自然规律有关。 ⑥精：精气。真：真气。《黄帝内经》继承了道家精气论自然观，认为包括人在内的万物由精气所化生，养生之道的关键，重在保养真精。《老子·二十一章》云："道之为物，惟恍惟惚。……其中有精，其精甚真。"真精元气是生命的物质基础和动力源泉，因此，真精元气的充足与否决定生命力的强弱，养生的核心就是保持精气的充足。 ⑦御神：控制精神过度思虑，以免过度消耗精气。"御"的本意是驾车，引申有驾驭、控制的意思。

【译文】岐伯回答说：上古时代的人，大都懂得养生之道，取法天地阴阳的变化规律，懂得保养精气，饮食节制，起居规律，不过分劳作。所以形体和精神能够协调统一，享尽自然的寿命，度过百岁才离开世间。现在的人就不同了，把浓酒当作甘泉般地贪饮，把妄为当作常态，醉后还勉强行房，纵情声色，以致精气衰竭，真气耗散。不懂得保持精气的盈满，不明白节省精神，一味追求感官快乐，违背了生命的真正乐趣，起居没有规律，所以五十岁左右就衰老了。

夫上古圣人之教也①，下皆为之。虚邪贼风②，避之有时，恬惔虚无③，真气从之，精神内守，病安从来。是以志闲而少欲，心安而不惧，形劳而不倦，气从以顺，各从其欲，皆得所愿。故美其食④，任其服，乐其俗，高下不相慕，其民故自朴。是以嗜欲不能劳其目，淫邪不能惑其心。愚智贤不肖不惧于物⑤，故合于道，所以能年皆度百岁而动作不衰者，以其德全不危故也。

【注释】①圣人：古代指道德修养极高的人。各个学派有不同的理解，儒家认为圣人是人道修养的最高境界，是与天合德的人。而道家关于道德修养成就的说法比儒家多，有真人、至人、圣人、贤人等不同说法，而且圣人也不是最高的修养境界。《内经》在这方面继承了道家的说法，见下面所论养生成就的四种人格。 ②虚邪贼风：四时不正之气。虚邪：中医把一切致病因素称为邪。四时不正之气，乘人体气虚而侵入致病，故称"虚邪"。贼风：中医认为风为百病之长，因邪风伤人，如贼寇伤害良民，故称"贼风"。《灵枢》有《贼风》篇。 ③恬惔（tián dàn）虚无：清静安闲，无欲无求。

语源《庄子·刻意》。 ④美其食：以下五句，语源《老子·八十章》："甘其食，美其服，安其居，乐其俗。邻国相望，鸡犬之声相闻。民至老死不相往来。"这里的"美"是意动词，认为……美。 ⑤不惧于物：即"不攫于物"，不追求酒色等外物。

【译文】上古时期的人，对通晓养生之道的圣人的教诲都能遵守。对于四时不正之气，能够及时回避。思想上清静安闲，无欲无求，真气深藏顺从，精神持守于内而不耗散，这样，疾病怎么会发生呢？所以他们心志散淡，私欲很少，心情安宁，没有恐惧，形体虽然劳动，但不过分疲劳。真气从容和顺，每个人的希望和要求，都能满足。无论吃什么都觉得甜美，穿什么都觉得漂亮，乐于遵从社会习俗，互相之间也不羡慕地位的高低，人们都自然朴实。没有过度的嗜好干扰他的视听，没有淫乱邪说惑乱他的心志。无论愚笨聪明有能力无能力的，都不追求酒色等身外之物，所以符合养生之道。因而他们都能够年过百岁而动作不衰老，这是因为他们的养生之道完备而无伤身的危险的缘故。

帝曰：人年老而无子者，材力①尽邪？将天数②然也？

【注释】①材力：筋力。《说文》："材，木梃也。从木，才声。"又释："才，草木之初也。从丨（gǔn）上贯一，将生枝叶一地也。"所以，才、材都有力量、勇力的意思。这里释为精力、筋力，都与生殖力有关。中医认为肾藏精，精力即肾气，肾主生殖。肝主筋，"厥阳脉，循阴器而络于肝"。男子生殖器的勃起决定于肝气的充足与否。肾属水，肝属木。肝木有赖于肾水的滋养，所以生殖力以肾为根本，直接表现为肝的机能。下文云："肝气衰，筋不能动。" ②天数，天赋之数，即天癸之数。指自然的生理变化规律。中医认为人的生殖能力根源于肾，肾在五行属水，属天干之癸，癸在五行属水，故生殖之精也称为"天癸"。

【译文】黄帝问道：人年老了，就不能再生育子女．是筋力不足呢？还是自然的生理变化规律本来就是这样呢？

岐伯曰：女子七岁，肾气实，齿更发长。二七而天癸至，任脉通①，太冲脉盛②，月事以时下，故有子。三七，肾气平均，故真牙生而长极③。四七，筋骨坚，发长极，身体盛壮。五七，阳明脉衰④，面始焦，发始堕。六七，三阳脉衰于上⑤，面皆焦，发始白。七七，任脉虚，太冲脉衰少，天癸竭，地道不通⑥，故形坏而无子也。

【注释】①任脉：奇经八脉之一，循行路线为人体前正中线，从百会穴至会阴穴。主调月经，妊育胎儿。任是接受的意思，受纳经络之气血。任脉受纳一身阴经之气血，故名任脉。所谓"奇经"是在十二正经之外的"经脉"，一共八条，故称"奇经八脉"。 ②太冲脉：奇经八脉之一，能调节十二经的气血，主月经。冲脉之"冲"的概念，大概源于老子。《老子》云："万物负阴而抱阳，冲气以为和也。"又："道冲而用之或不盈。"冲意为虚。气无形，其性虚，故称"冲气"。中医认为冲脉为十二经之海，气血大聚于此，故称冲脉。 ③真牙：智齿。 ④阳明脉：指十二经脉中的手阳明、足阳明经脉，这两条经脉上行于头面发际，如果经气衰退，则不能营养头面而导致面目憔悴，毛发脱落。 ⑤三阳脉：指会于头部的手足太阳、手足阳明、手足少阳六条经脉。 ⑥地道不通：指女子绝经。女子属阴、属地，所以女性的生理功能称为"地道"。

【译文】岐伯回答说：女子到了七岁，肾气开始充实，牙齿更换，毛发生长。到了十四岁时，天癸到来，发育成熟，任脉畅通，冲脉旺盛，月经按时而来，所以能够孕育子女。到了二十一岁，肾气平和，智齿生长，身高长到最高。到了二十八岁，筋骨坚强，毛发长到了极点，身体非常强壮。到了三十五岁，阳明经脉开始衰微，面部开始枯槁，头发也开始脱落。到了四十二岁，三阳经脉之气从头部开始都衰退了，面部枯槁，头发变白。到了四十九岁，任脉空虚，冲脉衰微，天癸枯竭，月经断绝，所以形体衰老，不能再生育儿女了。

丈夫八岁，肾气实，发长齿更。二八，肾气盛，天癸至，精气溢，阴阳和①，故能有子。三八，肾气平均，筋骨劲强，故真牙生而长极。四八，筋骨隆盛，肌肉满壮。五八，肾气衰，发堕齿槁。六八，阳气衰竭于上，面焦，发鬓颁白。七八，肝气衰，筋不能动，八八，天癸竭，精少，肾脏衰，则齿发去，形体皆极②。肾主水，受五脏六腑之精而藏之，故脏腑盛，乃能泻。今五脏皆衰，筋骨解堕③，天癸尽矣。故发鬓白，身体重，行步不正，而无子耳。

【注释】①阴阳和：此处阴阳指男女。"和"是和合，交媾。 ②形体皆极：形体衰弱至极。 ③解：通"懈"，懈怠，指筋骨之间不如原来连接得结实，紧密有力。

【译文】男子八岁时，肾气开始充实，头发长长，牙齿更换。到十六岁时，天癸到来，发育成熟，精气盈满。如男女交合，就能生育子女。到了二十四岁，肾气平和，筋骨坚强，智齿生长，身高也长到最高。到了三十二岁，筋骨粗壮，肌肉充实。到了四十岁肾气开始衰退，头发开始脱落，牙齿干枯。到了四十八岁，人体上部阳明经气衰竭了，面色憔悴，发鬓斑白。到了五十六岁，肝气衰，筋脉迟滞，手足运动不灵活了。到了六十四岁，天癸枯竭，精气少，肾脏衰，牙齿头发脱落，身体衰弱至极点。人体的肾脏主水，它接受五脏六腑的精华以后贮存在里面。所以脏腑旺盛，肾脏才有精气排泄。现在年龄大了，五脏皆衰，筋骨无力，天癸竭尽，所以发鬓斑白，身体沉重，走路不稳，不能再生育子女了。

帝曰：有其年已老，而有子者，何也？

岐伯曰：此其天寿过度①，气脉常通②，而肾气有余也。此虽有子，男不过尽八八，女不过尽七七，而天地之精气皆竭矣③。

【注释】①天寿：先天禀赋，即上文之天年。 ②常：通"尚"，还。 ③天地：指男女。

【译文】黄帝问道：有人年纪已很大，还能生育子女，是什么道理？

岐伯说：这是因为他的先天禀赋超过常人，气血经脉还畅通。虽然能够生育，但一般情况，男子不会超过六十四岁，女子不会超过四十九岁，到这个年龄男女的精气就都穷尽了。

帝曰：夫道者，年皆百数，能有子乎？

岐伯曰：夫道者，能却老而全形，身年虽寿，能生子也。

【译文】黄帝问：养生有成就的人，年纪都达百岁，能不能生育呢？

岐伯说：善于养生的人，能够推迟衰老，保全身体如壮年，所以即使年龄很大，仍然能生育。

黄帝曰：余闻上古有真人者①，提挈天地②，把握阴阳。呼吸精气③，独立守神，肌肉若一。故能寿敝天地，无有终时。此其道生。

【注释】①真人：至真之人。谓养生修养最高的一种人。《内经》依养生成就之高低分为真人、至人、圣人、贤人四种。此种说法大概来源于《庄子》。②提挈天地：把握住自然的变化规律。③呼吸精气：吐故纳新，汲取天地精气的导引方法。

【译文】黄帝说：我听说上古时代有真人，他能与天地阴阳自然消长变化的规律同步，自由地呼吸天地之间的精气，来保守精神，身体与精神合而为一，所以寿命就与天地相当，没有终了之时，这就是因得道而长生。

中古之时，有至人者①，淳德全道，和于阴阳②。调于四时③，去世离俗。积精全神，游行天地之间，视听八达之外。此盖益其寿命而强者也，亦归于真人。

【注释】①至人：指养生修养境界高，次于真人的人。②和于阴阳：符合阴阳变化之道。③调于四时：适应四时气候的往来。

【译文】中古时代有至人，他道德淳朴完美，符合天地阴阳的变化，适应四时气候的变迁，避开世俗的喧闹，聚精会神，悠游于天地之间，所见所闻，能够广及八方荒远之外。这是能够延长寿命，身体强健的人。这种人也属于真人。

其次有圣人者，处天地之和，从八风①之理。适嗜欲于世俗之间，无恚嗔②之心。行不欲离于世，举不欲观于俗。外不劳形于事，内无思想之患。以恬愉③为务，以自得为功。形体不敝，精神不散。亦可以百数。

【注释】①八风：指东、南、西、北、东南、西南、西北、东北八方之风。 ②恚(huì)嗔(chēn)：生气。恚，恨。圭，指较小的容量单位。《孙子算经》卷上："量之所起，起于粟，六粟为一圭。"粟，即小米，六粒小米是一圭。圭有"小"意，恚字从圭，从心。心小，即可有不满、愤恨之引申。《说文》："嗔，盛气也。从口，真声。"真，有真实、充实之意，故嗔为盛气，引申有生气之意。 ③恬愉：清静愉悦。

【译文】其次有圣人，能够安居平和的天地之中，顺从八风的变化规律，调整自己的爱好以适合世俗习惯，从来不生气。行为不脱离社会，但举动又不仿效世俗而保持自己独特的风格。在外不使身体为事务所劳，在内不使思想有过重负担，以清静愉悦为本务，以悠然自得为目的，所以形体毫不衰老，精神也不耗散。年寿也可以达到百岁。

其次有贤人者，法则天地①，象似日月。辩列星辰，逆从阴阳②。分别四时，将从上古。合同于道，亦可使益寿而有极时。

【注释】①法则：动词，取法，效法。这里的"法则天地"从修辞说是错承的手法。表达的意思是"则天法地"，即则于天，法于地；从天获得法则，从地获得法规。 ②逆从阴阳：顺从阴阳升降的变化。逆从，偏义复词，意偏于从。

【译文】其次有贤人，能效法天地的变化，取象日月的升降，分辨星辰的运行，顺从阴阳的消长，根据四时气候的变化来调养身体。追随上古真人，以求合于养生之道。这样，也可以延长寿命而接近自然的天寿。

四气调神大论篇第二

【题解】

四气，春温、夏热、秋凉、冬寒的四时之气。调神，调理精神情志。人作为天地之气化生的产物，人的生命活动时时离不开自然，与自然之气相通。同时，人作为万物之灵，精神是其生命活动的主宰。因此，在天地四时之气的变化中调摄好精神情志是养生的关键，本篇对此问题作了专门的论述。所以名为"四气调神大论"。

春三月①，此谓发陈②。天地俱生，万物以荣③。夜卧早起，广步于庭。被发缓形④，以使志生。生而勿杀，予而勿夺，赏而勿罚⑤。此春气之应，养生之道也。逆之则伤肝，夏为寒变⑥，奉长者少。

【注释】①春三月：指农历的正、二、三月。按节气为立春、雨水、惊蛰、春分、清明、谷雨。 ②发陈：发新于陈的意思，即推陈出新。 ③万物：古人常指草木。物，本意为杂色牛，在古代文献中，引申后多指有生命之物。泛指一切存在之物是近代以来的事。荣：草花。 ④被发："被"，通"披"。披散开头发。缓形：松解衣带，使身体舒缓。 ⑤生而勿杀，予而勿夺，赏而勿罚："生""予""赏"，象征顺应春阳生发之气的神志活动，"杀""夺""罚"，指与春阳生发之气相悖的神志活动。 ⑥寒变：夏月所患寒性疾病之总名。

【译文】春季三个月，是万物复苏的季节，大自然生机勃发，草木欣欣向荣。适应这种时节，人们应当夜卧早起，在庭院里散步。披开束发，舒缓身体，以使神志随着生发之气而舒畅。神志活动要顺应春生之气，而不要违逆春生之气。这才与春气相适应，这就是春天的养生方法。违背了这个方法，就会伤肝，到了夏天，就要发生寒变。这是因为春天生养的基础差，供给夏天成长的条件也就差了。

夏三月①，此谓蕃秀②。天地气交，万物华实。夜卧早起，无厌于日。使志无怒，使华英成秀③。使气得泄，若所爱在外。此夏气之应，养长之道也。逆之则伤心，秋为痎疟④，奉收者少。

【注释】①夏三月：指农历的四、五、六月。按节气为立夏、小满、芒种、夏至、小暑、大暑。 ②蕃（fán）秀：蕃盛秀美，指草木繁茂，华美秀丽。秀，华美。 ③华英：华，古文"花"字，花乃后起之俗字。英，草之花。这里指人的容貌面色。 ④痎（jiē）疟：疟疾的总称。

【译文】夏季三个月，是草木繁茂秀美的季节。天地阴阳之气上下交通，各种草木开花结果。适应这种时节，应该夜卧早起，不要厌恶白天太长，心中没有郁怒，使容色秀美。并使腠理宣通，如为所爱之物吸引一样，使阳气疏泄于外，这是适应夏天"长养"的道理。如果违反了这个道理，会损伤心气，到了秋天就会患疟疾。这是因为夏天长养的基础差，供给秋天收敛的能力也就差了。

秋三月①，此谓容平②。天气以急，地气以明。早卧早起，与鸡俱兴。使志安宁，以缓秋刑。收敛神气，使秋气平。无外其志，使肺气清。此秋气之应，养收之道也。逆之则伤肺，冬为飧泄③，奉藏者少。

【注释】①秋三月：指农历的七、八、九月。按节气为立秋、处暑、白露、秋分、寒露、霜降。 ②容平：物容平实，草木到秋天已达成熟阶段。容，为草木之形态；平，成熟。 ③飧（sūn）泄：顽固不化的泄泻。飧，本意为夕食，引申后有水浇饭之意，飧泄是水浇饭的引申。

【译文】秋季三个月，是草木成熟的季节。天气劲急，地气清明。在这个季节，应当早卧早起，和鸡同时活动。保持意志安定，从而舒缓秋天劲急之气对身体的影响。精神内守，不急不躁，使秋天肃杀之气得以平和。不使意志外驰，使肺气清和均匀。这就是适应秋天收敛的道理。如果违背了这个方法，会损伤肺气。到了冬天就要生飧泄病。这是因为秋天收敛的基础差，供给冬天潜藏之气的能力也就差了。

冬三月①，此谓闭藏②。水冰地坼③，无扰乎阳。早卧晚起，必待日光。使志若伏若匿④，若有私意。若已有得，去寒就温。无泄皮肤，使气亟夺⑤。此冬气之应，养藏之道也。逆之则伤肾，春为痿厥⑥，奉生者少。

【注释】①冬三月：指农历的十、十一、十二月。按节气为立冬、小雪、大雪、冬至、小寒、大寒。 ②闭藏：密闭潜藏，指万物生机潜伏。

黄帝内经

③冰：动词，结冰。坼：裂，冻裂。　④伏：潜伏。匿：藏匿。　⑤使气亟（qì）夺："气"指"阳气"。亟，频繁、多次。夺，被耗伤。　⑥痿厥：四肢枯痿，软弱无力。

【译文】冬季的三个月，是万物生机潜伏闭藏的季节。寒冷的天气，使河水结冰，大地冻裂。这时不能扰动阳气，应该早睡晚起，一定等到太阳出来时再起床。使意志如伏似藏，好像心里很充实，又好像已经得到满足。还要避开寒凉，保持温暖，不要让皮肤开张出汗而频繁耗伤阳气。这就是适应冬天藏伏的道理。如果违反了这个道理，会损伤肾气，到了春天，就要得痿厥病。这是因为冬天闭藏的基础差，供给春季生养的能力也就差了。

天气，清净光明者也，藏德不止，故不下也。天明则日月不明①，邪害空窍②，阳气者闭塞，地气者冒明，云雾不精③，则上应白露不下。交通不表，万物命故不施④，不施则名木多死。恶气不发，风雨不节，白露不下，则菀槁不荣⑤。贼风数至，暴雨数起，天地四时不相保⑥，与道相失，则未央绝灭。唯圣人从之，故身无奇病⑦，万物不失，生气不竭。

【注释】①天明：张景岳："惟天藏德，不为自用，故日往月来，寒往暑来，以成阴阳造化之道。设使天不藏德，自专其明，是则大明见则小明灭，日月之光隐矣，昼夜寒暑之令废，而阴阳失其和矣，此所以大明之德不可不藏也。所喻之意，盖谓人之本元不固，发越于外而空窍疏，则邪得乘虚而害之矣。"　②空窍："空"与"孔"通。即孔窍。　③不精："精"与"晴"通。即不晴。　④不施：不得生长。　⑤菀（yùn）槁不荣：生气蕴积不通而枯槁失荣。　⑥天地四时不相保：春、夏、秋、冬不能保持阴阳变化的正常规律。　⑦奇病：即重病。

【译文】天气是清净光明的，天气潜藏着清净光明的生生之德，永远无尽。所以万物能长久生存而不会消亡。如果天德不藏，显露它的光明，日月就没有光辉了，如同外邪乘虚侵入孔窍，酿成灾害一样。流畅的阳气，就会闭塞不通，沉浊的地气，反而遮蔽光明。云雾弥漫不晴，那么，地气不得上应天气，甘露也就不能下降。甘露不降，草木就枯槁，而不会茂盛。有害之邪气潜藏而不得散发，暴雨不断袭击，春、夏、秋、冬不能保持相互间的平衡，与正常的规律相违背。这样的话，万物在生长的中途便都夭折了。只有圣人能够顺应自然变化，注意养生，所以身体没有重病。如果万物都不失保养之道，那么它的生命之气是不会衰竭的。

逆春气，则少阳不生①，肝气内变。逆夏气，则太阳不长，心气内洞②。逆秋气，则少阴不收，肺气焦满。逆冬气，则太阴不藏，肾气独沉③。夫四时阴阳者④，万物之根本也。所以圣人春夏养阳，秋冬养阴⑤，以从其根。逆其根，则伐其本，坏其真矣⑥。故阴阳四时者，万物之终始也，死生之本也。逆之则灾害生，从之则苛疾不起。是谓得道。道者，圣人行之，愚者背之。从阴阳则生，逆之则死，从之则治，逆之则乱。反顺为逆，是谓内格⑦。

【注释】①少阳：指春季。根据阴阳学说春季为少阳，夏季为太阳，秋季为少阴，冬季为太阴。　②内洞：内虚。洞，空、虚。　③独沉：肾气衰惫。独，特别；沉，衰惫。　④四时阴阳：指春温、夏热、秋凉、冬寒的四季变化和一年阴阳的变化规律。　⑤春夏养阳，秋冬养阴：春夏保养心肝，秋冬保养肺肾。心肝属阳，肺肾属阴。　⑥坏其真："真"有"身"义。即坏其身。　⑦内格：即关格，古病名。临床表现为水谷不入（关闭），二便不通（阻格）。

【译文】如果违反了春天之气，那么少阳之气就不能生发，会使肝气内郁而发生病变。如果违反了夏天之气，那么，太阳之气就不能生长，就会发生心气内虚。如果违反了秋天之气，那么，少阴之气就不能收敛，就会使肺热叶焦而胀满。如果违反了冬天之气，那么，太阴之气不能潜藏，就会使肾气衰弱。四时阴阳的变化，是万物生长收藏的根本。所以圣人顺应这个规律，在春天、夏天保养心肝，在秋天、冬天保养肺肾，以适应养生的根本原则。假如违反了这一根本原则，便会摧残本元，损坏身体。所以四时阴阳的变化，是万物生长收藏的由来，死生的本源。违背它，就要发生灾害；顺从它，就不会得重病。这样才可以说掌握了养生规律。不过养生规律，只有圣人能够奉行，愚昧的人却会违背。如果顺从阴阳变化的规律，就会生存，违背阴阳变化规律，就会死亡；顺从这个规律就会安定，违背了，就要发生祸乱。如果不顺从阴阳四时的变化而违逆，就会生病，病名叫关格。

是故圣人不治已病治未病，不治已乱治未乱，此之谓也。夫病已成而后药之，乱已成而后治之，譬犹渴而穿井，斗而铸兵，不亦晚乎？

【译文】所以圣人不治已发生的病而倡导未病先防；不治理已形成的动乱，而注重在未乱之前的疏导。说的就是这种情况。假如疾病已形成以后再去治疗，动乱已发生以后再去治理，这就好像口渴才去挖井，发生战斗才去铸造兵器，那不是太晚了吗？

生气通天论篇第三

【题解】

生气，是人体生命活动的动力；天是自然界。中医认为，人体生命之气时时与自然相通，这就是天人相应的思想。人体内的五味、五气等都取之于自然界；而五味、五气失于正常，又能伤害人体。本篇具体讨论了这些问题，故以"生气通天论"名篇。

黄帝曰：夫自古通天者，生之本，本于阴阳。天地之间，六合之内①，其气九州②、九窍③、五藏、十二节④，皆通乎天气。其生五⑤，其气三⑥。数犯此者，则邪气伤人，此寿命之本也。

【注释】①六合：四方上下为六合。 ②九州：古指冀、兖、青、徐、扬、荆、豫、梁、雍为九州。 ③九窍：上七窍：耳二、目二、口一、鼻孔二；下窍二：前阴、后阴。人体与外界联通的孔道，古人认为具有奥妙的功能，故"窍"字从"空"、从"巧"。 ④十二节：四肢的十二个关节。四肢各有三大关节，上肢：腕、肘、肩；下肢：踝、膝、髋共十二节。 ⑤其生五：其指天之阴阳，五指金、木、水、火、土五行。　⑥其气三：指阴阳之气各有三，即三阴三阳。

【译文】黄帝说：自古以来人的生命活动与自然界的变化就是息息相通的，这是生命的根本。生命的根本就是阴阳。在天地之间，四方上下之内，无论是地之九州，还是人之九窍、五脏、十二节，都与自然之气相通。天之阴阳之气化生地之五行之气，地之五行又上应天之三阴三阳。如果经常违反阴阳变化规律，那么邪气就会伤害人体，所以说阴阳是寿命的根本。

苍天之气①，清净则志意治②，顺之则阳气固，虽有贼邪③，弗能害也。故圣人传精神④，服天气而通神明⑤，失之则内闭九窍，外壅肌肉⑥，卫气散解⑦，此谓自伤，气之削也。

【注释】①苍天：天空、天气。天色看起来是青色，故称"苍天"。苍，青色。　②治：平和调畅。治从"氵"（水）、从"台"，即"怡"，治的本意是治理水患，水患治理好了，人们的心情自然愉悦（怡），所以，古人造"治"表示治理水患和水患治理好的意思。　③贼邪：贼风邪气，泛指外界致病因素。　④传：通"抟"（tuán），专一，集中。专，繁体作"專"，專从"叀"、从"寸"。寸是"手"，"叀"是纺织的纺砖，专是用旋转纺砖，所以有聚集、抟聚的意思。專字加"手"作"搏"（抟）强化了积聚的意思。　⑤服天气：即《上古天真论》之"呼吸精气"，吸取天地之气。神明：指阴阳的变化。　⑥壅：阻塞。　⑦卫气：属于阳气的一种，如同保卫于人体最外层的樊篱，所以称卫气。

【译文】自然界的天气清净，人的意志就平和。顺应这个道理，阳气就固密。即使有贼风邪气，也不能侵害人体。所以善于养生的圣人，能够聚集精神，呼吸天地精气，而与天地阴阳的神明变化相统一。如果违背这个道理，在内会使九窍不通，在外会使肌肉壅阻，卫阳之气耗散，这是自己造成的伤害，而使阳气受到削弱。

阳气者若天与日，失其所，则折寿而不彰①。故天运当以日光明，是故阳因而上卫外者也。

【注释】①折寿：短寿。不彰：不明。彰，明、著。

【译文】人体与阳气，就像天与太阳的关系一样。太阳不能在其轨道上正常运行，万物就不能生存；人体的阳气不能正常运行于人体，就会缩短寿命而不能使生命成长壮大。所以天体运行不息，是借着太阳的光明；人体健康无病，是依赖轻清上浮的阳气保卫。

因于寒，欲如运枢①，起居如惊②，神气乃浮。因于暑，汗；烦则喘喝，静则多言③，体若燔炭，汗出乃散。因于湿，首如裹④，湿热不攘⑤，大筋緛短⑥，小筋弛长⑦，緛短为拘⑧，弛长为痿。因于气，为肿，四维相代⑨，阳气乃竭。

【注释】①运枢：因天寒，当深居周密，如枢纽之内动，不应烦扰筋骨，使阳气发泄于皮肤，而为寒邪所伤。枢是门枢，即门轴，门的开闭全靠门轴。　②惊：妄动。　③烦则喘喝，静则多言：指阳证热证的一种表现。"喝"是指喘促而发出的一种声音。　④首如裹：头部沉重不爽，如有物蒙裹。　⑤攘：排除。　⑥緛（ruǎn）短：收缩。緛，同"软"。　⑦弛：松懈。　⑧拘：踡缩不伸而拘挛。　⑨四维：古人认为天由四柱支撑，称作"四维"。这里指人的四肢。

【译文】人感受了寒邪，阳气就会像门户的开阖一样相应抗拒，起居不宁。如果起居妄动，神气浮越，阳气就不能固密了。如果感受暑邪，就会多汗，烦躁，甚至喘促，喝喝有声。及至暑邪伤气，即使不烦喘时，也会多言多语，身体发热如炭烧，必须出汗，热才能退。如果伤于湿邪，头部就会沉重，如同裹着东西，如果湿热不能及时排除，就会出现大筋拘挛不伸，小筋弛缓无力。如果气被风邪所缚，发为气肿，四肢交替肿痛不休，这是阳气已衰竭了。

阳气者，烦劳则张①，精绝②，辟积于夏③，使人煎厥④，目盲不可以视，耳闭不可以听，溃溃乎若坏都⑤，汩汩乎不可止⑥。阳气者，大怒则形气绝；而血菀于上⑦。使人薄厥⑧，有伤于筋，纵，其若不容⑨，汗出偏沮⑩，使人偏枯⑪。汗出见湿，乃生痤痱⑫。高梁之变⑬，足生大疔，受如持虚。劳汗当风，寒薄为皶⑭，郁乃痤。

【注释】①张：亢盛而外越。张的本意是拉满的弓，蓄势待发，引申有亢盛、扩张等意思。 ②精绝：是指水谷精气衰竭。因阳气亢盛而导致阴精伤耗。 ③辟积：病久积累。辟，通"襞"（bì），裙褶。这里引申为累积。 ④煎厥：病名。因这种厥的发生不是偶然的，而有其一定的远因，如物之煎熬而然，因此称煎厥。临床表现为耳鸣、目盲，突然昏厥。 ⑤溃溃：溃决。都：水泽所聚之处。 ⑥汩（gǔ）汩：象声词，形容水势汹涌而不可遏止。 ⑦血菀（yùn）于上：血瘀于头部。菀，蕴瘀。 ⑧薄厥：即"暴厥"，发病急骤之厥证。薄，通"搏"，正邪相互搏击。 ⑨纵：弛纵。不容：肢体不能随意运动。 ⑩汗出偏沮（jū）：汗出偏于身体半侧。沮，水流受阻而停止，不能继续向前蔓延，所以引申有局限的意思。 ⑪偏枯：半身不遂。枯，树木干枯。半身不遂如树木干枯，故名偏枯。 ⑫痤（cuó）：小疮疖。痱（fèi）：汗疹。 ⑬高：同"膏"，指肥甘之味。梁：同"粱"，即细粮、精米。 ⑭皶（zhā）：粉刺。渣，是物体使用或提炼后的残余部分。粉刺也是不该长的多余的东西。所以，这两个字都从"查"，是同源字。粉刺长在脸上故"皶"从"皮"。

【译文】人体的阳气，由于过度烦劳，就会亢盛外越，导致阴精耗竭。病程拖延到了夏天，就容易使人发生煎厥病。主要症状是眼睛昏蒙看不清东西，耳朵闭塞听不见声音，病势危急，就像湖水溃决，流速迅急，不可遏止，一发不可收拾。人体的阳气，大怒时会造成形与气隔绝，血郁积头部，使人发生暴厥。当然，大怒之后也有不发暴厥之证的，那就会伤筋。筋受伤，会弛缓不收，肢体不能自由行动。半身汗出的，会发生偏枯病。汗出以后感受湿邪，会发生小疖和汗疹。多吃肥甘厚味，能够使人生大疔，发病就像拿着空器皿盛东西一样容易。劳动之后，汗出当风，寒气阻遏于皮肤，会成为粉刺，郁积不解，可成为疮疖。

阳气者，精则养神，柔则养筋。开阖不得①，寒气从之，乃生大偻②。营气不从，逆于肉理，乃生痈肿，陷脉为瘘③，留连肉腠④。俞气化薄⑤，传为善畏，及为惊骇。营气不从，逆于肉理，乃生痈肿。魄汗未尽⑥，形弱而气烁⑦，穴俞以闭，发为风疟。

【注释】①开阖（hé）：意同"开闭"。原意指门户之开关。这里指人体气穴开阖不利。 ②大偻（lóu）：曲背。 ③陷脉：邪气深入脉中。瘘（lòu）：凡日久成浓溃漏，都叫作瘘。 ④留连：留滞。肉腠：肌肉纹理。 ⑤俞（shù）：通"腧"，经络的孔穴。 ⑥魄汗：自汗。魄，本意是与人体同时存在的生理本能，如目视耳听。熟语有"体魄"一词。这里的"魄"可理解为"体"，魄汗，即体汗，自汗。 ⑦气烁：气消。

【译文】人体的阳气，养神则精微，养筋则柔软。如果腠理开阖失调，寒邪乘机侵入，就会发生背部屈曲的大偻病。如果寒气入于经脉，营气不能顺着经脉走，阻滞在肌肉之中，会发生痈肿。邪气留滞在肌肉纹理，日久深入血脉，可以形成瘘疮。外邪从背部腧穴侵及脏腑，会出现善畏和惊骇之症。汗出不透，形体衰弱，阳气消耗，腧穴闭塞，就会发生风疟。

故风者，百病之始也。清静则肉腠闭，阳气拒，虽有大风苛毒①，弗之能害。此因时之序也。

【注释】①苛毒：厉害的毒邪。苛，重。

【译文】风是引发各种疾病的始因。但是，只要精神安静，意志安定，腠理就能闭密，阳气就能卫外，即使有大风苛毒，也不能造成伤害。这是顺应四时气候变化规律来养生的结果。

故病久则传化①，上下不并②，良医弗为。故阳畜积病死，而阳气当隔③，隔者当泻，不亟正治，粗乃败亡④。故阳气者，一日而主外，平旦阳气生，日中而阳气隆，日西而阳气已虚，气门乃闭⑤。是故暮而收拒，无扰筋骨，无见雾露，反此三时⑥，形乃困薄。

【注释】①传：病邪传入其他经络或脏腑。化：变化产生其他病症。②上下不并：上下之气不相交通。并，合，交流，交通。 ③畜：同"蓄"，蓄积。阳气蓄积之后就乖隔不通,所以说"阳气当隔"。当隔,被阻挡隔离。 ④粗:粗工,技术低下的医生。 ⑤气门:汗孔。中医认为肺主气,司呼吸,外合于皮毛。故皮肤的汗孔称为气门。 ⑥三时:指平旦、日中、日西。

【译文】所以病的时间长了,就会传导变化,发生其他征候。如果病人上下之气不能交通,再高明的医生,也无能为力了。人的阳气过分蓄积,也会致死。因为阳气蓄积,隔塞不通,应该用泻法。如果不赶紧治疗,粗工就会败亡人体正气而致病人死亡。人身的阳气,白天都运行于人体外部,日出时人体的阳气开始生发,中午阳气最旺盛,到日落时阳气衰退,汗孔也就关闭了。这时,就应当休息,阳气收藏于内而拒邪气于外。不要扰动筋骨,不要冒犯雾露,如果违反了平旦、日中、日暮阳气的活动规律,形体就会为邪气所困,而日趋衰弱。

岐伯曰:阴者,藏精而起亟也①;阳者,卫外而为固也。阴不胜其阳,则脉流薄疾②,并乃狂。阳不胜其阴,则五脏气争,九窍不通。是以圣人陈阴阳③,筋脉和同,骨髓坚固,气血皆从。如是则内外调和,邪不能害,耳目聪明④,气立如故。

【注释】①藏精而起亟(qì):张景岳:"亟即气也。"体内贮藏的阴精是气的来源。 ②薄疾:急迫而快速。薄,迫,冲击。 ③陈:陈列得宜,不使偏胜。 ④耳目聪明:即"耳聪目明",属于分承的修辞手法。

【译文】岐伯说:阴是把精气蓄藏于体内而不断充养阳气。阳是保卫人体外部而坚固腠理的。如果阴不胜阳,那么经脉往来流动就会急迫快速,而发为狂病。如果阳不胜阴,那么五脏之气就会不调,以致九窍不通。所以圣人调整阴阳,使之各安其位,才能筋脉舒和,骨髓坚固,气血畅通,这样内外阴阳之气调和,邪气不能侵害,耳聪目明,真气运行正常。

风客淫气①,精乃亡②,邪伤肝也③。因而饱食,筋脉横解④,肠澼为痔⑤。因而大饮,则气逆。因而强力,肾气乃伤,高骨乃坏⑥。

【注释】①客：邪气从外面侵入，如客从外来。淫：渐渐侵害元气。②亡：损耗。　③伤肝：《阴阳应象大论》说"风气通于肝"，所以说伤肝。④横解：横逆弛缓。解，通"懈"。　⑤肠澼（pì）：泄脓血，即现在所谓的痢疾。　⑥高骨：腰间脊骨。

【译文】风邪侵入人体，渐渐损害元气，精血就要消亡。这是由于邪气伤害了肝脏。这时，如果再过饱食，会使胃的筋脉横逆弛缓，而形成下痢脓血的痢疾，进而引发痔疮。如果饮酒过度，肺气就会上逆。如果勉强入房，就要损伤肾气，使脊椎骨损坏。

凡阴阳之要，阳密乃固。两者不和①，若春无秋，若冬无夏。因而和之，是谓圣度②。故阳强不能密，阴气乃绝。阴平阳秘，精神乃治。阴阳离决，精气乃绝。

【注释】①不和：指阴阳偏胜。和，平衡协调。　②圣度：最好的养生方法或治疗方法。

【译文】大凡阴阳的关键，在于阳气固密于外，阴气才能持守于内。如果阴阳失去平衡和谐，就像一年当中，只有春天没有秋天，只有冬天没有夏天一样。因此，调和阴阳，是最好的养生方法。如果阳气过于亢盛，不能固密，阴气就要亏耗而衰竭。阴气和平，阳气周密，精神就会旺盛。如果阴阳分离而不相交，那精气也就随之而耗竭了。

因于露风①，乃生寒热。是以春伤于风，邪气留连，乃为洞泄②。夏伤于暑，秋为痎疟，秋伤于湿，冬逆而咳，发为痿厥。冬伤于寒，春必病温。四时之气，更伤五脏。

【注释】①露风："露"，露水，这里引申其意，作动词，有触冒之意。②洞泄：急泻。泻下如空洞，没有阻挡。

【译文】如果触冒雾露风邪，就会发生寒热病。所以，春天被风邪所伤，邪气留滞不去，到了夏天就会生洞泄病。夏天被暑邪所伤，潜伏于内，到了秋天，就会发生疟疾。秋天被湿邪所伤，到了冬天，就会气逆而痰咳，进而发展为痿厥病。冬天被寒邪所伤害，到了春天，必然发生温热病。风寒暑湿这些四时邪气，会交替伤害五脏。

阴之所生，本在五味①；阴之五宫②，伤在五味。是故味过于酸，肝气以津③，脾气乃绝。味过于咸，大骨气劳，短肌④，心气抑⑤。味过于甘，心气喘满，肾气不衡。味过于苦，脾气濡⑥，胃气乃厚⑦。味过于辛，筋脉沮弛⑧，精神乃央⑨。是故谨和五味，骨正筋柔，气血以流，腠理以密，如是则骨气以精。谨道如法，长有天命。

【注释】①五味：酸、苦、甘、辛、咸。这里指饮食的五味。　②五宫：五脏。五脏，古文作"五藏"。"藏"本为藏物之处。古人认为，五脏储藏精气之所，故命名为"藏"。后又造"臟"以与普通藏物之处相区别，简化作"脏"。宫，上古泛指房屋。房屋为人之居所，所以，"宫"与"藏"意义相同，故五脏也称为"五宫"。　③津：渡口，这里引申为"聚集"。④短肌：皮肤紧皱、干枯，不润泽。　⑤气抑：气郁滞不舒。　⑥濡：濡滞。　⑦厚：反训为"薄"。　⑧沮：败坏，衰败。　⑨央：通"殃"，受伤。

【译文】阴精的产生，来源于饮食五味的营养，但是，贮藏精血的五脏，又因为过食五味而受伤害。所以过食酸味，会使肝气集聚，脾气就会衰弱。过食咸味，会使骨气受伤，肌肉枯槁，心气也就郁滞了。过食甜味，会使心气喘闷，肾气就衰弱了。过食苦味，会使脾气濡滞，胃气也就薄弱了。过食辛味，会使筋脉渐渐衰败，精神也就颓废了。所以谨慎地调和五味，使得骨骼正直，筋脉柔和，气血流通，腠理固密，这样，就会气精骨强了。谨慎地按照养生之道的法则去做，就可以享受自然的寿命。

金匮真言论篇第四

【题解】

金匮，金属制成的藏书柜，用来收藏重要的书籍。柜的繁体字作"櫃"。

匮是"櫃"的古字。真言,真理之言。本篇论述了"五脏应四时"的理论。根据五行学说:中医学建立了以五行为内核,四时(五时)、五方为间架,五脏为中心,配合以人的五窍、五体、五华、五志等及外界的五色、五味、五音、五畜、五谷等,形成了一个相互联系统一的医学宇宙观。这就是"五脏应四时"的理论。这部分内容是中医学的理论核心之一,所以用"金匮真言论"名篇。

黄帝问曰:天有八风,经有五风①,何谓?

岐伯对曰:八风发邪②,以为经风,触五脏,邪气发病。所谓得四时之胜者③,春胜长夏④,长夏胜冬,冬胜夏,夏胜秋,秋胜春。所谓四时之胜也。

【注释】①五风:指肝风、心风、脾风、肺风、肾风。 ②八风发邪:张志聪:"八方不正之邪风,发而为五经之风,触人五脏,则邪气在内而发病也。"八方,指东、东南、南、西南、西、西北、北、东北八个方位,从这八个方位刮来的风称为"八风"。如果八风的时间和方位不对就称为"邪风"。如夏天刮北风,其时间、方位都不对,就是邪风。夏天应该刮南风。中医认为邪风侵袭人体,容易使人生病。 ③胜:克制。 ④长夏:夏秋两季之间,相当于农历六月。

【译文】黄帝说:天有八方之风,人的经脉有五脏之风。是什么意思呢?

岐伯回答说:八风会产生致病的邪气,侵犯经脉,而为经脉中的风邪,触动人的五脏,因而发病。所说的感受四时季节相克的情况是指:春胜长夏,长夏胜冬,冬胜夏,夏胜秋,秋胜春。这就是所说的四时季节相克。

东风生于春①,病在肝②,俞在颈项③;南风生于夏,病在心,俞在胸胁;西风生于秋,病在肺,俞在肩背;北风生于冬,病在肾,俞在腰股④;中央为土,病在脾,俞在脊。

【注释】①东风生于春:马莳:"春主甲乙木,其位东,故东风生于春。"南风、北风、西风可以类推。 ②病在肝:根据五行学说春季与东方及人的肝脏对应，东风成为致病邪气则伤肝，所以说病在肝。其他，在心、在肺、在脾、在肾可以类推。 ③俞在颈项：王冰："春气发荣于万物之上，故俞在颈项。"俞，同"腧"（shù），腧穴。《说文》："俞，空中木为舟。从亼，从舟，从刂。刂，水也。"段玉裁改作："从亼，从舟，从巜。巜，水也。""俞"字由三部分会意而成。"亼"表示人站在舟中，"月"即"舟"，"刂"即"巜"为"水"。会意为人站在舟中，在水中运输货物。古人最早发明的运输工具是"舟"，因为大木掏空即可成为简单的舟，而车的制作和原理则比"舟"复杂。后来古人发明了陆地上使用的车，于是在"俞"字上加车字表示以车传输。后来，医学的发展使古人认为体内气血的运行亦如外界可见的物资的转输，遂以"输"来表示气血的运输。再后来，古人为了准确使用文字，又造"腧"字，表示是人体内的气血运输过程。所以，"俞"与"输""腧"二字是古今字，"腧"与"输"为同源字，有运输气血的意思。腧穴既是气血积聚处，也是外邪侵入人体的通道。 ④股：大腿。

【译文】东风生于春季，春季患病，多发生在肝经，而表现于颈项。南风生于夏季，病变常发生在心经，而表现于胸胁。西风生于秋季，病变常发生在肺经，而表现于肩背。北风生于冬季，病变常发生在肾经，而表现于腰股。中央属土，病变常发生在脾经，而表现于脊背。

故春气者病在头①，夏气者病在脏②，秋气者病在肩背，冬气者病在四支③。

【注释】①气：外界气候。 ②脏：内脏，此处指心。 ③四支：即四肢。支与肢、枝为古今字关系。支，意为分支。为了区分，人的分支做"肢"；树木的分支做"枝"。肢、枝为同源字。

【译文】所以春气为病，多在头部；夏气为病，多在心脏；秋气为病，多在肩背；冬气为病，多在四肢。

故春善病鼽衄①，仲夏善病胸胁，长夏善病洞泄寒中②，秋善病风疟，冬善病痹厥③。

【注释】①鼽（qiú）：鼻流清涕。衄（nǜ）：鼻出血。 ②寒中：寒气在中,指里寒证。 ③痹厥:手足麻木逆冷。痹,是痹阻不通,麻痹;厥,是手足发凉。

【译文】所以春天多生鼻流清涕和鼻出血的病,夏天多生胸胁病,长夏多生里寒泄泻病,秋天多生风疟病,冬天多生痹病。

故冬不按蹻①,春不鼽衄,春不病颈项,仲夏不病胸胁,长夏不病洞泄寒中,秋不病风疟,冬不病痹厥、飧泄而汗出也。

【注释】①按蹻(qiáo):按摩导引,古代的养生体育锻炼形式。《说文·足部》:"蹻,举足行高也。从足,乔声。"蹻与桥(桥)皆从乔(乔),同源字。桥作为连接河流的通路要高于河面,蹻为举足行走亦有高之貌,都有高之意。桥是把为河水阻断的道路联通起来,而蹻、按蹻作为一种运动方式也是把阻隔不同气血联通起来。这里指扰动筋骨的过度活动。

【译文】所以冬天不作剧烈运动而扰动潜伏的阳气,春天就不会发生鼽衄和颈项病,夏天也不会发生胸胁病,长夏不会发生里寒洞泄病,秋天不会发生风疟病,冬天也不会发生痹证、飧泄、汗出过多的病。

夫精者①,身之本也。故藏于精者,春不病温。夏暑汗不出者,秋成风疟。

【注释】①精:饮食所化之精华,人类生殖之原质都叫精。

【译文】精对人体就如同树木的根本,是生命的源泉。所以冬季善于保养精气的,春天就不易得温病。夏天暑热之时,应该汗出而不出汗,到了秋天就会得风疟病。

故曰:阴中有阴,阳中有阳,平旦至日中①,天之阳,阳中之阳也;日中至黄昏②,天之阳,阳中之阴也;合夜至鸡鸣③,天之阴,阴中之阴也;鸡鸣至平旦④,天之阴,阴中之阳也。故人亦应之。

【注释】①平旦至日中:清晨至中午,即六至十二时。 ②日中至黄昏:中午至日落,即十二至十八时。 ③合夜至鸡鸣:日落至半夜,即十八至二十四时。　④鸡鸣至平旦：半夜至清晨，即零时至六时。

【译文】所以说，阴中有阴，阳中有阳。从清晨至中午，自然界的阳气是阳中之阳。从中午至黄昏，自然界的阳气是阳中之阴。从日落到半夜，自然界的阴气是阴中之阴。从半夜到清晨，自然界的阴气是阴中之阳。所以人的阴阳之气也是如此。

夫言人之阴阳，则外为阳，内为阴。言人身之阴阳，则背为阳，腹为阴。言人身之脏腑中阴阳，则脏者为阴，腑者为阳。肝心脾肺肾五脏皆为阴，胆胃大肠小肠膀胱三焦六腑皆为阳。所以欲知阴中之阴、阳中之阳者，何也？为冬病在阴，夏病在阳；春病在阴，秋病在阳。皆视其所在，为施针石也①。故背为阳，阳中之阳，心也；背为阳，阳中之阴，肺也；腹为阴，阴中之阴，肾也；腹为阴，阴中之阳，肝也；腹为阴，阴中之至阴②，脾也。此皆阴阳、表里、内外、雌雄相输应也③，故以应天之阴阳也。

【注释】①针：针刺。石：砭石。上古时期在没有金属冶炼技术之前，古人以加工的石器（石针）治疗疾病，这种石器称为"砭石"。后来，发明了金属针就取代了砭石，但砭石作为一个名词概念被保留在语言中了。　②至阴：根据中医理论，脾属土。古人认为天为最大的阳，地即土为最大的阴，即至阴，所以脾为至阴。　③阴阳、表里、内外、雌雄：这些相对的名词都是用来取象比类说明阴阳的。输应：阴阳、表里、内外、雌雄发生相互联系，相互对应、呼应的关系。

【译文】就人体阴阳来说：外部为阳，内部为阴。单就身体部位来说：背为阳，腹为阴。就脏腑来说：脏属阴，腑属阳。肝、心、脾、肺、肾五脏都属阴；胆、胃、大肠、小肠、三焦、膀胱六腑都属阳。为什么要知道阴中有阴、阳中有阳的道理呢？这因为冬病发生在阴，夏病发生在阳；春病发生在阴，秋病发生在阳，都要根据疾病所在部位来进行针刺或砭石治疗。所以说：背部为阳，阳中之阳为心。背部为阳，阳中之阴为肺。腹部为阴，阴中之阴为肾。腹部为阴，阴中之阳为肝。腹部为阴，阴中之至阴为脾。这些都是人体阴阳、表里、内外、雌雄的相应关系。它们合于自然界的阴阳变化。

帝曰：五脏应四时，各有攸受乎①？

岐伯曰：有。东方青色，入通于肝。开窍于目，藏精于肝，故病在头。其味酸，其类草木，其畜鸡，其谷麦。其应四时，上为岁星②，是以知病之在筋也。其音角③，其数八④，其臭臊。

【注释】①攸受：所用。攸，同"所"。受，发生作用。 ②岁星：木星。 ③角（jué）：五音之一。角、徵、宫、商、羽为五音，分别与五行相配，角属木、徵属火、宫属土、商属金、羽属水。 ④其数八：八为木的成数。根据易理，数生五行：天一生水，地六成之；地二生火，天七成之；天三生木，地八成之；地四生金，天九成之；天五生土，地十成之。肝属木，所以说其数八。

【译文】黄帝说：五脏与四时相对应，都各有所用吗？

岐伯答：有。东方青色，和肝相应。肝开窍于目，精华藏于肝脏，它发病多在头部。比象来说：在五味中为酸，在植物中为木，在五畜中为鸡，在五谷中为麦。在四时中上应于岁星，所以肝病多发生在筋。在五音中为角，在五行生成数为八，在五气中为腥臊。

南方赤色，入通于心。开窍于舌，藏精于心，故病在五脏。其味苦，其类火，其畜羊，其谷黍。其应四时，上为荧惑星①。是以知病之在脉也。其音徵，其数七，其臭焦。

【注释】①荧惑星：火星。

【译文】南方赤色，和心相应。心开窍于舌，精华藏在心，发病多在五脏。比象来说：在五味中为苦味，在五行里为火，在五畜中为羊，在五谷中为黍。在四时中上应于荧惑星，所以心有病多发生在血脉。在五音中为徵音，在五行生成数中为七，在五气中为焦臭。

中央黄色，入通于脾。开窍于口，藏精于脾，故病在脊。其味甘，其类土，其畜牛，其谷稷。其应四时，上为镇星①。是以知病之在肉也。其音宫，其数五，其臭香。

【注释】①镇星：即土星。

【译文】中央黄色，和脾相应。脾开窍于口，精华藏在脾脏。发病多在脊部。比象来说：在五味中为甘味，在五行中为土，在五畜中为牛，在五谷中为稷。在四时中上应于土星，所以脾有病多发生在肌肉。在五音中为宫音，在五行生成数中为五，在五气中为香。

西方白色，入通于肺。开窍于鼻，藏精于肺，故病在背。其味辛，其类金，其畜马，其谷稻。其应四时，上为太白星①。是以知病之在皮毛也。其音商，其数九，其臭腥。

【注释】①太白星：金星。

【译文】西方白色，与肺相应。肺开窍于鼻，精华藏在肺脏。发病多在背部。比象来说：在五味中为辛味，在五行中为金，在五畜中为马，在五谷中为稻。在四时中上应金星，所以病多发生在皮毛。在五音中为商音，在五行生成数为九，在五气中为腥。

北方黑色，入通于肾。开窍于二阴，藏精于肾，故病在谿①。其味咸，其类水，其畜彘②，其谷豆。其应四时，上为辰星③，是以知病之在骨也。其音羽，其数六，其臭腐。

【注释】①谿（xī）：指肘、膝、腕、踝。"谿谷"本来是表示自然界中地貌的名词。"谷"是两山之间的夹道，往往有水流通向河道。《说文》云："泉出通川为谷。从水半见，出于口。""谷"字字形像水流出注之形。"谿"也是山间的水流。不过，"谿"字从"奚"与"谷"。而"谿""溪"字皆从"奚"。"溪"是小水流，而"谿"则是山间的小水流。所以，"谿""谷"二字表示的是相近的事物，只是大小有别。大者为谷，小者为"谿"。《说文》："谿，山渎无所通者。"中医学以象思维的取象比类，用"谿""谷"来类比人体的结构。中医把人身与天地自然类比，人的肌肉好比土地，肌肉的高低不平好比山脉，肌肉的会合处称为"谿谷"。大的称为"谷"，小的称为"谿"。《素问·气穴论》说："肉之大会为谷，肉之小会为谿。"肘、膝、腕、踝是肌肉汇聚的末端，故称为"谿"。 ②彘（zhì）：通

"豕"，猪。　③辰星：水星。

【译文】北方黑色，与肾相应。肾开窍于二阴，精华藏在肾脏，发病多在四肢。比象来说：在五味中为咸味，在五行中为水，在五畜中为猪，在五谷中为豆。在四时中上应于水星，所以四肢有病会发生在骨骼。在五音中为羽音，在五行生成数中为六，在五气中为腐。

故善为脉者①，谨察五脏六腑，逆从、阴阳、表里、雌雄之纪，藏之心意，合心于精。非其人勿教，非其真勿授，是谓得道。

【注释】①为脉：诊脉。

【译文】所以善于诊脉的医生，小心地审察五脏六腑的气血逆顺以及阴阳、表里、雌雄的所以然，经过深思熟虑，以达到精微的地步。这样的脉学是宝贵的。但不要传授给不适当的人，不是真正的医学理论也不要向人传授，这才是医学传授之道。

卷二

阴阳应象大论篇第五

【题解】

　　该篇是《内经》阐述中医学基本理论的最重要的篇章,所以称为"大论"。首先给出了阴阳的概念,论述了阴阳对整个自然界万事万物发生发展消亡的重要意义。进而详细地论述了阴阳水火,精气味形之间相互转化的关系,阴阳偏盛偏衰所造成的疾病及依照阴阳学说确立的养生原则。"象"指万物之现象。根据《周易》的原理,纷繁的万象可以归结为不同的种类。《周易》之八卦即是八种象,五行就是五种象。而最基本的象就是阴阳之象,所谓"阴阳应象"就是把纷繁的万象归属于阴阳。该篇实际上又结合五行学说,把万象分属于五行。建立了以五方、五脏为核心的天人一体的整体医学宇宙观。了解中国传统文化及传统医学必须明白古人取象比类的思维方式。古人认为天人都由一气所化,遵循共同的生化规律和运动法则,天地万物与人类可以通过气和象联通起来。象是气的显现,同样的气有同样的象,彼此之间具有感应亲和关系,所谓"同气相求""同类相动"。注意:古人所理解的"象"并不是固定不变的形象,更重要的是功能之象,即功能相同或相通的事物具有相同的"象",所以才能通过"象"把外形不同,但功能相关的事物联系成一个以阴阳五行为内在结构的整体网络系统。这个系统的各部分相互作用、相互关联构成一个动态平衡的开放体系。这成为古人认知世界的基本模式,具有极其重要的理论价值。最后该篇根据阴阳学说论述了人体的生理特点、早期治疗的意义、针刺、诊病及治疗的基本原则。

　　黄帝曰:阴阳者,天地之道也,万物之纲纪①,变化之父母②,生杀之本始③,神明之府也④,治病必求于本⑤。故积阳为天，积阴为地。阴静阳躁，阳生阴长，阳杀阴藏。阳化气，阴成形⑥，寒极生热，热极生寒。寒气生浊，热气生清。清气在下，则生飧泄，浊气在上，则生䐜胀⑦。此阴阳反作，病之逆从也⑧。

【注释】①纲纪：有纲领的意思。总的为纲，分支为纪。 ②变化之父母：万物生长变化的根源。"父母"是人的生身之本，所以引申有根源、起源的意思。 ③生：生长。杀：杀伐，消亡。本始：根本。 ④神明：变化不测谓之神，品物流行谓之明。推动万物生成和变化的力量称为神明。 ⑤本：根源、根本。这里指阴阳。 ⑥阳化气，阴成形：这里的"气"指能力、力量。形，指形体、物质。 ⑦䐜（chēn）胀：上腹部胀满。 ⑧逆：病的异常逆证。从：病的正常顺证。

【译文】黄帝说：阴阳，是天地间的普遍规律，是一切事物的纲领，是万物发展变化的起源，是生长毁灭的根本，是万物发生、发展、变化的动力源泉。因此，治病必须寻求治本的方法。清阳之气，积聚上升，就成为天；浊阴之气，凝聚下降，就成为地。阳主发生，阴主成长，阳主杀伐，阴主收藏。阳能化生力量，阴能构成形体。寒到极点会转化生热，热到极点会转化生寒。寒气的凝聚，能产生浊阴，热气的升腾可产生清阳。清阳之气在下，如不得上升，就会发生飧泄。浊阴之气，如不得下降，就会发生胀满。这是违反了阴阳运行规律，因此疾病也有顺证和逆证的不同。

故清阳为天，浊阴为地。地气上为云，天气下为雨。雨出地气，云出天气。故清阳出上窍①，浊阴出下窍②。清阳发腠理，浊阴走五脏。清阳实四支，浊阴归六腑。

【注释】①上窍：指眼、耳、口、鼻七窍。 ②下窍：指前后二阴。

【译文】在自然界，清阳之气变为天，浊阴之气变成地。地气上升就成为云，天气下降就变成雨。雨虽然从天气下降，却是地气所化；云虽然形成于地气，却依赖天气的蒸发。这是阴阳相互为用的关系。在人体的变化，清阳出于上窍，浊阴出于下窍。清阳发散于腠理，浊阴注入于五脏。清阳使四肢得以充实，浊阴使六腑能够相安。

水为阴，火为阳。阳为气，阴为味①。味归形，形归气②。气归精③，精归化④。精食气⑤，形食味⑥。化生精，气生形⑦。味伤形，气伤精⑧。精化为气，气伤于味⑨。

【注释】①阳为气，阴为味：气指功能或活动能力。味"泛指一切食物。　②味归形，形归气：归，生成、滋养。形指形体，包括脏腑、肌肉、血脉、筋骨、皮毛等。　③气归精：真气化生精。　④精归化：精血充盛，又可化生真气。化，化生。　⑤精食（sì）气：精仰赖气化而成。食，仰求、给养或依赖。　⑥形食（sì）味：形体有赖食物的营养。　⑦化生精，气生形：气化，生化的作用，促进了精的生成，同时又充养了形体。　⑧味伤形，气伤精：味和气也能伤害人体的形和精。　⑨精化为气，气伤于味：精可以化生气，产生功能，饮食五味失调也可以伤气，损伤功能。

【译文】水属阴，火属阳。阳是无形的气，而阴则是有形的味。饮食五味进入身体中的胃腑，胃能够腐熟蒸化出水谷中的清气，清气进入五脏与五脏中的精气结合，而化生人体生命的营养物质。精仰赖水谷清气的补养，形体仰赖饮食五味的补给。饮食经过生化生成"精"，"精"，气化后来充养形体。饮食不节，也能伤害形体，气偏盛，也能损伤精。精血充足，又能够化而为气，气也能被五味太过所伤害。

阴味出下窍，阳气出上窍。味厚者为阴①，薄为阴之阳。气厚者为阳，薄为阳之阴。味厚则泄，薄则通。气薄则发泄，厚则发热。壮火之气衰②，少火之气壮③。壮火食气④，气食少火⑤。壮火散气，少火生气。气味，辛、甘、发散为阳，酸、苦、涌泄为阴。

【注释】①味厚者为阴：根据中医药学理论，药物之性包括四气五味。四气源于一年四季寒热温凉的变化，所以药气分为温、热、凉、寒四大类。五味源于地气，分为酸、苦、甘、辛、咸五大类。因四气源于天所以属阳，五味源于地所以属阴。但气味又有厚薄的不同。气厚的为纯阳，味厚的为纯阴，气薄的为阳中之阴，味薄的阴中之阳。　②壮火：过于亢盛的阳气，这种火实质上已经不是生理性的而是病理性的邪火了。　③少火：微少的阳气,这种火属于生理性的,是人体生命活动的动力。 ④壮火食气:壮火侵蚀,消耗元气。 ⑤气食少火:元气依赖于少火的充养。

【译文】味属阴,所以趋向下窍;气属阳,所以趋向上窍。五味之中,味厚的属于纯阴,味薄的属于阴中之阳;气厚的属于纯阳,气薄的属于阳中之阴。味厚的有泄下作用,味薄的有疏通作用。气薄的能够向外发泄邪气,气厚的能助阳发热。亢阳能使元气衰弱,微阳能够使元气旺盛。因为亢阳会侵蚀元气,而元气有赖于微阳的煦养;亢阳耗散元气,微阳却使元气增强。气味之中,辛甘而有发散作用的属阳,酸苦而有涌泄作用的属阴。

阴胜则阳病,阳胜则阴病。阳胜则热,阴胜则寒。重寒则热,重热则寒。寒伤形,热伤气。气伤痛,形伤肿。故先痛而后肿者,气伤形也;先肿而后痛者,形伤气也。风胜则动,热胜则肿,燥胜则干,寒胜则浮,湿胜则濡泻①。

【注释】①浮:腹肿。濡泻:湿泻。

【译文】阴气偏胜,阳气就会受病。阳气偏胜,阴气也会受病。阳气偏胜会生热,阴气偏胜会生寒。寒到极点,会出现热象;热到极点,又会出现寒象。寒邪会损伤人的形体,热邪会损伤人的真气。真气受伤会产生疼痛,形体受伤会发生肿胀。凡是先疼后肿的,是因为真气先伤而影响到形体;先肿后痛的,则是形体先伤而影响真气。风邪太过,就会发生痉挛动摇;热邪太过,肌肉就会发生红肿;燥邪太过,津液就会干涸;寒邪太过,就会发生浮肿;湿邪太过,就会发生泄泻。

天有四时五行,以生长收藏,以生寒暑燥湿风。人有五脏化五气①,以生喜怒悲忧恐。故喜怒伤气,寒暑伤形。暴怒伤阴,暴喜伤阳。厥气上行②,满脉去形。喜怒不节,寒暑过度,生乃不固。故重阴必阳,重阳必阴。故曰:冬伤于寒,春必温病。春伤于风,夏生飧泄。夏伤于暑,秋必痎疟。秋伤于湿,冬生咳嗽。

【注释】①五气:五脏之气,由五气而生五志,即喜、怒、悲、忧、恐。　②厥气：逆行之气。

【译文】自然有春、夏、秋、冬四时的推移，五行的变化，形成了生长收藏的规律，产生了寒、暑、燥、湿、风的气候。人有五脏，五脏化生五气，产生喜、怒、悲、忧、恐五种情志。所以过喜过怒可以伤气。寒暑外侵，会损伤形体。大怒会伤阴气，大喜会伤阳气。如果逆气上冲，血脉阻塞，也会神气浮越，离形体而去。因此，不节制喜怒，不调适寒暑，生命就不会稳固。阴气过盛会转化为阳，阳气过盛也会转变为阴。所以说：冬天感受寒气过多，到了春天就容易发生热性病；春天感受的风气过多，到了夏天就容易发生飧泄；夏天感受暑气过多，到了秋天就容易发生疟疾；秋天感受湿气过多，到了冬天就容易发生咳嗽。

帝曰：余闻上古圣人，论理人形，列别脏腑。端络经脉①，会通六合②，各从其经。气穴所发，各有处名。谿谷属骨③，皆有所起。分部逆从，各有条理。四时阴阳，尽有经纪。外内之应，皆有表里。其信然乎？

【注释】①列别：排列、排比，分别、分辨。端络经脉：审察经脉的相互联系。端络，作动词解，寻找经络的发端和终结及彼此的网络连接。　②六合：四方上下为六合。另外，十二经脉的阴阳配合也称六合。这里包含这两个意思。联系自然界的四方上下六合来排比十二经脉的阴阳六合。　③谿谷：两山之间的夹道或流水称"谷"。山间的河沟为"谿"，同"溪"。中医借用来指肌肉会聚之处。因肌肉会聚处肌腱交迭而形成凹陷似"谿谷"。属骨：骨相连之处。

【译文】黄帝问道：我听说古代圣人，谈论梳理人体的形态构造，排列辨别脏腑的阴阳属性；联系会通四方上下六合，来审察经络的起止循行与络属关系；气穴各有它所发的部位和名称，连属于骨骼的"谿谷"，都有它们的起止点；皮部浮络的属阴、属阳，为顺、为逆，也各有条理；四时阴阳变化，有一定规律；外在环境与人体内部的也都存在表里的对应关系。真是这样吗？

岐伯对曰：东方生风，风生木，木生酸，酸生肝，肝生筋，筋生心，肝主目。其在天为风，在地为木，在体为筋，在藏为肝，在色为苍，在音为角，在声为呼，在变动为握，在窍为目，在味为酸，在志为怒。怒伤肝，悲胜怒；风伤筋，燥胜风；酸伤筋，辛胜酸。

【译文】岐伯回答说：东方属春，阳气上升而生风，风能滋养木气，木气能生酸，酸味能养肝，肝血又能养筋，筋又能养心。肝气上通于目。它的变化是：在天为六气里的风，在地为五行里的木，在人体中为筋，在五脏中为肝，在五色中为青，在五音中为角，在五声中为呼，在人体的变动为握，在七窍中为目，在五味中为酸，在情志中为怒。怒能够伤肝，但悲伤能够抑制怒；风气能够伤筋，但燥能够抑制风；过食酸味能够伤筋，但辛味又能够抑制酸味。

南方生热，热生火，火生苦，苦生心，心生血，血生脾，心主舌。其在天为热，在地为火，在体为脉，在脏为心，在色为赤，在音为徵，在声为笑，在变动为忧，在窍为舌，在味为苦，在志为喜。喜伤心，恐胜喜；热伤气，寒胜热；苦伤气，咸胜苦。

【译文】南方属夏，阳气大盛而生热，热能生火，火气能产生苦味，苦味能养心，心能生血，血能养脾，心气上通于舌。此时阴阳的变化：在天为六气的热，在地为五行的火，在人体为血脉，在五脏为心，在五色为赤，在五音为徵，在五声为笑，在人体的变动为气逆，在七窍为舌，在五味为苦，在情志为喜。过喜能伤心，但恐可以抑制喜；热能伤气，但寒气可以抑制热；苦味能伤气，但咸味可以抑制苦味。

中央生湿，湿生土，土生甘，甘生脾，脾生肉，肉生肺，脾主口。其在天为湿，在地为土，在体为肉，在藏为脾，在色为黄，在音为宫，在声为歌，在变动为哕，在窍为口，在味为甘，在志为思。思伤脾，怒胜思；湿伤肉，风胜湿；甘伤肉，酸胜甘。

【译文】中央属长夏，蒸发而生湿，湿能使土气生长，土能产生甘味，甘味可滋养脾气，脾气能够滋养肌肉，肌肉健壮能使肺气充实，脾气通于口。它的变化：在天为六气的湿，在地为五行的土，在人体为肌肉，在五脏为脾，在五色为黄，在五音为宫，在五声为歌，在人体的变动为干哕，在七窍为口，在五味为甘，在情志为思。思虑可以伤脾，但怒可以抑制思虑；湿气能伤肌肉，但风气可以抑制湿气；过食甘味能伤肌肉，但酸味可以抑制甘味。

西方生燥，燥生金，金生辛，辛生肺，肺生皮毛，皮毛生肾，肺主鼻。其在天为燥，在地为金，在体为皮毛，在脏为肺，在色为白，在音为商，在声为哭，在变动为咳，在窍为鼻，在味为辛，在志为忧。忧伤肺，喜胜忧；热伤皮毛，寒胜热；辛伤皮毛，苦胜辛。

【译文】西方属秋，天气劲急而生燥，燥能使金气旺盛，金能产生辛味，辛味能够直通肺气，肺气能够滋养皮毛。皮毛润泽又能滋生肾水，肺气通于鼻。它的变化，在天为六气的燥，在地为五行的金，在人体为皮毛，在五脏为肺，在五色为白，在五音为商，在五声为哭，在人体的变动为咳，在七窍为鼻，在五味为辛，在情志为忧。忧能伤肺，但喜可抑制忧；热能伤皮毛，但寒可以抑制热；辛味能伤皮毛，但苦味可以抑制辛味。

北方生寒，寒生水，水生咸，咸生肾，肾生骨髓，髓生肝，肾主耳。其在天为寒，在地为水，在体为骨，在脏为肾，在色为黑，在音为羽，在声为呻，在变动为栗，在窍为耳，在味为咸，在志为恐。恐伤肾，思胜恐；寒伤血，燥胜寒；咸伤血，甘胜咸。

【译文】北方属冬，阴凝而生寒，寒气能使水气旺，水能产生咸味，咸味能滋养肾气，肾气能滋养骨髓，骨髓充实又能养肝，肾气联通于耳。它的变化：在天为六气的寒，在地为五行的水，在人体为骨髓，在五脏为肾，在五色为黑，在五音为羽，在五声为呻吟，在人体的变动为战栗，在七窍中为耳，在五味中为咸，在情志为恐。恐能伤肾，但思可以抑制恐；寒能伤骨，但燥可以抑制寒；咸能伤骨，但甘味可以抑制咸。

故曰：天地者，万物之上下也；阴阳者，血气之男女也①；左右者，阴阳之道路也②；水火者，阴阳之征兆也③；阴阳者，万物之能始也④。故曰：阴在内，阳之守也；阳在外，阴之使也。

【注释】①血气之男女：借用男女气血来说明阴阳的相对关系。这里的"之"是"之与"的意思，或者说省略了"与"，意为阴阳就是指血与气、男与女，这些相对的事物。 ②左右者，阴阳之道路也：古人认为，阴气右行，阳气左行。 ③征兆，即是象征。 ④能（tāi）始：变化生成之开始。能，"胎"的通假字，胎即胚胎，为生命之始。

【译文】所以说：天地上下是覆载万物的区宇，阴阳是化生气血，形成雌雄生命体的动源。左右是阴阳运行的道路，而水火则是阴阳的表现。总之，阴阳的变化，是一切事物生成的原始。再进一步说：阴阳是相互为用的。阴在内，有阳作为它的卫外，阳在外，有阴作为它的辅助。

帝曰：法阴阳奈何①？
岐伯曰：阳胜则身热，腠理闭，喘粗为之俯仰，汗不出而热，齿干以烦冤，腹满死，能冬不能夏②。阴胜则身寒，汗出，身常清③，数栗而寒，寒则厥，厥则腹满死，能夏不能冬。此阴阳更胜之变，病之形能也④。

【注释】①法：动词，取法，运用。 ②能：音义同"耐"。 ③清：同"凊"（qìng），寒。 ④能：通"态"。"态"的繁体字作"態"，能是態的古字。

【译文】黄帝说：人怎样取法阴阳呢？
岐伯回答说：阳气太过，身体就会发热，腠理紧闭，喘息急迫，呼吸困难，身体摆动。出不来汗，并且发热；牙齿干燥，并且心里烦闷；再有腹部胀满，就是死症。患者耐受得冬天，而耐受不得夏天。阴气太过，身体就会恶寒，出汗，身上时常觉冷，甚或时常打寒战；寒重就会出现手足厥冷，再有腹部胀满，就是死证。患者耐受得夏天，而耐受不得冬天。这就是阴阳偏胜，所引起疾病的症状。

帝曰：调此二者，奈何？

岐伯曰：能知七损八益①，则二者可调；不知用此，则早衰也。年四十，而阴气自半也，起居衰矣；年五十，体重，耳目不聪明矣；年六十，阴痿②，气大衰，九窍不利，下虚上实，涕泣俱出矣。故曰：知之则强，不知则老，故同出而名异耳。智者察同，愚者察异③，愚者不足，智者有余，有余则耳目聪明，身体轻强，老者复壮，壮者益治。是以圣人为无为之事，乐恬憺之能，从欲快志于虚无之守，故寿命无穷，与天地终，此圣人之治身也。

【注释】①七损：女子月事贵在时下。因女性以七年为生命节律变化周期。八益：男子精气贵在充满。因男性以八年为生命节律变化周期。 ②阴痿：即阳痿。生殖器是隐私之物，故称"阴器"；而男子属阳，男子生殖器又称"阳具"。所以，男子生殖器萎软无力，既可以称为"阴痿"，也可以称为"阳痿"。可见，阴阳的划分是相对的。 ③智者察同，愚者察异：聪明人在未病之时注意养生；愚蠢的人，发病之后才知道调养。同，指健康。异，指疾病衰老。

【译文】黄帝问：怎样调和阴阳呢？

岐伯回答说：能够知道七损八益的道理，就可调和阴阳；不知道这个道理，就会早衰。人到四十岁，阴气已经减损了一半，起居动作显得衰退了。到五十岁，身体笨重，耳不聪，目不明。到六十岁，阳痿，气大衰，九窍功能减退，下虚上实，流鼻涕，淌眼泪等衰老现象都出现了。所以说：懂得养生的人，身体就强健，不懂得养生的人，身体就容易衰老。因此，同时出生，来到世上生活，最后的结果名称却不相同。聪明人，在没病时，就注意养生；愚蠢的人，在发病时，才知道调养。愚蠢的人，常感到体力不足，聪明的人却感到精力有余。精力有余，就会耳聪目明，身体轻捷强健，即使年老了，还显得健壮，强壮的人就更加强健了。所以明达事理的人，顺乎自然而不做无益于养生的事，以恬静的心情为快乐，在没有任何干扰的环境里，去寻求心志的自由，因此，他的寿命无穷尽，与天地长存。这就是圣人的养生方法。

天不足西北，故西北方阴也，而人右耳目不如左明也。地不满东南，故东南方阳也，而人左手足不如右强也。

帝曰：何以然？

岐伯曰：东方阳也，阳者其精并于上①，并于上则上明而下虚，故使耳目聪明而手足不便也②。西方阴也，阴者其精并于下，并于下则下盛而上虚，故其耳目不聪明而手足便也。故俱感于邪，其在上则右甚，在下则左甚，此天地阴阳所不能全也，故邪居之。

【注释】①并：聚合。　②便：便利，灵巧，自如。

【译文】天气在西北方不足，所以西北方属阴，而人与天气相应，右边的耳目也就不如左边的聪明。地气在东南方是不满的，所以东南方属阳，人左边的手足也就不如右边灵活。

黄帝问道：这是什么道理？

岐伯回答说：东方属阳，阳气的精华聚合在上部，上部就旺盛了，而下部就必然虚弱了。所以会出现耳聪目明，而手足不便利的情况。西方属阴，阴气的精华聚合在下部，下部旺盛，上部就必然虚弱了。所以就会出现耳不聪目不明，而手足却便利的情况。所以，同样感受外邪，如果在上部，那么身体右侧严重，如果在下部，那么身体左侧严重，这是由于天地阴阳之气的分布不均衡，而在人身也是如此，身体阴阳之气偏虚的地方，就是邪气滞留的所在。

故天有精，地有形。天有八纪①，地有五里②。故能为万物之父母。清阳上天，浊阴归地。是故天地之动静，神明为之纲纪。故能以生长收藏，终而复始。惟贤人上配天以养头，下象地以养足，中傍人事以养五脏③。天气通于肺，地气通于嗌④，风气通于肝，雷气通于心，谷气通于脾⑤，雨气通于肾。六经为川⑥，肠胃为海，九窍为水注之气。以天地为之阴阳，人之汗，以天地之雨名之，人之气，以天地之疾风名之。暴气象雷⑦，逆气象阳⑧。故治不法天之纪，不用地之理，则灾害至矣。

【注释】①八纪：立春、立夏、立秋、立冬，春分，秋分、夏至、冬至八个大节气。 ②五里：指东、南、西、北、中央五方。 ③人事：日常饮食和情志。 ④嗌（yì）：喉下之食管处，即"咽"。 ⑤谷气：两山间通水之道路称"谷"。人体肌肉与肌肉之间也称"谷"。张志聪："谷气，山谷之通气也。" ⑥六经：即太阳、阳明、少阳、太阴、少阴、厥阴，为气血运行的道路。张介宾："三阴三阳也。同流气血，故为人之川。"即是指十二经脉。 ⑦暴气：愤怒暴躁之气。 ⑧逆气象阳：比喻气之有无升降，有阳无阴。

【译文】所以天有精气，地有形质；天有八节的时序，地有五方的布局。因此，天地能成为万物生长的根本。清阳上浮升于天，浊阴下降归于地。天地的运动和静止，是由阴阳的神妙变化而决定的。因而能使万物春生、夏长、秋收、冬藏，循环往复，永不休止。只有圣贤之人，对上与天气相配合来养护头；对下与地气相顺来养护足；居中，则依傍人事来养护五脏。天气与肺相通，地气与咽相通，风气与肝相通，雷气与心相通，谷气与脾相通，雨气与肾相通。六经好像大河，肠胃好像大海，九窍好像水流。如果以天地的阴阳比喻人身的阴阳，那么，人的汗，就好像天地间的雨；人之气，就好像天地间的疾风；人的暴怒之气，就好像雷霆；人的逆气，就好像久晴不雨。所以养生不取法于天地之理，那么疾病灾害就要发生了。

故邪风之至，疾如风雨，故善治者治皮毛，其次治肌肤，其次治筋脉，其次治六腑，其次治五脏。治五脏者，半死半生也。故天之邪气，感则害人五脏，水谷之寒热，感则害于六腑，地之湿气，感则害皮肉筋脉。

【译文】外界邪风到来，迅猛如疾风暴雨，所以善于治病的医生，能在病邪刚侵入皮毛时，就给以治疗；医术稍差的，在病邪侵入到肌肤时才治疗；更差的，在病邪侵入到筋脉时才治疗；再差的，在病邪侵入到六腑时才治疗；最差的，在病邪侵入到五脏时才治疗。病邪侵入到五脏，治愈的希望与死亡的可能各占一半。如果感受了天的邪气，就会伤害五脏，如果感受了饮食的或寒或热，就会伤害六腑，如果感受了地的湿气，就伤害皮肉筋脉。

故善用针者，从阴引阳，从阳引阴①。以右治左，以左治右。以我知彼②，以表知里，以观过与不及之理。见微得过，用之不殆。

【注释】①从阴引阳，从阳引阴：取阴经之穴，以治阳经之病；取阳经之穴以治阴经之病。 ②以我知彼：用正常人与病人比较，来推测病变情况。"我"，指正常人（医生自己）；"彼"，指病人。

【译文】所以善于运用针刺的人，有时要从阴引阳，有时要从阳引阴；取右边穴以治左边的病，取左边穴以治右边的病。用自己的正常状态比较病人的异常状态；从外表的症状去了解内里的病变，这是为了观察病人的太过和不及的原因。如果确实了解了哪些病是不及，哪些病是太过，再给人治疗疾病，就不会发生危险了。

善诊者，察色按脉，先别阴阳。审清浊，而知部分。视喘息①，听音声，而知所苦。观权衡规矩②，而知病所主。按尺寸③，观浮沉滑涩，而知病所生。以治无过，以诊则不失矣。

【注释】①喘息：指呼吸的气息和动态。 ②权衡规矩：指四时不同脉象，即春弦中规，夏衡中矩，秋毛中衡，冬沉中权。权为秤锤，有下沉之象，衡为秤杆有上举之象，规是圆规，画圆之器，有圆滑之象；矩是方尺，是画方之器，有方大之象。故以权、衡、规、矩喻四时脉象。 ③尺：尺肤。寸：寸口。尺肤是前臂内侧从肘到腕的皮肤。尺肤诊是中医古代的一种诊法。主要是观察尺肤的寒热滑涩，来确定疾病的寒热及津液的盈亏。现在，这种诊法临床上应用得不多了，但对某些疾病，特别是温热病，还是有一定的临床价值。寸口，就是掌后桡动脉，是中医诊脉的主要部位。从桡骨茎突（中医称掌后高骨）到掌后的腕横纹正好是本人的一横指。这一横指就是同身寸的一寸。所谓"同身寸"是中医学根据医学特点创造的度量人体的尺寸标准。大家知道，人的身高不仅大人小孩相差巨大，就是成人之间也有差距。因此，在针刺取穴度量尺寸时使用统一公共的标准显然是不行的。因此，中医学规定：人的大拇指的一横指的长度为本人的一寸。这样，同身寸的长度是随着本人的身高变化而变化的。

【译文】善于治病的医生，看病人的面色，按病人脉象，首先要辨别疾病属阴还是属阳。审察浮络的五色清浊，从而知道何经发病；看病人喘息的情况，听病人发出的声音，从而知道病人的痛苦所在。看四时不同的脉象，从而知道疾病在哪一脏腑，切按尺肤和寸口，了解脉象浮沉滑涩，从而知道疾病所在部位。这样，在治疗上，就可以没有过失；在诊断上，就不会有什么失误了。

故曰：病之始起也，可刺而已；其盛，可待衰而已。故因其轻而扬之①，因其重而减之②，因其衰而彰之③。形不足者，温之以气；精不足者，补之以味。其高者，因而越之④，其下者，引而竭之⑤，中满者⑥，泻之于内；其有邪者，渍形以为汗⑦，其在皮者，汗而发之；其慓悍者，按而收之⑧，其实者，散而泻之。审其阴阳，以别柔刚⑨，阳病治阴，阴病治阳。定其血气，各守其乡，血实宜决之，气虚宜掣引之。

【注释】①轻：病邪轻浅，病在表。扬：用轻宣疏散方法驱邪外泄。②重：病邪重深，病在里。减之：以攻泻方法祛除病邪。 ③衰：正气衰弱。彰之：给予补益之剂。彰，彰显、显明。彰之，就是使本来衰弱不显的，重新彰明，明显，也就是用补益药使正气恢复。 ④高：病在上。越之：使用涌吐方法。越，超越、越过。越之，就是使在下者翻越出去，也就是用涌吐的方法使积聚在上的病邪吐出去。 ⑤下：病在下。引而竭之：使用通便方法。竭，枯竭、衰竭。引而竭之，就是用导引的方法使在下的病邪去除，而邪气枯竭，也就是用泻下大便的方法去除肠道的积聚。 ⑥中满：胸腹胀满。 ⑦渍形以为汗：渍，泡、沤、淹。古代用汤液（药液）浸泡发汗的方法，相当于后世的药浴。　⑧其慓悍者，按而收之：性情急躁的，可以用按摩的方法使之收敛。　⑨柔刚：柔剂、刚剂。即药性平和或峻猛的药剂。柔刚是古人认识事物的基本范畴之一。《易传》说："立天之道曰阴与阳，立地之道曰柔与刚。"这里的"柔刚"与"阴阳"的含义相同。使用"柔刚"以避免重复，使语言生动。还指柔剂、刚剂，即药性平和或峻猛的药剂。

【译文】所以说：病刚发生时，用针刺就可治愈；若邪气盛时，必须等到邪气稍退时再去治疗。所以治病要根据病情来采取相应的措施。在它轻的时候，要加以宣泄；在它重的时候，要加以攻泻；在病邪衰退正气也虚的时候，要以补益正气为主。病人形体羸弱的，应用气厚之品补之；精不足的，应用味厚之品补之。如病在膈上，可用吐法；病在下焦，可用通便之法；胸腹胀满的，可用攻泻之法；如感受风邪的，可用辛凉发汗法；如邪在皮毛的，可用辛温发汗法；病情发越太过的，可用抑收法；病实证，可用散法和泻法。观察疾病属阴属阳，来决定应当用柔剂还是用刚剂。病在阳的，也可治其阴；病在阴的，也可治其阳。辨明气分和血分，使它互不紊乱，血实的就用泻血法，气虚的就用升补法。

卷三

灵兰秘典论篇第八

【题解】

灵兰即灵台兰室，传说为黄帝藏书之所。秘典即宝贵的典籍。本篇主要论述了脏腑的生理功能，这是医学理论的基础，古人极为珍视，以为秘典，藏之灵兰，故以"灵兰秘典论"名篇。本篇以古代中国社会政治体制中的官制类比人的脏腑功能，认为脏腑各有不同职能，其中以心为统帅，称为君主之官；各脏腑之间协调配合，实现各自的生理机能，共同推动人体生命活动的完成。该篇特别强调作为君主之官的心对养生和生命活动的重要意义。

黄帝问曰：愿闻十二脏之相使①，贵贱何如②？

岐伯对曰：悉乎哉问也，请遂言之。心者，君主之官也③，神明出焉。肺者，相傅之官，治节出焉④。肝者，将军之官，谋虑出焉⑤。胆者，中正之官，决断出焉⑥。膻中者，臣使之官，喜乐出焉⑦。脾胃者，仓廪之官，五味出焉⑧。大肠者，传道之官，变化出焉⑨。小肠者，受盛之官，化物出焉⑩。肾者，作强之官，伎巧出焉⑪。三焦者，决渎之官，水道出焉⑫。膀胱者，州都之官，津液藏焉，气化则能出矣⑬。凡此十二官者，不得相失也。故主明则下安，以此养生则寿，殁世不殆，以为天下则大昌。主不明则十二官危，使道闭塞而不通⑭，形乃大伤，以此养生则殃，以为天下者，其宗大危，戒之戒之！

【注释】①十二脏：指心、肝、脾、肺、肾、膻中、胆、胃、大肠、小肠、三焦、膀胱十二个脏器。相使：相互联系。　②贵贱：主要与次要。

③官：职守。古代国君统治天下，百官各有自己的职守。因十二脏各有不同功能职守，故喻称"官"。器官之名，由此引申而来。　④相傅：辅佐君主的宰相。相，为佐君者。傅，为教育太子及诸皇子者。治节：治理调节。　⑤将军：以将军比喻肝的易动而刚强之性。谋略：肝有主思想活动的功能。　⑥中正：即中精，胆为清净之府，藏清汁。决断：决定判断的能力。　⑦膻(dàn)中：心脏的外围组织，也叫心包。臣使：即内臣。因膻中贴近心，故为心的臣使。亶(dàn)，仓廪中谷物多。膻，从月（肉）、从亶，意为肉多。如同两乳部位无论男女皆肉突起，故称为"膻"，膻中即两乳之间的凹陷处。这里指胸腔内的心包。　⑧仓廪(lǐn)：贮藏粮食的仓库。脾胃有受纳水谷和运化精微之能，故称"仓廪之官"。五味：酸、苦、甘、辛、咸五味。　⑨传道：转送运输。道，通"导"。变化：饮食消化、吸收、排泄的过程。　⑩受盛：接受和容纳。化物：分别清浊，消化食物。　⑪作强：作用强力，即指能力充实。古代有"将作大匠"的"匠作"之官。中医学认为，肾藏精，而精则是创造孕育人体生命的原始物质，整个人体都由精化生而来。而这一工作由肾来主导，故肾好比掌管宫室、宗庙、陵寝营造的"匠作"之官。伎巧：技巧。　⑫决渎：通利水道。决，疏决、通导。渎，沟渠。《说文》："渎，沟也。一曰邑中沟。"朱骏声《说文通训定声》："田中曰沟，邑中曰渎。"所谓"邑中沟"实即今日说的"城市下水道"。渎，从"氵"、从"卖"，二字相合意思是把水卖出去。城中的排水渠是把生活中的废水排泄出去，如同把东西卖出，所以"邑中沟"作"渎"。《灵枢·营卫生会》："下焦如渎。"下焦主要是肾与膀胱的功能，古人将其比喻为"渎"，即排水系统。沟渎排泄的废水、脏水、污水，人体肾与膀胱代谢生成的尿液也是废水、污水，故把三焦（主要是下焦）类比为"决渎之官"。　⑬州都：水液聚集的地方。气化：气的运动而产生的生理变化。　⑭使道：十二官相互联系的通道。

【译文】黄帝说：我希望听听十二脏器在体内的相互作用，有无主从的区别？

岐伯回答说：问得真详细啊，让我说说吧。心就像君主，精神、智慧是从心产生的。肺好像宰相，主一身之气，治理调节人体内外上下的活动由它完成。肝好比将军，谋虑是从它那来的。胆是清虚的脏器，具有决断的能力。膻中像内臣，君主的喜乐，都由它传达。脾胃受纳水谷，好像仓库，五味转化为营养，由它那产生。大肠主管输送，食物的消化、吸收、排泄过程在那里最后完成。小肠接受脾胃已消化的食物后，进一步分清别浊。肾是精力的源泉，能产生技巧。三焦主疏通水道，周身行水的道路，由它管理。膀胱是水液聚会的地方，经过气化作用，才能把尿排出体外。以上十二脏器的作用，不能失去协调。当然，君主是最主要的。心的功能正常，下边就能相安。依据这个道理来养生，就能长寿，终身不致有严重的疾病。根据这个道理来治理天下，国家就会繁荣昌盛。反之，如果君主昏庸，功能失常，那么十二官就出问题了。而各个脏器的活动一旦失去联系，形体就会受到伤害。对于养生来说：这是最大的祸殃。这样治国，国家就有败亡的危险，要千万警惕啊！

至道在微，变化无穷，孰知其原①！窘乎哉②！消者瞿瞿③，孰知其要！闵闵之当④，孰者为良！恍惚之数⑤，生于毫氂⑥，毫氂之数，起于度量⑦，千之万之，可以益大，推之大之，其形乃制。

【注释】①原：本源。 ②窘（jiǒng）：困难。 ③瞿（jù）瞿：惊疑貌。瞿，从䀠（jù），从隹（zhuī）。䀠，双目对视；隹，短尾鸟。瞿，像鸟双目圆睁，惊恐之貌。 ④闵闵：闵，从门，从文。《说文》解释说，闵是吊唁的人在门外的吊唁之言。闵闵连用是形容词，忧愁貌。 ⑤恍惚：似有似无。恍，是心中的一闪光；惚，是心中的一闪念，都是瞬间消逝之物。恍惚虽然是极短时间就消逝的东西，但毕竟是存在的东西，因此就有可以度量的"数"，恍惚之数不断积累就可以变成可见的有形之物。 ⑥毫氂：形容极微小。氂，牦牛尾，读作 máo。牦牛尾是极细之物，引申为表示极小单位的量词。作量词，读作 lí，同"厘"。毫是动物秋天新长出的细毛。毫、氂，后来都引申作量词。可见，古代的度量单位都是从具体的事物引申而来的。 ⑦度量：尺度斗量。度的本意是长度；量的本意是容量。

【译文】医学的道理极其微妙，变化没有穷尽，谁能了解它的本源呢？困难得很哪！形体日渐消瘦的人虽然很惊疑，怎么才能明白其中的原因呢？纵然对自己的身体非常担心，也不知如何才好。病情的起源是极微极小的，甚至是似有似无的，但毫厘虽然是微小的数目，要是日积月累，便要用尺度斗量了，病情也是这样扩大的，扩大到一定程度，就形证明显，病情复杂，而危害严重了。

黄帝曰：善哉，余闻精光之道①，大圣之业，而宣明大道②，非斋戒择吉日③，不敢受也。黄帝乃择吉日良兆，而藏灵兰之室④，以传保焉。

【注释】①精光：精纯明白。　②宣明：宣扬阐明。　③斋戒：洗心曰斋，诚意曰戒。即诚心诚意。　④灵兰之室：灵台兰室的简称，黄帝藏书的地方。

【译文】黄帝说：说得好！听到了一番精纯明白的道理，知道了圣人的事业。这些通达光明的道理，如不诚心诚意选择吉日，是不敢接受的。黄帝就选择了吉日良辰，把这些道理，保存在灵兰之室，如同宝物一般，使它流传下去。

五脏生成篇第十

【题解】
本篇主要从五脏与五体、五味、五色、五脉的关系上，阐述了诊色脉以察五脏的问题，以及色脉诊在临床上的具体应用。因为外在的色脉是由内在五脏的气血生成的，故名为"五脏生成篇"。又王冰说："此篇直记五脏生成之事，而无问答之辞，故不云论，后皆仿此。"

心之合脉也①，其荣色也②，其主肾也③。肺之合皮也，其荣毛也，其主心也。肝之合筋也，其荣爪也，其主肺也。脾之合肉也，其荣唇也，其主肝也。肾之合骨也，其荣发也，其主脾也。

【注释】①合：配合、外合。心、肝、脾、肺、肾在内，脉、筋、肉、皮、骨在外，外内表里相合，所以叫心合脉、肺合皮等。中国古代哲学认为事物之间和事物内部普遍存在着五行关系，而具有相同五行属性的事物和事物组成部分之间存在特别的联系。五脏与五行的配属关系是心属火、肝属木、脾属土、肺属金、肾属水；而五体中，脉属火、筋属木、肉属土、皮属金、骨属水；五荣中，色属火、毛属金、爪属木、唇属土、发属水。因此，五脏、五体和五荣之间就有外合与外荣的联系。　②荣：荣华。五脏精华在体表的反映。　③主：制约。

【译文】心脏的外合是血脉，它的外荣表现于面部的色泽，制约心脏的是肾。肺脏的外合是皮，它的外荣表现于毛，制约肺脏的是心。肝脏的外合是筋，它的外荣表现于爪甲，制约肝脏的是肺。脾脏的外合是肉，它的外荣表现于唇，制约脾脏的是肝。肾脏的外合是骨，它的外荣表现于发，制约肾脏的是脾。

是故多食咸，则脉凝泣而变色①；多食苦，则皮槁而毛拔②；多食辛，则筋急而爪枯③；多食酸，则肉胝䐜而唇揭④；多食甘，则骨痛而发落，此五味之所伤也。故心欲苦，肺欲辛，肝欲酸，脾欲甘，肾欲咸，此五味之所合也。

【注释】①凝泣（sè）：凝结而不畅通。泣，通"涩"。　②毛拔：毛发脱落。　③筋急：筋拘挛。　④肉胝（zhī）䐜（zhòu）而唇揭：肉厚而唇缩。胝，手足老茧。䐜，同"皱"。

【译文】所以多吃咸的东西，会使血脉凝滞，面色失去光泽；多吃苦的东西，会使皮肤干燥，毫毛脱落；多吃辣的东西，会使筋脉拘挛而爪甲枯槁；多吃酸的东西，会使肉坚厚而唇缩；多吃甜的东西，会使骨骼疼痛而头发脱落。这些是饮食五味的偏嗜造成的伤害。所以心喜苦味，肺喜辛味，肝喜酸味，脾喜甘味，肾喜咸味，这就是五味和五脏的对应关系。

五脏之气，故色见青如草兹者死①，黄如枳实者死②，黑如炲者死③，赤如衃血者死④，白如枯骨者死，此五色之见死也。

【注释】①草兹：死草色，为青中带有枯黑之色。　②枳实：中药名，色青黄。　③炲（tái）：黑黄，晦暗无光。　④衃（pēi）血：凝血，色黑赤。

【译文】五脏外荣于面上的气色，表现出青黑，颜色像死草一样，是死征；表现出黄色，像枳实一样，是死征；表现出黑色，像黑煤一样，是死征；表现出赤色，像败血凝结一样，是死征；表现出白色，像枯骨一样，是死征。这是从五种色泽来判断死证的情况。

青如翠羽者生①，赤如鸡冠者生，黄如蟹腹者生，白如豕膏者生②，黑如乌羽者生③，此五色之见生也。生于心，如以缟裹朱④；生于肺，如以缟裹红；生于肝，如以缟裹绀⑤；生于脾，如以缟裹栝楼实⑥；生于肾，如以缟裹紫。此五脏所生之外荣也。

【注释】①翠：即翡翠，鸟名，羽毛青色。后来翡翠多指玉石，是引申义。因为作为玉石的翡翠颜色如翡翠鸟，故名。 ②豕膏：猪的脂肪，色白而光润。 ③乌羽：乌鸦的羽毛，色黑而光泽。 ④缟（gǎo）：白绢。 ⑤绀（gàn）：青中含赤色。 ⑥栝楼实：药名，为葫芦科植物栝楼的果实，熟时橙黄色。

【译文】脸上的气色，如果青得像翠鸟的羽毛，是生色；红得像鸡冠，是生色；黄得像蟹腹，是生色；白得像猪油，是生色；黑得像乌鸦的羽毛，是生色。这是体现还有生气的五种色泽。凡是心脏有生气的色泽，就像白绢裹着朱砂一样；肺脏有生气的色泽，就像白绢裹着红色的东西一样；肝脏有生气的色泽，就像白绢裹着绀色的东西一样；脾脏有生气的色泽，就像白绢裹着栝楼实一样；肾脏有生气的色泽，就像白绢裹着紫色的东西一样。这些是五脏有生气的表现。

色味当五脏①，白当肺、辛，赤当心、苦，青当肝、酸，黄当脾、甘，黑当肾、咸。故白当皮，赤当脉，青当筋，黄当肉，黑当骨。

【注释】①色味当五脏：色味与五脏相合。当，合。

【译文】五色、五味与五脏是相合的。白色合于肺脏和辛味，赤色合于心脏和苦味，青色合于肝脏和酸味，黄色合于脾脏和甜味，黑色合于肾脏和咸味。另外，白色合于皮，赤色合于脉，青色合于筋，黄色合于肉，黑色合于骨。

诸脉者皆属于目①，**诸髓者皆属于脑，诸筋者皆属于节，诸血者皆属于心，诸气者皆属于肺，此四支八谿之朝夕也**②。

【注释】①属：注。 ②八谿：指上肢的肘腕，下肢的膝踝，左右共八处，故称八谿。朝夕：通"潮汐"。

【译文】人身的经脉，都上注于目；所有的精髓，都上注于脑；所有的筋，都注于骨节；所有的血液，都注于心；所有的气，都注于肺。气血经脉向四肢八谿灌注就像潮水周而复始。

故人卧血归于肝，目受血而能视，足受血而能步，掌受血而能握，指受血而能摄。卧出而风吹之，血凝于肤者为痹，凝于脉者为泣，凝于足者为厥。此三者，血行而不得反其空①**，故为痹厥也。人有大谷十二分**②**，小谿三百五十四名**③**，少十二俞**④**，此皆卫气之所留止，邪气之所客也**⑤**，针石缘而去之**⑥**。**

【注释】①空：与"孔"同，指孔窍。 ②大谷十二分：大谷，指人体的大关节。在手有肩、肘、腕，在足有髀、膝、髋，各有三节，共计十二处，即"十二分"。 ③小谿：肉之小会，也就是人体腧穴。 ④少十二俞：即少十二关。 ⑤客：邪气不是人身本来就有的，如外来之客，故称"客"。所客，客为动词，停留、留止。 ⑥缘：因，用。

【译文】人在躺卧的时候，血就归于肝脏。血是营养四肢百骸的。所以目得了血就能看东西；足得了血就能行走；手掌得了血就能握物；手指得了血就能拿物。刚睡起走到屋外，被风吹着，则血凝结在肤表，就要发生痹证；如果凝涩在经脉里，就会血行迟滞；如果凝涩在足部上，就会发生下肢厥冷。这三种疾患，都是由于血液不能流回到孔窍，所以，发生痹厥等病。在人身上，有大谷十二处，小谿三百五十四处，那十二关还不在其内。这些都是卫气所留止的地方，也是邪气容易留止的处所，如果受了邪气的侵袭，就赶紧用针刺或砭石去除。

诊病之始，五决为纪①，欲知其始，先建其母②。所谓五决者，五脉也。

【注释】①五决为纪：以五脏之脉为纲纪。 ②母：指胃气。因胃为水谷之海，是人的生命赖以存在的根本。

【译文】在开始诊病时，应当把五决作为纲纪。要想知道某病从哪个脏器发生，先要考察那一脏脉的胃气怎样。所说的五决是什么呢？就是五脏之脉。

是以头痛巅疾①，下虚上实②，过在足少阴、巨阳③，甚则入肾。徇蒙招尤④，目冥耳聋⑤，下实上虚，过在足少阳、厥阴，甚则入肝。腹满䐜胀⑥，支鬲胠胁⑦，下厥上冒⑧，过在足太阴、阳明。咳嗽上气⑨，厥在胸中，过在手阳明、太阴，甚则入肺。心烦头痛，病在鬲中，过在手巨阳、少阴，甚则入心。

【注释】①巅：巅顶，即头顶。 ②下虚上实：正气虚于下，邪气实于上。 ③过：过错，引申指疾病。巨阳：太阳的别称。巨，大。 ④徇蒙招尤：眼疾，视物昏暗不清，摇动不定。 ⑤目冥：慢性眼病，目暗。 ⑥腹满：饱闷。䐜胀：内外急迫。 ⑦支鬲胠（qū）胁：胸膈和胠胁像有东西撑拄一样。支，拄、支撑。鬲，通"膈"，胸膈。胠，指腋下胁上空软部分，故字从"月"（肉）、从"去"，即去除了肉，也就是空软部分。 ⑧冒：通"瞀"，昏眩。 ⑨上气：逆喘。

【译文】所以巅顶头痛，属于下虚上实，病在足少阴、太阳两经；如病势加剧，就会传入肾脏。眼花摇头，发病急骤的；或者目暗耳聋，病程较长的，属于下实上虚，病在足少阳、厥阴两经；如病势加剧，就会传入肝脏。腹满胀起，胸膈胠胁间像撑拄一样，下体厥冷，上体眩晕，病在足太阴、阳明两经。咳嗽逆喘，胸中有病，病在手阳明、太阴两经。如病势加剧，就会传入肺脏。心烦头痛，胸中不适，病在手太阳、少阴两经。如病势加剧，就会传入心脏。

夫脉之小大滑涩浮沉，可以指别，五脏之象，可以类推①，五脏相音②，可以意识；五色微诊③，可以目察。能合脉色，可以万全。赤，脉之至也，喘而坚④，诊曰有积气在中，时害于食，名曰心痹，得之外疾思虑而心虚，故邪从之。白，脉之至也，喘而浮，上虚下实，惊，有积气在胸中，喘而虚，名曰肺痹，寒热，得之醉而使内也⑤。青，脉之至也，长而左右弹，有积气在心下支胠，名曰肝痹，得之寒湿，与疝同法，腰痛足清头痛。黄，脉之至也，大而虚，有积气在腹中，有厥气，名曰厥疝⑥，女子同法，得之疾使四支，汗出当风。黑，脉之至也，下坚而大，有积气在小腹与阴⑦，名曰肾痹，得之沐浴清水而卧⑧。

【注释】①五脏之象：五脏的征象。可以类推：五脏藏于内，可用取类比象的方法来推测。　②相音：察听病人音声之清浊长短疾徐。相，察。③微诊：是说色诊极精微。　④喘：脉躁数。⑤使内：指房事。内，房事的避讳语。　⑥厥疝：病名。多因脾虚，肝气横逆所致。症见腹中逆气上冲，胃脘作痛，呕吐，足冷，少腹痛引睾丸。　⑦阴：指前阴。⑧清水：指凉水。

【译文】脉象的小、大、滑、涩、浮、沉，可以用手指分别出来。五脏的气象，可以从比类中去求得。察听从五脏反应出的音声，可以意会而分析。五色虽然精微，可以用眼来观察。在诊断中如果能够参合色、脉，就万无一失。如果脸上现出赤色，脉象躁数而又坚实，就是病气积聚在腹中，常常妨碍饮食，这种病叫作心痹。它的致病原因，是过于思虑伤了心气，所以病邪乘虚而入。如果脸上出现白色，同时脉象躁数而又浮大，上虚下实，这是病气积聚在胸中，喘而且虚惊，这种病叫肺痹。它的致病的原因，是感受寒热，并在醉后入房。如果脸上出现青色，同时脉象长，并且左右弹指，这是病气积在心下，撑拄两肢，这种病叫肝痹。它的致病原因，是感受了寒湿，所以病理和疝气一样，并有腰痛、足冷、头痛等症状。如果脸上出现黄色，同时脉象大而虚，这是病气积在腹中，自觉有逆气，这种病叫厥疝。女子同样有这种情况，它的致病原因，是由于四肢过劳，出汗后被风侵袭。如果脸上出现黑色，同时下部脉坚而大，这是病气积在小腹和前阴，这种病叫肾痹，它的致病原因，是由凉水沐浴后就睡觉而得的。

凡相五色，面黄目青，面黄目赤，面黄目白，面黄目黑者，皆不死也。面青目赤，面赤目白，面青目黑，面黑目白，面赤目青，皆死也。

【译文】大凡观察五色，面黄目青，面黄目赤，面黄目白，面黄目黑的，都不是死的征象。面青目赤，面赤目白，面青目黑，面黑目白，面赤目青的，都是死的征象。

五脏别论篇第十一

【题解】

本篇主要讨论了奇恒之腑和五脏六腑的功能特点及区别，讨论方法与《六节脏象论》和《五脏生成篇》均有不同，所以名曰"五脏别论"。所谓"奇恒之腑"，即异于一般的腑。中医认为五脏是储藏精气的，故藏而不泻；六腑是传导化物的，故泻而不藏。而"脑髓、骨、脉、胆、女子胞"六者，从形态上看，中空而类腑；从功能上看，藏储精血而类脏，故称"奇恒之腑"。

黄帝问曰：余闻方士①，或以脑髓为脏，或以肠胃为脏，或以为腑，敢问更相反，皆自谓是，不知其道，愿闻其说。

【注释】①方士：方即四方之方，四方之各方都有不同于其他各方的特点。对某一方面有研究的人称为一方之士，简称方士。王冰："谓明悟方术之士也。"这里指医生。

【译文】黄帝问道：我从方士那儿听说：有的把脑髓叫作脏，有的把肠和胃叫作脏，但又有把肠胃叫作腑的。他们的意见不同，却都自以为是。我不知到底谁说得对，希望听你讲讲。

岐伯对曰：脑、髓、骨、脉、胆、女子胞①，此六者，地气之所生也，皆藏于阴而象于地，故藏而不泻，名曰奇恒之腑②。夫胃、大肠、小肠、三焦、膀胱，此五者，天气之所生也，其气象天，故泻而不藏，此受五脏浊气，名曰传化之腑③，此不能久留，输泻者也。魄门亦为六腑④，使水谷不得久藏。所谓五脏者，藏精气而不泻也，故满而不能实。六腑者，传化物而不藏，故实而不能满也。水谷入口，则胃实而肠虚；食下，则肠实而胃虚，故曰实而不满。

【注释】①女子胞：即子宫。胞的古文是"包"。包字的"勹"（bāo）像包裹胎儿的子宫之形，"巳"（sì）是胎儿的形象，所以，包的本意就是子宫。后来，包引申有包裹等意，遂加"肉"为"胞"表示子宫。　②奇恒之腑：异于一般的腑。　③传化之腑：指五腑，即胃、大肠、小肠、三焦、膀胱。　④魄门：即肛门。魄，通"粕"。王冰："魄门谓之肛门也。内通于肺，故曰魄门。"中医认为肺藏魄，肺与大肠相表里。

【译文】岐伯回答说：脑、髓、骨、脉、胆和女子胞，这六者，是感受地气而生的，都能藏精血，像地之厚能盛载万物那样。它们的作用，是藏精气以濡养肌体而不泄于体外，这叫作"奇恒之腑"。像胃、大肠、小肠、三焦、膀胱，这五者，是感受天气而生的，它们的作用，象天之健运不息一样，所以是泻而不藏，它们受纳五脏的浊气，叫作"传化之腑"。就是说它们受纳水谷浊气以后，不能久停体内，经过分化，要把精华和糟粕分别输送和排出。加上"魄门"，算是"六腑"，它的作用，同样是使糟粕不能长久留存在体内。五脏是藏精而不泻的，所以虽然常常充满，却不像肠胃那样，要由水谷充实它。六腑是要把食物消化、吸收、输泻出去，所以虽然常常是充实的，却不能像五脏那样被充满。食物入口以后，胃里虽实，肠子却是空的，等到食物下去，肠中就会充实，而胃里又空了，所以说六腑是"实而不满"的。

帝曰：气口何以独为五脏主①？

岐伯曰：胃者，水谷之海，六腑之大源也。五味入口，藏于胃以养五脏气，气口亦太阴也，是以五脏六腑之气味，皆出于胃，变见于气口。故五气入鼻，藏于肺，肺有病，而鼻为之不利也。凡治病必察其下②，适其脉③，观其志意，与其病也。

【注释】①气口：诊脉部位，即掌后挠动脉部位。中医认为五脏六腑的脉气在此表现最为明显，故称气口，也叫"脉口"。又因诊脉部位距掌后横纹一寸，又称"寸口"。 ②下：指大小便。 ③适：调适，诊察。

【译文】黄帝问道：诊察气口之脉，为什么能够知道五脏六腑十二经脉之气呢？

岐伯说：胃是水谷之海，六腑的源泉。凡是五味入口后，都存留在胃里，经过脾的运化，来营养脏腑血气。气口属手太阴肺经，而肺经主朝百脉。所以五脏六腑之气，都来源于胃，而其变化则表现在气口脉上，五气入鼻，进入肺里，而肺一有了病，鼻的功能也就差了。凡是在治疗疾病时，首先要问明病人的二便，辨清脉象，观察他的情志以及病症如何。

拘于鬼神者，不可与言至德①，恶于针石者，不可与言至巧②，病不许治者，病必不治，治之无功矣。

【注释】①至德：医学道理。 ②至巧：针石技巧。

【译文】如果病人为鬼神迷信所束缚，就无须向他说明医学理论；如果病人厌恶针石，就无须向他说明针石技巧；如果病人不同意治疗，病一定治不好，即使治疗也不会有效果。

异法方宜论篇第十二

【题解】

本篇论述了居住在东南西北中不同地方的人，由于受自然环境及生活条件的影响，形成了生理上、病理上不同的特点，因而发生的疾病各异，在治疗时就必须采取不同的方法，才能做到因地、因人制宜，故篇名为"异法方宜论"。

黄帝问曰：医之治病也，一病而治各不同，皆愈何也？

岐伯对曰：地势使然也①。故东方之域，天地之所始生也②，鱼盐之地，海滨傍水，其民食鱼而嗜咸，皆安其处，美其食。鱼者使人热中③，盐者胜血④，故其民皆黑色疏理，其病皆为痈疡，其治宜砭石，故砭石者，亦从东方来。

【注释】①地势：指高低、燥湿等因素。 ②始生：开始生发。取法春生之气。 ③热中：热邪滞留在肠胃里。因鱼性属火，多食使人热积于中，而痈发于外。 ④盐者胜血：盐味咸，咸能入血，多食则伤血。

【译文】黄帝问道：医生治病，一样的病，而治法不同，但都痊愈了，这是什么道理？

岐伯答说：这是地理条件造成的。东方地区，气候温和，类似于春气，是出产鱼盐的地方。由于靠近海边，当地居民，喜欢吃鱼盐一类东西，习惯于他们居住的地方，觉得吃得好。但是鱼性热，吃多了，使人肠胃内热；盐吃多了，会伤血。当地的百姓，大都皮肤色黑，肌理疏松，多发生痈肿一类的病。在治疗上，适用砭石，所以砭石疗法，来自东方。

西方者，金玉之域，沙石之处①，天地之所收引也②。其民陵居而多风③，水土刚强，其民不衣而褐荐④，华食而脂肥⑤，故邪不能伤其形体，其病生于内，其治宜毒药，故毒药者⑥，亦从西方来。

【注释】①沙石：即流沙，今称沙漠。 ②收引：收敛引急，秋天的气象。 ③陵居：依山而居。这里的"陵"是名词作状语，在山陵上。 ④不衣：不穿丝绵。衣是名词作动词，穿衣。褐荐：用毛布为衣，细草为席的生活习惯。褐，毛布。荐，草席。 ⑤华食：指吃鲜美酥酪、肉类食物。 ⑥毒药:泛指治病的药物。中医认为凡药物都有毒性，故称毒药；其所指比现在毒药的外延大。

【译文】西方地区，出产金玉，是沙漠地带，气候像收敛的秋季。那里的百姓都是依山而居，多风沙，水土性质刚强。当地居民不穿丝绵，多使用毛布和草席；喜欢吃肥美的食物，这容易使人发胖。所以外邪不易犯害他们的躯体。他们的疾病多是由于饮食、情志内因造成的，容易生内脏疾病。治疗上，就需用药物，所以药物疗法，来自西方。

北方者，天地所闭藏之域也，其地高陵居，风寒冰冽，其民乐野处而乳食①，脏寒生满病②，其治宜灸焫③，故灸焫者，亦从北方来。

【注释】①乐野处：乐于野外居住，即游牧生活。乳食：以牛羊乳为食品。 ②脏寒生满病：内脏受寒，而发生胀满等疾病。 ③灸焫（ruò，又读rè）：一种治疗方法，即用艾灼烧皮肤。焫，即"爇"（rè），烧的意思。

【译文】北方地区，气候像冬季的闭藏。地势高，人们住在山上，周围环境是寒风席卷冰冻的大地。当地居民，习惯于住在野地里，吃牛羊乳汁。这样，内脏就会受寒，容易发生胀满病。治疗上，应该使用灸焫。所以灸焫疗法，来自北方。

南方者，天地所长养①，阳之所盛处也，其地下②，水土弱③，雾露之所聚也，其民嗜酸而食胕④。故其民皆致理而赤色⑤，其病挛痹⑥，其治宜微针⑦。故九针者，亦从南方来。

【注释】①长养：南方的气候水土，适宜生长养育万物。 ②地下：地势低洼。 ③水土弱：水土卑湿。 ④胕：即"腐"字，经过发酵腐熟的食物。 ⑤致理：肌肤密致。 ⑥挛痹：筋脉拘挛，麻木不仁。 ⑦微针：小针。

【译文】南方地区，气候类似于长养万物的夏季，是阳气盛大的地方。地势低洼，水土卑湿，雾露多。当地的百姓，喜欢吃酸类和腐臭的食品。当地人的皮肤致密色红，容易发生拘挛湿痹等病。治疗上，应该使用微针，所以微针疗法，来自南方。

中央者，其地平以湿，天地所以生万物也众①，其民食杂而不劳②，故其病多痿厥寒热，其治宜导引按蹻③，故导引按蹻者，亦从中央出也。故圣人杂合以治④，各得其所宜，故治所以异而病皆愈者，得病之情⑤，知治之大体也。

【注释】①天地所以生万物也众：中央之地，地势平坦，气候适宜，物产丰富。　②食杂：所食之物繁多。　③导引按蹻：古代保健和治病的方法，类似于气功和按摩。　④杂合以治：综合各种疗法，用以治病。　⑤得病之情：能够了解病情。

【译文】中央地区，地势平坦多湿，是自然界中物产最丰富的地方。那里食物的种类很多，人们不用过多的烦劳，多发生痿厥寒热等病。在治疗上，应该使用导引按蹻的方法。所以导引按蹻疗法，来自中央地区。高明的医生综合各种疗法，针对病情，采取恰当的治疗。所以疗法尽管不同，疾病却都能痊愈。这是由于了解病情，掌握了治病大法的原因啊！

移精变气论篇第十三

【题解】

移精变气，即运用某种疗法，转变病人的精神，改变其气血紊乱的病理状态，从而达到治疗疾病的目的。由于篇首从"古之治病，惟其移精变气，可祝由而已"谈起，所以篇名"移精变气论"。本篇与《上古天真论》一样，赞同道家以上古为恬惔无为的至德之世的思想。上古之人基本能够合于养生之道，即使患病也较轻微可以用移精变气的祝由术治愈。本篇对时人背离养生之道提出了严厉的批评。对于古人的崇古思想我们应有正确的认识。在古人的崇古非今思想中，其古今已经不是时间意义上的古今，而成为价值判断上的古今了。古，指的是理想的合理的生活方式，而今则指当下现实的不合理的生活方式。这一思想即使在当今仍然有着现实的意义。中医学遗留给我们的不仅是具体的治病方法，更重要的是启示给我们一种更合理的生活方式，这才是健康长寿的根本。"移精变气"，所强调的是精神意识对于生理机能的重要影响，心对身的调控作用，其养生意义已经为我们祖先千百年的实践所证明。《老子》曰："心使气曰强。"当今心身医学的兴起和发展正是中医学强调心神对养生和治疗意义的佐证。

黄帝问曰：余闻古之治病，惟其移精变气①，可祝由而已②。今世治病，毒药治其内，针石治其外，或愈或不愈，何也？

【注释】①惟其移精变气：通过思想意识调控来改善精气的活动状态。

②祝由：远古时期还没有药物和针灸之前，所谓"毒药未兴，针石未起"的时候，用来求神祛疾的一种方法，用以改变人的精神状态，类似今日的精神疗法和心理治疗。祝，告诉，向神倾诉；由，致病之由来，故称祝由。

【译文】黄帝问道：我听说古时治病，只是转变病人的思想精神，用"祝由"的方法就可以治愈。现在治病，用药物从内治，用针石从外治，结果还是有好有不好的，这是什么道理呢？

岐伯对曰：往古人居禽兽之间，动作以避寒，阴居以避暑，内无眷慕之累，外无伸宦之形，此恬惔之世，邪不能深入也。故毒药不能治其内，针石不能治其外，故可移精变气，祝由而已。当今之世不然，忧患缘其内，苦形伤其外，又失四时之从，逆寒暑之宜，贼风数至，虚邪朝夕，内至五藏骨髓，外伤空窍肌肤，所以小病必甚，大病必死，故祝由不能已也。

【译文】岐伯答说：古时候，人们穴居野外，周围都是禽兽。人们靠活动来驱寒，住在阴凉地方来避暑。心里没有爱慕的累赘，身体上也没有忧患。这是恬惔的时代，外邪不易侵犯人体。因此既不需要"毒药治其内"，也不需要"针石治其外"，而只是改变精神状态，断绝病根就够了。现在就不同了。人们心里经常为忧虑所苦，形体经常被劳累所伤，再加上违反四时的气候和寒热的变化，这样，贼风虚邪不断侵袭，就会内犯五脏骨髓，外伤孔窍肌肤，所以小病会发展成为重病，而大病就会病危或死亡，因此，仅依靠祝由就不能把病治好了。

帝曰：善。余欲临病人，观死生，决嫌疑①，欲知其要，如日月光，可得闻乎？

岐伯曰：色脉者，上帝之所贵也，先师之所传也。上古使僦贷季②，理色脉而通神明，合之金木水火土，四时八风六合③，不离其常，变化相移，以观其妙，以知其要，欲知其要，则色脉是矣。色以应日，脉以应月，常求其要，则其要也。夫色之变化，以应四时之脉，此上帝之所贵，以合于神明也。所以远死而近生，生道以长，命曰圣王。中古之治病，至而治之，汤液十日，以去八风五痹之病，十日不已，治以草苏草荄之枝④，本末为助⑤，标本已得，邪气乃服。暮世之治病也则不然，治不本四时，不知日月⑥，不审逆从，病形已成，乃欲微针治其外，汤液治其内，粗工兇兇⑦，以为可攻，故病未已，新病复起。

【注释】①嫌疑：疑似。 ②僦（jiù）贷季：古时名医，相传是岐伯的祖师。 ③六合：指东、南、西、北、上、下六个方位。 ④草苏草荄（gāi）之枝：即草叶和草根。苏，叶；荄，根；枝，茎。 ⑤本末为助：在医疗活动中本人与医生的配合是治疗的关键。本，指病人；标，指医生。 ⑥不知日月：不了解色脉的重要。日月，指色脉。 ⑦粗工兇兇：技术不高明的医生，大吹大擂。兇兇，即"凶凶"，与"匈匈"通假。

【译文】黄帝说：很好！我希望遇到病人，能够观察疾病的轻重，决断疾病的疑似。掌握其要领时，心中就像有日月一样光明，可以让我听听吗？

岐伯回答说：对色和脉的诊察，是上帝所重视，先师所传授的。上古时候，有位名医叫僦贷季，他研究色和脉的道理，通达神明，能联系金木水火土，四时八风六合，不脱离色脉诊法的正常规律，并能从相互变化当中，观察它的奥妙，了解它的要领。所以要想了解诊病的要领，那就是察色与脉。气色就像太阳一样有阴有晴，而脉息像月亮一样有盈有亏。经常注意气色明晦，脉息虚实的差异，这就是诊法的要领。总之，气色的变化跟四时的脉息是相应的。这一道理，上帝是极重视的，因为它合于神明。掌握了这样的诊法，就可以避免死亡而保生命安全。生命延长了，人们要称颂你为圣王啊！中古时候的医生治病，疾病发生了才加以治疗。先用汤液十天，祛除风痹病邪，如果十天病还没好，再用草药治疗。另外，医生和病人也要相互配合，这样，病邪才会被驱除。后世医生治病就不这样了。治病不根据四时的变化，不了解色、脉的重要，不辨别色、脉的顺逆，等到疾病已经形成了，才想起用汤液治内、微针治外，还大肆吹嘘，自以为能够治愈。结果，原来的疾病没好，又添上了新病。

帝曰：愿闻要道。

岐伯曰：治之要极，无失色脉，用之不惑，治之大则。逆从倒行，标本不得，亡神失身。去故就新①，乃得真人。

帝曰：余闻其要于夫子矣，夫子言不离色脉，此余之所知也。

岐伯曰：治之极于一。

帝曰：何谓一？

岐伯曰：一者因问而得之。

帝曰：奈何？

岐伯曰：闭户塞牖②，系之病者，数问其情，以从其意，得神者昌，失神者亡。

帝曰：善。

【注释】①去故就新：去掉旧习之陋，进其日新之功。 ②闭户：关门。古代"户"是单扇的门，双扇的门是"門"。门大户小。塞牖（yǒu）：关窗。牖，窗户。古代房屋上边的窗户称"窗"，下边的窗户称"牖"。窗大牖小。文中之所以说"闭户塞牖"，而没有提及"门""窗"，意思是连细微之处都要封闭好，不让外界的杂音干扰医生和病人。

【译文】黄帝说：我希望听到有关治疗的根本道理。

岐伯说：治病最重要的关键，在于不误用色诊脉诊。使用色脉诊法，没有疑虑，是诊治的最大原则。如果把病情的顺逆搞颠倒了，处理疾病时又不能取得病人的配合，这样，就会使病人的神气消亡，身体受到损害。所以医生一定要去掉旧习的简陋知识，钻研崭新的色脉学问，努力进取，就可以达到上古真人的水平。

黄帝说：我从你那儿听说了治疗的根本法则。你这番话的要领是，治疗不能丢弃气色和脉象的诊察，这我已经知道了。

岐伯说：诊治的极要关键，还有一个。

黄帝问：是什么？

岐伯说：这个关键就是问诊。

黄帝说：怎么去做呢？岐伯说：关好门窗，向病人详细地询问病情，使他愿意如实地主诉病情。经过问诊并参考色脉以后，即可作出判断：如果病人面色光华，脉息和平，这叫"得神"，预后良好；如果病人面色无华，脉不应时，这叫"失神"，预后不佳。

黄帝说：说得好。

汤液醪醴论篇第十四

【题解】

汤液醪醴，都是由五谷制成的酒类，其中清稀淡薄的叫作汤液，稠浊味厚的叫作醪醴。本篇首先论述汤液醪醴的制法和治疗作用；其次指出严重病情和情志内伤治病，非药石所能见功；最后介绍水气病的病情和治疗。由于开首是从汤液醪醴谈起，所以篇名"汤液醪醴论"。本篇对道德的重视、对神在生命活动中的重要意义的重视，与《移精变气论》相同。二篇宜合参细玩。

黄帝问曰：为五谷汤液及醪醴奈何①？

岐伯对曰：必以稻米，炊之稻薪，稻米者完，稻薪者坚。

帝曰：何以然？

岐伯曰：此得天地之和，高下之宜，故能至完，伐取得时，故能至坚也。

【注释】①五谷：黍、稷、稻、麦、菽。黍，黄米；稷，谷子；菽，大豆。五谷都有"壳"（殼），故称"穀"，简化字作"谷"。在古代典籍中，"谷"是山谷之"谷"，与谷物之"穀"不是一个字。五谷是制作"汤液"和"醪醴"的原料。汤液、醪醴：都属于酒类。前者属清酒，后者属浊酒。而"醪"为浊酒，"醴"为甜酒。

【译文】黄帝问道：怎样用五谷来制作汤液和醪醴呢？

岐伯答说：用稻米来酝酿，用稻秆作燃料。因为稻米之气完备，而稻秆则很坚硬。

黄帝说：这是什么道理？

岐伯说：稻谷得天地和气，生长在高低适宜的地方，所以得气最完备，又在适当的季节收割，所以稻秆最坚实。

帝曰：上古圣人作汤液醪醴，为而不用①，何也？

岐伯曰：自古圣人之作汤液醪醴者，以为备耳，夫上古作汤液，故为而弗服也。中古之世，道德稍衰②，邪气时至，服之万全。

帝曰：今之世不必已，何也？

岐伯曰：当今之世，必齐毒药攻其中，镵石针艾治其外也③。

帝曰：形弊血尽而功不立者何？

岐伯曰：神不使也④。

帝曰：何谓神不使？

岐伯曰：针石，道也⑤。精神不进，志意不治，故病不可愈。今精坏神去，荣卫不可复收。何者？嗜欲无穷，而忧患不止，精气弛坏，荣泣卫除⑥，故神去之而病不愈也。

【注释】①为而不用：制备后用来祭祀和宴请宾客而不用以煎药。 ②道德稍衰：讲究养生之道，追求合乎道德的生活方式的人逐渐减少了。 ③必齐（zī）：必用。齐，通"资"，用。镵石：即砭石。镵，镵铁。本为古代的一种犁头，其形锐利厚重。"九针"中的第一针就是"镵针"，针长一寸六分，它的形状是距离末端半寸处突然变锐利。形状与镵相似，故名"镵针"。要说明的是，古代的"九针"并不完全是今天意义上的"针"，有的实际上类似于今天的手术刀。镵针就是如此。石，即砭石，在远古没有发明针具之前的外治工具。后世用得就少了。 ④神不使：病人的精神不能发挥应有的作用。 ⑤道：引导气血。 ⑥荣泣：荣血枯涩。泣，通"涩"。卫除：卫气消失。

【译文】黄帝说：上古时代的医生，制成了汤液醪醴，只是供给祭祀宾客之用，而不用它煎药，这是什么道理？

岐伯说：上古医生制成了汤液醪醴，是以备万一的，所以制成了，并不急于用。到了中古时代，社会上讲究养生的少了，外邪乘虚经常侵害人体，但只要吃些汤液醪醴，病也就会好的。

黄帝说：现在人有了病，虽然也吃些汤液醪醴，而病不一定都好，这是什么道理呢？

岐伯说：现在有病，必定要内服药物，外用镵石针艾，然后病才能治好。

黄帝说：病人形体衰败，气血竭尽，治疗不见功效，这是什么原因？

岐伯说：这是因为病人的精神，已经不能发挥应有作用了。

黄帝说：什么叫作精神不能发挥应有作用呢？

岐伯说：针石治病，只是引导血气而已，主要还在于病人的精神志意。如果病人的神气已经衰微，病人的志意已经散乱，那病是不会好的。而现在病人正是到了精神败坏、神气涣散、荣卫不能恢复的地步了。为什么病会发展到这样重呢？主要是由于情欲太过，又让忧患萦心，不能停止，以致精气衰败、荣血枯涩、卫气消失，所以神气就离开人体，而疾病也就不能痊愈了。

帝曰：夫病之始生也，极微极精①，必先入结于皮肤。今良工皆称曰：病成名曰逆②，则针石不能治，良药不能及也。今良工皆得其法，守其数③，亲戚兄弟远近④，音声日闻于耳，五色日见于目，而病不愈者，亦何暇不早乎？

岐伯曰：病为本，工为标，标本不得，邪气不服，此之谓也。

【注释】①极微极精：疾病初起时是很轻浅隐蔽的。　②病成：病情严重。　③数：指技术。数，本来是计算、查数。宇宙中存在着一定的数量规定，如一年的日数、一月的天数、人的寿命之数，等等。因此，古人就容易形成"数"代表自然规律的思想。人也要遵守这自然规律（数）去行动，"数"就有了行为规则的意思。在专业的技术活动中也必然有"数"的规则，所以，"数"也就有了技术的意思。　④远近：即亲疏。

【译文】黄帝说：病在初起的时候，是极其轻浅而隐蔽的，病邪只是潜留在皮肤里。现在,医生一看,说是病已成了,病情严重,结果针石不能奏效,汤药也不管用了。现在的医生都固执己见,自以为是。这样,虽然病人的亲友每天守候,不离寸步,病还是不会好的,这怎能说是没有抓紧治疗呢?

岐伯说:病人是本,医生是标。二者必须相得。病人和医生不能相互配合,病邪久不能驱除。说的就是这种情况啊!

帝曰:其有不从毫毛而生,五脏阳以竭也,津液充郭①,其魄独居,孤精于内,气耗于外②,形不可与衣相保,此四极急而动中③,是气拒于内,而形施于外,治之奈何?

岐伯曰:平治于权衡④,去宛陈莝⑤,微动四极,温衣,缪刺其处⑥,以复其形。开鬼门,洁净府⑦,精以时服,五阳已布,疏涤五脏,故精自生,形自盛,骨肉相保,巨气乃平。

帝曰:善。

【注释】①津液充郭:津液充满皮肤之内。郭,通"廓"。 ②其魄独居,孤精于内,气耗于外:魄,指阴精。精得阳则化气行水,今阳气衰竭,体内阴精过剩,水液停留,所以说"其魄独居"。阴盛则阳愈衰,所以说"孤精于内,气耗于外"。这是病理上的连锁关系。 ③四极:又称"四末",即四肢。 ④权衡:秤砣和秤杆。指衡量轻重。 ⑤去宛:去瘀血。陈莝(cuò):即"莝陈",消积水。 ⑥缪(miù)刺:即病在左取之右,病在右而取之左的针刺方法。 ⑦洁净府:利小便。

【译文】黄帝说:有的病并不先从体表发生而是五脏的阳气衰竭。以致水气充满于皮肤,而阴气独盛,阴气独居于内,则阳气更消耗于外,形体浮肿,原来的衣服不能穿了,四肢肿急,影响内脏。这是阴气格拒于内,而水气弛张于外。对这种病怎么治疗呢?

岐伯说:要平复水气。根据病情衡量轻重,去瘀血,消积水,叫病人轻微地活动四肢,穿温暖的衣服,使阳气渐渐传布,然后用缪刺方法,使他的形体恢复起来。再使汗液畅达,小便通利,使阴精归于平复。待五脏阳气输布了,五脏郁积荡涤了,那么精气自然会产生,形体自然会强盛,骨骼和肌肉也就会相辅相成，正气自然就恢复了。

黄帝说：讲得很好。

脉要精微论篇第十七（节）

【题解】

本篇是专门讨论诊断方法的，如望诊的精明、五色以及五脏的形态变化；闻诊的声音变化；问诊的大小便和各种梦境；切诊的脉象、诊法，以及与时令、疾病的关系等。内容丰富多彩，已经具备了中医诊断学的初步规模。而经文中特别强调了望色、切脉的重要性，并论述了脉诊的要领，以及望色等有关的精湛微妙的问题，所以篇名"脉要精微论"。

黄帝问曰：诊法何如？

岐伯对曰：诊法常以平旦，阳气未动，阴气未散，饮食未进，经脉未盛，络脉调匀，气血未乱，故乃可诊有过之脉①。

【注释】 ①有过之脉：有病之脉。

【译文】 黄帝问道：诊脉的方法如何？

岐伯回答说：诊脉常在清晨，因为这时阳气未曾扰动，阴气还未散尽，又未用饮食，经脉之气不亢盛，络脉之气亦调和，气血未扰乱，所以容易诊出有病的脉象。

切脉动静而视精明①，察五色②，观五脏有余不足，六腑强弱，形之盛衰，以此参伍③，决死生之分。

【注释】 ①动静：脉象搏动的变化。精明：即精光，两目的瞳神。 ②五色：面部红、黄、青、白、黑五种色泽。 ③参伍：相参互证，对比异同。参，即三；伍，即五。参伍，就是三次五次，三番五次，把脉诊和望诊的资料综合思考。

【译文】 在诊察病人脉象动静变化的同时，还要看他的两目瞳神，面部色泽,从而分辨五脏是有余还是不足,六腑是强还是弱,形体是盛还是衰,将这几个方面加以综合考察,来判别病人的死、生。

夫脉者,血之府也①,长则气治②,短则气病③,数则烦心④,大则病进⑤,上盛则气高,下盛则气胀⑥,代则气衰⑦,细则气少⑧,涩则心痛⑨,浑浑革至如涌泉⑩,病进而危弊;绵绵其去如弦绝⑪,死。

【注释】①脉者,血之府:脉是血液会合的地方。 ②长则气治:长,指长脉,脉体过于本位;治,有顺的意思。正常脉象搏动有其应该达到的部位,称为"本位",如水文记录的河流在汛期的正常水位。 ③短:短脉,脉体短而不及本位。 ④数:数脉,即一息六至。烦心:心里烦热。 ⑤大:大脉,脉象满指,大实有力。病进:病势正在发展。 ⑥上盛:上部之脉,寸脉搏动有力。下盛:下部脉,尺脉。盛,搏动有力。 ⑦代:代脉,来数中止,不能自还,为一种有规律性的间歇脉。 ⑧细:细脉。应指脉细如丝。 ⑨涩:涩脉,往来滞涩,如轻刀刮竹。 ⑩浑浑革至如涌泉:王冰:"浑浑,言脉气乱也。革至者,谓脉来弦而大,实而长也。如涌泉者,言脉汩汩,但出而不返也。" ⑪绵绵其去如弦绝:王冰:"绵绵,言微微似有,而不甚应手也。如弦绝者,言脉卒断,如弦之绝去也。"

【译文】脉是血液会合的地方,而血的循行,要依赖气的统帅。脉长说明气机顺达;脉短说明气分有病,脉数说明心里烦热;脉大是表示病势进增。若见上部脉盛,是病气塞于胸;若见下部脉盛,是病气胀于腹。代脉是病气衰,细脉是病气少;涩脉是病气痛。脉来刚硬混乱,势如涌泉,这是病情加重,到了危险地步;若脉来似有似无,其去如弓弦断绝,那是必死的。

夫精明五色者,气之华也,赤欲如白裹朱,不欲如赭①;白欲如鹅羽,不欲如盐;青欲如苍璧之泽②,不欲如蓝;黄欲如罗裹雄黄③,不欲如黄土;黑欲如重漆色,不欲如地苍④。五色精微象见矣,其寿不久也⑤。夫精明者,所以视万物,别白黑,审短长。以长为短,以白为黑,如是则精衰矣。

【注释】①赭：色赤而紫。 ②苍璧之泽：色泽青而明润。苍，青绿色。璧，是古代用于祭祀的玉质环状物，凡半径是空半径的三倍的环状玉器称为璧。《尔雅》云："肉倍好，谓之璧；好倍肉，谓之瑗；肉好若一，谓之环。"所谓"肉"是指边，"好"是指孔。实际上这一比例仅仅是理想的，实际出土的玉器很少合乎这一比例。 ③罗裹雄黄：黄中透红之色。罗，丝织物。雄黄，药名。 ④重漆色：色泽黑而有光泽。重，重复，漆之又漆，谓重漆。地苍：地之苍黑，枯暗如尘。 ⑤五色精微象见：吴崑："真元精微之气，化作色相，毕现于外，更无藏蓄，是真气脱也，故寿不久。"

【译文】面部五色是精气的外在表现。赤色应该像白绸里裹着朱砂一样，隐现着红润，不应像赭石那样，赤而带紫；白色应该像鹅的羽毛，白而光洁，不应像盐那样，白而晦暗；青色应该像苍璧，青而润泽，不应像青靛那样，青而沉暗；黄色应该像罗裹雄黄，黄中透红，不应像土那样，黄而沉滞；黑色应该像重漆，黑而明润，不应像地苍色那样，黑而枯暗。假如五脏真脏之色显露于外，那么寿命也就不能长了。人的眼睛，是用来观察万物，辨别黑白，审察长短的。如果长短不分，黑白颠倒，就证明精气衰败了。

五脏者，中之守也①。中盛藏满，声如从室中言，是中气之湿也。言而微，终日乃复言者，此夺气也。衣被不敛，言语善恶，不避亲疏者②，此神明之乱也。仓廪不藏者，是门户不要也③。水泉不止者④，是膀胱不藏也。得守者生，失守者死。

【注释】①五脏者，中之守：五脏的作用是藏精气而守于内。中，内。守，藏。 ②不避：不别，不分。 ③仓廪（lǐn）：指脾胃。在古代，储藏谷子的仓库称为"仓"，储藏稻米的仓库称为"廪"。仓廪指储藏米谷的仓库。中医认为脾胃有受纳腐熟水谷，运化精微的功能，从形象比类出发，称脾胃为仓廪。门户不要：门户，这里比喻指肛门和尿道。因为肛门和尿道排泄代谢后的糟粕和尿液如出入的门户。门户，在这里也是避讳用语。要，约束。 ④水泉：小便的美称。

【译文】五脏的作用是藏精守内的。如果腹气盛，脏气虚满，说话声音重浊，像从内室中发出的一样，这是中气被湿邪阻滞的缘故。如果讲话时声音低微，好半天才说下句话，这表明正气衰败了。如果病人不知收拾衣被，言语错乱，不分亲疏远近，这是精神错乱了。如果肠胃不能纳藏水谷，大便不禁，这是肾虚不能固摄造成的。如果小便不禁，这是膀胱不能闭藏造成的。总之，如果五脏能够内守，病人的健康就能恢复；否则，五脏失守，病人就会死亡。

夫五府者，身之强也。头者，精明之府①，头倾视深②，精神将夺矣。背者胸中之府，背曲肩随，府将坏矣。腰者肾之府，转摇不能，肾将惫矣。

膝者，筋之府，屈伸不能，行则偻附③，筋将惫矣。骨者，髓之府，不能久立，行则振掉④，骨将惫矣。得强则生，失强则死。

【注释】①精明之府：精气聚集的处所。 ②头倾视深：头部侧垂，两目深陷无光。 ③偻附：曲背低头。 ④振掉：动摇。

【译文】五府是人体强健的基础。头是精明之府，如果头部下垂，眼胞内陷，说明精神要衰败了。背是胸之府，如果是背弯曲而肩下垂，那是胸要坏了。腰是肾之府，如果腰部不能转动，那是肾气要衰竭了。

膝是筋之府，如果屈伸困难，走路时曲背低头，那是筋要疲惫了。骨是髓之府，如果不能久立，行走动摇不定，那是骨要衰颓了。总之，如果五府能够由弱转强，就可复生；否则，就会死亡。

岐伯曰：反四时者，有余为精，不足为消。应太过，不足为精；应不足，有余为消。阴阳不相应，病名曰关格。

【译文】岐伯说：脉气有时会与四时之气相反，如相反的形象为有余，这是邪气胜了精气，相反的形象为不足，这是由于血气先已消损。按照时令来讲，脏气当旺，脉气应有余，却反见不足的，这是邪气胜了精气，脉气应不足，却反见有余的，这是正不胜邪，血气消损而邪气猖獗。这种阴阳气血不相顺从、邪正不相适应的情况，发生的疾病名叫关格。

帝曰：脉其四时动奈何？知病之所在奈何？知病之所变奈何？知病乍在内奈何①？知病乍在外奈何？请问此五者，可得闻乎？

岐伯曰：请言其与天运转也。万物之外，六合之内。天地之变，阴阳之应。彼春之暖，为夏之暑。彼秋之忿，为冬之怒②。四变之动，脉与之上下③。以春应中规，夏应中矩，秋应中衡，冬应中权④。是故冬至四十五日，阳气微上，阴气微下，夏至四十五日，阴气微上，阳气微下。

阴阳有时，与脉为期。期而相失，知脉所分。分之有期，故知死时。微妙在脉，不可不察。察之有纪，从阴阳始。始之有经，从五行生。生之有度，四时为宜。补泻勿失，与天地如一。得一之情，以知死生。是故声合五音，色合五行⑤，脉合阴阳。

【注释】①乍：突然。　②忿：急，此指秋气劲急。怒：此指严冬的气势。　③四变之动：春夏秋冬四时的变迁。上下：往来，即脉象浮沉盛衰的变化。　④春应中规：形容春脉应合于规之象，圆滑流畅。中，符合；规，画圆的工具。夏应中矩：形容夏脉应合于矩之象，洪大方正。矩，画方形的工具。秋应中衡：形容秋脉应合于衡之象，轻平虚浮。衡，秤杆，称物时上举。冬应中权：形容冬脉应合于权之象，沉伏下垂。权，秤砣，称物时下沉。　⑤声合五音：人的声音，和五音相适应。色合五行：人的气色，青合木，黄合土，赤合火，白合金，黑合水。

【译文】黄帝问道：脉有四时的变化是怎样的？从诊脉知道疾病的所在是怎样的？从诊脉知道疾病的变化是怎样的？从诊脉知道疾病忽然在内是怎样的？从诊脉知道疾病忽然在外是怎样的？请问这五个问题，可以讲给我听吗？

岐伯答说：让我说说这五者的变化与天地运转的关系吧。天地之间，自然的变化，阴阳的反应，如春天的舒缓，发展成为夏天的酷热；秋天的劲急，发展成为冬天的严寒。脉象的往来上下与这四时的变迁是相应的。春脉之应象中规，夏脉之应象中矩，秋脉之应象中衡，冬脉之应象中权。四时阴阳的情况，冬至一阳生，到四十五天，阳气微升，阴气微降；夏至一阴生，到四十五天，阴气微升，阳气微降。

这阴阳升降，有一定时间性，与脉象的变化相一致。假如脉象和四时不相应，就可从脉象里知道病是属于何脏，再根据脏气的盛衰，就可以推究出病人的死期。这里的微妙都在脉象上，不可不细心地体察。而体察是有一定要领的，必须从阴阳开始。阴阳亦有开端，它是借着五行产生的，而它的产生又是按一定的法则，即以四时的变化为其规律。看病时就要遵循这个规律而不能偏离，将脉象与天地阴阳的变化联系起来考虑。如果真正掌握了这种联系起来看问题的诀窍，就可以预知死生了。总起来说：人的声音是与五音相适应的，人的气色是与五行相适应的，而人的脉象则是与天地四时的阴阳变化相适应的。

是故持脉有道，虚静为保。春日浮，如鱼之游在波①。夏日在肤②，泛泛乎万物有余。秋日下肤，蛰虫将去。冬日在骨，蛰虫周密③，君子居室。故曰：知内者按而纪之，知外者终而始之。此六者④，持脉之大法。

【注释】①如鱼之游在波：比喻春脉浮而未显，如鱼隐藏在波浪之中。②下肤：脉搏由浮而微沉，非轻举所能触知。 ③蛰虫：藏伏土中越冬的虫。 ④六者：指春、夏、秋、冬、内、外。

【译文】所以持脉有一定的要诀，平心静气是宝贵的。脉象随着季节的不同而不同。春天脉上浮，像鱼游波中一样；夏天脉充皮肤，浮泛乎像万物充盛似的；秋天脉见微沉，似在肤下，就像蛰虫将要入穴一样；冬天脉沉在骨，像蛰虫密藏洞穴，人们深居室内似的。所以说：要知道脉之在里怎样，必须深按才能得其要领；而要知道脉之在表怎样，则要着重根据病情来推究致病的本源。以上春、夏、秋、冬、内、外这六点，就是持脉的大法。

平人气象论篇第十八

【题解】

"平人"是气血平和的人,也就是健康人。"气"指脉气,古人说脉不自行,随气而至。象是脉的形象。本篇内容以讨论脉象为主,论述的方法从平人、病人对比分析,得出脉象主病概况,故以"平人气象论"名篇。

黄帝问曰:平人何如①?

岐伯对曰:人一呼脉再动②,一吸脉亦再动。呼吸定息脉五动③,闰以太息④,命曰平人。平人者不病也。常以不病调病人,医不病,故为病人平息以调之为法⑤。

【注释】①平人:指气血调和的健康人。 ②再动:两至。动,至。 ③呼吸定息:两次呼吸之间的间歇。 ④闰以太息:张介宾:"闰,余也,犹闰月之谓。言平人长息之外,间有一息甚长者,是谓闰以太息。"即脉搏有余不尽而复初的意思。 ⑤调:有计算的意思。

【译文】黄帝问道:平人的脉象怎样呢?

岐伯答说:平人的脉象,一呼脉跳动两次,一吸脉也跳动两次,一呼一吸,叫作一息。另外,一吸终了到一呼开始的交换时间,这是闰以太息,共有五次搏动,叫做平人,也就是无病的人。诊脉的法则,应该以平人的呼吸计算病人的脉动至数。

人一呼脉一动,一吸脉一动,曰少气。人一呼脉三动,一吸脉三动而躁,尺热曰病温①,尺不热脉滑曰病风。人一呼脉四动以上曰死,脉绝不至曰死,乍疏乍数曰死②。

【注释】①尺热:尺部的皮肤发热。"尺"指尺肤,即前臂内侧皮肤。 ②乍疏乍数(shuò):脉忽慢忽快。疏,慢。数,快。

【译文】人一呼,脉跳动一次;一吸,脉也跳动一次,这是气虚的现象。若人一呼,脉跳动三次;一吸,脉也跳动三次并且躁急,尺部皮肤发热,这是病温。尺肤不热,脉象往来流利的,这是风病。若人一呼,脉的跳动在四次以上的必死。脉象中断不复至的必死。脉象忽慢忽快的也是死脉。

平人之常气禀于胃①,胃者,平人之常气也。人无胃气曰逆,逆者死。

【注释】①常气：正常的脉气。

【译文】人的正常脉气来源于胃，胃气就是平人脉息的正常之气。人的脉息如无胃气，是逆象，逆象主死。

春胃微弦曰平①，**弦多胃少曰肝病，但弦无胃曰死，胃而有毛曰秋病**②，**毛甚曰今病，脏真散于肝**③，**肝藏筋膜之气也。**

夏胃微钩曰平④，**钩多胃少曰心病，但钩无胃曰死，胃而有石曰冬病，石甚曰今病。脏真通于心，心藏血脉之气也。**

长夏胃微软弱曰平，弱多胃少曰脾病，但弱无胃曰死，软弱有石曰冬病，石甚曰今病，脏真濡于脾，脾藏肌肉之气也。

秋胃微毛曰平，毛多胃少曰肺病，但毛无胃曰死，毛而有弦曰春病，弦甚曰今病，脏真高于肺，肺藏皮毛之气也。

冬胃微石曰平⑤，**石多胃少曰肾病，但石无胃曰死，石而有钩曰夏病，钩甚曰今病，脏真下于肾，肾藏骨髓之气也。**

【注释】①春胃：春时有胃气的脉象。 ②胃而有毛曰秋病：毛，指秋令时所主的脉象，秋脉如动物之毫毛一样有上浮之象。意思是若脉虽有胃气，而兼见秋脉，这是春见秋脉，至秋要发病。 ③脏真：五脏的真气。 ④钩：带钩，古人衣服上的钩子。钩子的形象是向上而后又迅速弯曲下来，以此形容脉来洪大，有来盛去衰如钩端微曲之象。 ⑤石：形容如石头般的坚沉的脉象。

【译文】春时的脉象，弦中带有冲和的胃气是平脉，如果弦多而冲和的胃气少，就是肝病。假如只见弦脉而无冲和的胃气，就要死亡；若虽有胃气，而兼见毛脉，这是春见毛脉，至秋天就要生病，倘若毛脉太甚，就会立即生病。春天脏真之气散发于肝，肝脏主藏筋膜之气。

夏时的脉象，钩中带有冲和的胃气是平脉，如果钩多而冲和的胃气少，就是心脏有病。假如只见钩脉而无冲和的胃气，就要死亡；若虽有胃气，而兼见石脉，这是夏见冬脉，至冬天就要生病；倘若石脉太甚，就会立即生病。夏天脏真之气通于心，心主藏血脉之气。

长夏的脉象,微软弱而有冲和的胃气是平脉,如果弱多而冲和的胃气少,就是脾脏有病。假如但见弱脉而无冲和的胃气,就要死亡;若软弱脉中,兼见石脉,到了冬天就要生病;倘若石脉太甚,就会立即生病。长夏的脏真之气濡润于脾,脾脏主藏肌肉之气。

秋时的脉象,微毛而有冲和之象的是平脉,如果毛多而冲和的胃气少,就是肺脏有病。假如但见毛脉而无胃气,就要死亡;若毛脉中兼见弦脉,至春天就要生病,倘若弦脉太甚,就会立即生病。秋时脏真之气高藏于肺,肺脏主藏皮毛之气。

冬时的脉象,沉石而有冲和之象的是平脉,如果石多而冲和的胃气少,就主肾脏有病。假如但见石脉而无胃气,就要死亡;若沉石脉中兼见钩象,至夏天就要生病;倘若钩脉太甚了,就会立即生病。冬时脏真之气下藏于肾,肾脏主藏骨髓之气。

胃之大络,名曰虚里①,贯鬲络肺,出于左乳下,其动应手,脉宗气也②。盛喘数绝者,则病在中;结而横,有积矣,绝不至曰死。乳之下其动应衣,宗气泄也。

【注释】①虚里:位于左乳下,心尖搏动处。胃之大络,何以谓虚里,未见诸家说明,窃以意度之。里,本意为民居,人所聚居之处。人居于大地之上,土为万物之母,胃气属土。虚,空虚,冲虚,如《老子》曰:"冲气以为和也。"所以虚为气之性,气性冲虚。胃之大络为胃之气血集中之处,如人群聚居,故曰"里";气性冲虚,故曰"虚"。因以"虚里"名"胃之大络"。②宗气:胃为十二经之海,虚里为众脉之气所聚,故曰宗气。宗,聚集之意。

【译文】胃经的大络,叫作虚里。其络出于左乳下,贯膈而上络于肺,其脉搏动应手,这是脉的宗气。倘若跳动极剧,而时兼断绝,这是病在膻中的征候;若见跳动时止,位置横移的,主病有积块,倘若脉绝不至,就要死亡。如果乳下虚里处脉搏跳动加剧引发衣服振动,是宗气外泄的现象。

欲知寸口太过与不及①,寸口之脉中手短者,曰头痛。寸口脉中手长者②,曰足胫痛。寸口脉中手促上击者③,曰肩背痛。

寸口脉沉而坚者,曰病在中。寸口脉浮而盛者,曰病在外。寸口脉沉而弱,曰寒热及疝瘕少腹痛④。寸口脉沉而横,曰胁下有积,腹中有横积痛。寸口脉沉而喘,曰寒热。脉盛滑坚者,曰病在外,脉小实而坚者⑤,病在内。脉小弱以涩,谓之久病。脉滑浮而疾者,谓之新病。脉急者⑥,曰疝瘕少腹痛。脉滑曰风,脉涩曰痹。缓而滑曰热中⑦。盛而紧曰胀⑧。脉从阴阳,病易已,脉逆阴阳,病难已。脉得四时之顺,曰病无他;脉反四时及不间脏⑨,曰难已。

【注释】①寸口:亦名气口或脉口。 ②中手:指脉象的搏动力冲击手指的感觉。 ③促上击:脉独盛于寸口,应指有短促迫疾之感。 ④疝:疝气。疝,字从"疒"(nè),从"山"。"疒"泛指一切疾病,"山"表示疾病的症状如山。张志聪《素问集注·大奇论》引子繇之说,云:"疝字从山,有艮止高起之象。"艮是八卦之一,代表"山",所以,张志聪说有"高起之象"。从文字发生看,古人对自然界的"山"之象有了认识,遂造"山"字。在认识疾病时,见到身体某部位有突起如山之病,依取象比类,亦称为"山"。后来,为了区别自然之山与疾病之山,加了"疒",而成"疝"。瘕:腹中积块。 ⑤小实:指脉象有凝聚固结的感觉。 ⑥脉急:脉紧。 ⑦缓而滑曰热中:脉来纵缓滑利是阳热有余。 ⑧盛:脉的气势有余。紧:脉象绷急。 ⑨不间脏:指相克而传,如心病传肺,是火克金,肝病传脾是木克土等。五行之间,连续者为生,隔一者为克。如木火土之间,木生火,而克土。

【译文】如何诊寸口的太过与不及呢?寸口脉应指而短,其病头痛。应指而长,其病足胫痛。应指短促迫疾,有上无下,主肩背痛。应指沉紧的,其病在中。应指浮盛的,其病在表。应指沉弱,主寒热及疝瘕积聚少腹痛。应指沉紧并有横斜的形状,主胁下,腹中有横积作痛。应指浮搏,病发寒热。脉象盛滑而紧的,病是比较重了,是有六腑的病;脉象小实而坚的,病是比较重了,是有五脏的病。脉来小弱而涩的,主久病;脉来浮滑而疾的,主新病。脉来绷急的,主病疝瘕少腹作痛。脉来滑利,主病风。脉来涩滞,主病痹。脉来缓滑,其病热中。脉来盛紧的,主病腹胀。脉顺阴阳,病易痊愈；否则，病就不易好了。脉与四时相应为顺，即使患病，亦无其他危险；如脉与四时相反，病是难以痊愈的。

臂多青脉，曰脱血。尺缓脉涩，谓之解㑊安卧①。尺热脉盛，谓之脱血。尺涩脉滑，谓之多汗。尺寒脉细，谓之后泄。脉尺粗常热者，谓之热中。

【注释】①解㑊（yì）：懈怠、懒于行动。解，通"懈"。㑊，古"腋"字，从"大"即"人"，从"八"，指人的腋下部位。亦字的本意与人有关，与"人"组合为㑊，表示懈怠，懒惰。

【译文】手臂多见青脉，是由于失血。尺肤缓而脉见涩象，主倦怠无力，喜卧。尺肤热而脉来盛，主大失血。尺肤涩，脉来滑，主多汗。尺肤寒，脉来细，主大便泄泻。尺肤粗，脉气常显热者，主热在里。

肝见庚辛死①，心见壬癸死，脾见甲乙死，肺见丙丁死，肾见戊己死，是谓真脏见，皆死。

【注释】①肝见庚辛死：肝的真脏脉出现，至庚辛日当死。肝，指肝之真脏脉。肝属木，庚辛属金，金为木之所不胜，故"肝见庚辛死"。余同理。甲、乙、丙、丁、戊、己、庚、辛、壬、癸，称为"天干"，是古人用来计年月日时的概念。天干与五行配属关系是：甲乙属木，丙丁属火，戊己属土，庚辛属金，壬癸属水。因为五行之间有生克关系，所以，当出现"真脏脉"时，其被克制的日子脏气更加衰竭而死。

【译文】肝之真脏脉出现，至庚辛日死。心之真脏脉出现，至壬癸日死；脾之真脏脉出现，至甲乙日死。肺之真脏脉出现，至丙丁日死。肾之真脏脉出现，至戊己日死。这就是真脏脉出现死亡的日期。

颈脉动喘疾咳①，曰水，目裹微肿如卧蚕起之状②，曰水。溺黄赤安卧者，黄疸。已食如饥者，胃疸③。面肿曰风，足胫肿曰水，目黄者曰黄疸。妇人手少阴脉动甚者，妊子也。

【注释】①颈脉：古称人迎脉，今指颈动脉。 ②目裹：眼胞。卧蚕起之状：蚕眠之后必脱皮，脱皮后其皮色润泽有光。　③胃疸：病名，黄疸之一种。

【译文】颈部脉搏动异常，并见喘咳症状，主水病。眼胞浮肿如蚕眠后之状，也是水病。小便颜色黄赤，喜卧，是黄疸病。食后仍觉得饥饿，是胃疸病。面部浮肿为风。足胫肿为水。眼珠发黄的，是黄疸。妇人手少阴脉动甚的，是怀孕的现象。

脉有逆从四时①，未有脏形，春夏而脉瘦②，秋冬而脉浮大，命曰逆四时也。风热而脉静，泄而脱血脉实，病在中，脉虚，病在外，脉涩坚者，皆难治，命曰反四时也。

【注释】①逆从：即逆，"逆从"为偏义复词。　②脉瘦：指脉沉细而小。

【译文】脉有逆四时的，就是当其时不出现主时之脏的脉象，却反见它脏的脉，如春夏的脉反见瘦小，秋冬的脉反见浮大，这就叫作逆四时。风热的脉应该躁，反见沉静；泄泻脱血的病，脉应该虚，反见实象；病在内的，脉应实而反见虚；病在外的，脉应浮滑，反见涩坚。这样的病都难治，是因为违反了四时。

人以水谷为本，故人绝水谷则死，脉无胃气亦死。所谓无胃气者，但得真脏脉不得胃气也。所谓脉不得胃气者，肝不弦肾不石也。

【译文】人以水谷为生命的本，所以断绝了水谷，就要死。脉没有胃气，也要死。什么是无胃气，就是仅见真脏脉，而没有冲和胃气的脉，所说的脉无冲和胃气，就是肝脉不见弦象，肾脉不见石象。

少阳脉至，乍数乍疏①，乍短乍长；阳明脉至，浮大而短②；太阳脉至，洪大以长③。

【注释】①少阳脉至，乍数乍疏：少阳主正月、二月，此时阳气尚微，脉来进退未定，乍密乍疏。"数"有密的意思。少阳表示所主的月份时令。

②阳明脉至，浮大而短：阳明主三月、四月，此时阳气未盛，阴气尚存，

脉虽浮大而仍兼短象。 ③太阳脉至，洪大以长：太阳主五月、六月，此时阳气大盛，脉来洪大而长。

【译文】少阳主正月、二月，这时的脉来，是乍密乍疏，乍短乍长的；阳明主三月、四月，这时的脉来，是浮大而短的；太阳主五月、六月，这时的脉来，是洪大而长的。

夫平心脉来，累累如连珠，如循琅玕^①，曰心平，夏以胃气为本。病心脉来，喘喘连属^②，其中微曲，曰心病。死心脉来，前曲后居^③，如操带钩，曰心死。

【注释】①累累：连续不断。琅（láng）玕（gān）：石而似玉，这里比喻脉的圆滑。 ②喘喘连属：形容脉来如喘气急促的样子。 ③前曲后居：形容心脉失去冲和之气，但钩无胃之象。

【译文】心脉来时，像一颗颗珠子，连续不断地流转，如抚摩琅玕的圆滑，这是平脉，夏时是以胃气为本的。如果心脏有了病，脉就显出非常急数，带有微曲之象，这是病脉。如果脉来前曲后居，如执带钩一样，全无和缓之意，这是死脉。

平肺脉来，厌厌聂聂，如落榆荚^①，曰肺平，秋以胃气为本。病肺脉来，不上不下，如循鸡羽^②，曰肺病。死肺脉来，如物之浮，如风吹毛，曰肺死。

【注释】①厌厌聂聂：吴崑："翱翻之象，浮薄而流利也。"厌厌，禾苗美盛貌。聂聂，轻虚而平貌。如落榆荚：形容脉象轻浮和缓。 ②如循鸡羽：吴崑："如循鸡羽，涩而难也。"

【译文】肺脉来时，轻浮虚软，像吹落的榆钱一样，这是平脉，秋季是以胃气为本。如果脉来上下，如摩鸡的羽毛一样，毛中含有坚劲之意，这是病脉。如果脉来如草浮在水上，如风吹毛动般轻浮不定，就是死脉。

平肝脉来，软弱招招，如揭长竿末梢^①，曰肝平，春以胃气为本。病肝脉来，盈实而滑，如循长竿，曰肝病。死肝脉来，急益劲，如新张弓弦，曰肝死。

【注释】①招（tiáo）招：形容竿梢长而软。揭：举。

【译文】肝脉来时，像举着竿子，那竿子末梢显得长而软，这是平脉，春季是以胃气为本。如果脉来满指滑实，像抚摩长竿一样，这是病脉。如果脉来急而有劲，像新张弓弦似的，这是死脉。

平脾脉来，和柔相离①，如鸡践地②，曰脾平。长夏以胃气为本。病脾脉来，实而盈数，如鸡举足③，曰脾病。死脾脉来，锐坚如乌之喙，如鸟之距④，如屋之漏，如水之流⑤，曰脾死。

【注释】①和柔相离（lì）：按之柔和有神。离，通"丽"，附着。②如鸡践地：形容如鸡足踏地，和缓从容的脉象。③如鸡举足：汪机："践地，是鸡不惊而徐行也。举足，被惊时急行也。况实数与轻缓相反，彼此对看，尤为明白。"形容脉象疾而不缓。④如乌之喙：坚曲之意。喙，嘴。如鸟之距：如鸟距有钩。距，鸟爪。⑤如屋之漏：脉象如屋漏水，点滴无伦次。如水之流：如水流去而不返。

【译文】脾脉来时，和柔相附有神，像鸡爪落地一样，是和缓的，这是平脉。长夏季节是以胃气为本的。如果脉来充实而数，像鸡往来急走，就是病脉。如果脉来如雀啄，如鸟跃跳之数，如屋漏水一样的点滴无伦，如水流之速，这是死脉。

平肾脉来，喘喘累累如钩，按之而坚，曰肾平，冬以胃气为本。病肾脉来，形如引葛①，按之益坚，曰肾病。死肾脉来，发如夺索，辟辟如弹石②，曰肾死。

【注释】①引：牵引。葛：葛藤，茎蔓生。②发如夺索：吴崑："两人争夺其索，引长而坚劲也。"即长而坚劲的意思。辟辟如弹石：高世栻："辟辟，来去不伦也。如弹石，圆硬不软也。"形容脉象坚实。

【译文】肾脉来时，连绵小坚圆滑，有如心之钩脉，按之坚如石，这是平脉，冬时是以胃气为本的。如果脉来形如牵引葛藤，按之更坚，这是病脉。如果脉来像解索一般，数而散乱，又像弹石一样，促而坚硬，这是死脉。

玉机真藏论篇第十九（节）

【题解】

玉机，有珍重之意；真藏，指脉来无胃气。本篇论五脏脉与四时的关系、脉有胃气的状态、五脏疾病的传变、五脏的虚实，以及一些其他诊察方法等。其中尤以论脉为重点；而脉息的变化，又以胃气为最要紧，"有胃则生，无胃则死"，无胃气之脉叫真藏脉，真脏脉见，是死症。之所以篇名为"玉机真藏论"，张介宾认为："玉机，以璇玑玉衡，可窥天道，而此篇神理，可窥人道，故以并言，而实则珍重之辞也。"

黄帝问曰：春脉如弦，何如而弦？

岐伯对曰：春脉者肝也，东方木也，万物之所以始生也。故其气来①，软弱轻虚而滑，端直以长，故曰弦，反此者病。

帝曰：何如而反？

岐伯曰：其气来实而强，此谓太过②，病在外；其气来不实而微③，此谓不及④，病在中。

帝曰：春脉太过与不及，其病皆何如？

岐伯曰：太过则令人善忘，忽忽眩冒而巅疾⑤；其不及，则令人胸痛引背，下则两胁胠满⑥。

帝曰：善。

【注释】①气：指脉气。 ②太过：是说脏气大盛。 ③不实：脉不充盈。微：脉来微弱。 ④不及：是说脏气不足。 ⑤巅疾：巅顶的病，如头痛。巅，山巅，引申指人的头部。 ⑥胠（qū）：腋下胁肋虚软部位。

【译文】黄帝问道：春天的脉象如弦，那么怎样才算弦呢？

岐伯答说：春脉是肝脉，属东方的木，具有万物生长的气象，因此它的脉气软弱轻虚而滑，正直而长，所以叫弦。与此相反，就是病脉。

黄帝问：什么叫与此相反呢？

岐伯答说：脉气来时，实而且弦，这叫作太过，主病在外；脉气来时不实而且微弱，这叫作不及，主病在内。

黄帝问：春脉太过与不及，都能发生什么病变呢？

岐伯回答说：太过了，会使人善忘，发生目眩冒闷头痛；如果不及，会使胸部疼痛，牵引背部，向下两胁胀满。

黄帝说：说得好。

帝曰：**夏脉如钩，何如而钩？**

岐伯曰：**夏脉者心也，南方火也，万物之所以盛长也。**故其气来盛去衰，故曰钩，反此者病。

帝曰：何如而反？

岐伯曰：其气来盛去亦盛，此谓太过，病在外；其气来不盛去反盛，此谓不及，病在中。

帝曰：**夏脉太过与不及，其病皆何如？**

岐伯曰：太过则令人身热而骨痛，为浸淫①；其不及则令人烦心，上见咳唾，下为气泄②。

帝曰：善。

【注释】①浸淫：浸淫疮。其病因为湿热之邪浸润弥漫，故称"浸淫"。 ②气泄：失气，俗称放屁。

【译文】黄帝说：夏天的脉象如钩，那么怎样才算钩呢？

岐伯答说：夏脉就是心脉，属于南方的火，具有万物盛长的气象。因此脉气来时充盛，去时反衰，犹如钩的形象，所以叫作钩脉。与此相反，是病脉。

黄帝说：什么是与此相反呢？

岐伯说：其脉气来时盛去时也盛，这叫太过，主病在外；脉气来时不盛，去时反而充盛，这叫不及，主病在内。

黄帝说：夏脉太过与不及，都会发生什么病变呢？

岐伯说：太过会使人发热，骨痛、发浸淫疮；不及会使人心烦，在上部会发生咳唾，在下部会发生失气。

黄帝说：说得好。

帝曰：秋脉如浮，何如而浮？

岐伯曰：秋脉者肺也，西方金也，万物之所以收成也。故其气来，轻虚以浮，来急去散，故曰浮，反此者病。

帝曰：何如而反？

岐伯：其气来，毛而中央坚①，两傍虚，此谓太过，病在外；其气来，毛而微，此谓不及，病在中。

帝曰：秋脉太过与不及，其病皆何如？

岐伯曰：太过则令人逆气而背痛，愠愠然②；其不及，则令人喘，呼吸少气而咳，上气见血，下闻病音③。

帝曰：善。

【注释】①毛：指脉气来时，轻浮如毛。中央坚：中央坚实。 ②愠（yùn）愠：愠，微怒，不快。愠愠连用是形容词，这里指气郁不舒。 ③病音：喘息的声音。

【译文】黄帝说：秋天的脉象如浮，那么怎样才算浮呢？

岐伯答说：秋脉是肺脉，属西方的金，具有万物收成的气象；因此脉气来时，轻虚而且浮，来急去散，所以叫作浮脉。与此相反，就是病脉。

黄帝说：什么是与此相反呢？

岐伯回答说：其脉气来时浮软而中央坚实，两旁虚空，这叫太过，主病在外；其脉气来浮软而微，这叫不及，主病在里。

黄帝说：秋脉太过和不及，都会发生什么病变呢？

岐伯说：太过会使人气逆，背部作痛，郁闷而不舒畅；如果不及，会使人喘呼咳嗽，在上部会发生气逆出血，在下胸部则可以听到喘息的声音。

黄帝说：说得好。

帝曰：冬脉如营，何如而营？

岐伯曰：冬脉者肾也，北方水也，万物之所以合藏也。故其气来沉以濡,故曰营,反此者病。

帝曰:何如而反?

岐伯曰:其气来如弹石者①,此谓太过,病在外;其去如数者②,此谓不及,病在中。

帝曰:冬脉太过与不及,其病皆何如?

岐伯曰:太过则令人解㑊,脊脉痛,而少气不欲言;其不及则令人心悬如病饥,䏚中清③,脊中痛,少腹满,小便变。

帝曰:善。

【注释】①弹石:指脉气来有如以手弹击石头的感觉。 ②如数:脉虚软。这里的"数"不是实热之证出现的快而有力的脉象,而是虽快而虚软无力,所以说"如数"。 ③䏚(miǎo):指季胁下挟脊两旁的空软处。䏚字,从肉,从少,就是肉少,所以指胁肋下空软处。

【译文】黄帝说:冬天的脉象如石,那么怎样才算石呢?

岐伯说:冬脉是肾脉,属于北方的水,具有万物闭藏的气象。因此脉气来时沉而濡润,所以叫作石脉。与此相反,就是病脉。

黄帝说:什么是与此相反呢?

岐伯说:其脉气来时如弹石击手,这叫太过,主病在外;如果脉象浮软,这叫不及,主病在里。

黄帝说:冬脉太过与不及,发生什么病变?

岐伯说:太过会使人身体倦怠,腹痛,气短,不愿说话;不及会使人的心像饥饿时一样感到虚悬,季胁下空软部位清冷,脊骨痛,小腹胀满,小便变色。

黄帝说:说得好。

帝曰:四时之序,逆从之变异也,然脾脉独何主?

岐伯曰:脾脉者土也,孤脏以灌四傍者也①。

帝曰:然则脾善恶,可得见之乎?

岐伯曰:善者不可得见,恶者可见②。

帝曰:恶者何如可见?

岐伯曰：其来如水之流者，此谓太过，病在外；如鸟之喙者，此谓不及，病在中。

帝曰：夫子言脾为孤脏，中央土以灌四傍，其太过与不及，其病皆何如？

岐伯曰：太过则令人四支不举；其不及则令人九窍不通，名曰重强③。

【注释】①孤脏以灌四傍者也：张介宾："脾属土，土为万物之本，故运行水谷，化津液以灌溉于肝心肺肾四脏者也。土无定位，分王四季，故称孤脏。"　②善者不可得见，恶者可见：正常的脾脉体现于四季的脉象中有柔软和缓之象，而不能单独出现，所以说"善者不可得见"。有病的脾脉则可单独出现，所以说"恶者可见"。　③重强：脾病则身体皆重，舌本强，所以说四肢不举及九窍不通。身体重，为一强；舌本强，为二强，故曰"重强"。这里的"强"不是强大的强，而是僵硬、沉重的意思。

【译文】黄帝说：四时的顺序，是导致脉象逆顺变化的根源，但是脾脉主哪个时令呢？

岐伯说：脾属土，是独尊之脏，它的作用是用来滋润四旁的其他脏腑的。

黄帝说：那么脾的正常与否，可以看得出来吗？

岐伯说：正常的脾脉看不出来，但病脉是可以看得出来的。

黄帝说：那么脾的病脉是怎样的呢？

岐伯说：其脉来时，如水流动，这叫太过，主病在外；其脉来时，如鸟啄食，这叫不及，主病在里。

黄帝说：您说脾是孤脏，位居中央，属土，滋润四旁之脏，那么它的太过与不及，都会发生什么病变呢？

岐伯说：太过会使人四肢不能举动，不及会使人九窍不通，身重而不自如。

帝瞿然而起①，再拜稽首曰②：善。吾得脉之大要，天下至数，五色脉变，揆度奇恒，道在于一③，神转不回，回则不转，乃失其机，至数之要，迫近以微，著之玉版，藏之藏府，每旦读之，名曰玉机。

【注释】①瞿然：惊异貌。 ②稽（qǐ）首：古时一种跪拜礼，即叩头至地。 ③道在于一：为医之道在于气血神机的运转如一。一，指气血神机。

【译文】黄帝惊异地站了起来，跪拜后说：好！我已懂得了诊脉的根本要领和天下的至理。考察五色和四时脉象的变化，诊察脉的正常与异常，它的精要，归结在于一个"神"字。神的功用运转不息，向前不回，倘若回而不运转，就失去了生机。这是最重要的真理，是非常切近微妙的，把它记录在玉版上，藏在内府里，每天早上诵读，就把它叫做玉机吧。

五脏受气于其所生①，传之于其所胜②，气舍于其所生③，死于其所不胜。病之且死，必先传行至其所不胜④，病乃死，此言气之逆行也⑤。肝受气于心，传之于脾，气舍于肾，至肺而死。心受气于脾，传之于肺，气舍于肝，至肾而死。脾受气于肺，传之于肾，气舍于心，至肝而死。肺受气于肾，传之于肝，气舍于脾，至心而死。肾受气于肝，传之于心，气舍于肺，至脾而死，此皆逆死也。一日一夜五分之⑥，此所以占死者之早暮也⑦。

【注释】①五脏受气于其所生：五脏所受的病气，来源于它所生的脏。气，指病气。如肾水生肝木，肝容易从肾接受病气。 ②传：指病气相传。所胜：所克之脏。 ③舍：留止。舍的本意是旅舍，舍是供人居住的，引申有停留、留止的意思。 ④传行：指病气的传变。 ⑤气之逆行：指病气的逆传。 ⑥一日一夜五分之：一昼夜分为五个阶段，配合五脏：平旦属肝，日中属心，薄暮属肺，夜半属肾，午后属脾。 ⑦占：推测，预测。占的本意是占卜，占筮，引申有推测、预测的意思。

【译文】五脏所受的病气来源于它所生之脏，传给它所克之脏，留止在生己之脏，死于克己之脏。当病到了要死的时候，必先传到克己之脏，病人才死，这就是病气逆行的情况。肝受病气于心，传行到脾，其病气留止于肾，传到肺就死了。心受病气于脾，传行到肺，病气留止于肝，传到肾就死了。脾受病气于肺,传行到肾,病气留止于心,传到肝就死了。肺受病气于肾,传行到肝,病气留止于脾,传到心就死了。肾受病气于肝,传行到心,病气留止于肺,传到脾就死了。这都是病气逆行的情况,以一昼夜的时辰来归属五脏,就可推测出死亡的大体时间。

黄帝曰:五脏相通,移皆有次,五脏有病,则各传其所胜。不治①,法三月若六月,若三日若六日②,传五脏而当死,是顺传所胜之次。故曰:别于阳者,知病从来;别于阴者,知死生之期③,言至其所困而死。

【注释】①不治:不及时治疗。 ②法三月若六月,若三日若六日:全句指患病传变过程的快慢。若,或者。 ③死生:偏意复词,指死。

【译文】黄帝说:五脏是相通的,病气的转移,都有它的次序。五脏如果有病,就会传给各自所克之脏,若不及时治疗,那么多则三个月、六个月,少则三天、六天,只要传遍五脏就必死。这是指顺所克次序的传变。所以说:能够辨别外证,就可知病在何经;能够辨别里证,就可知危在何日,就是说某脏到了它受困的时候,就死了。

是故风者百病之长也①。今风寒客于人,使人毫毛毕直,皮肤闭而为热,当是之时,可汗而发也;或痹不仁肿痛,当是之时,可汤熨及火灸刺而去之。弗治,病入舍于肺,名曰肺痹,发咳上气。弗治,肺传之肝,病名曰肝痹,一名曰厥,胁痛出食,当是之时,可按若刺耳。弗治,肝传之脾,病名曰脾风,发瘅②,腹中热,烦心出黄③,当此之时,可按可药可浴。弗治,脾传之肾,病名曰疝瘕,少腹冤热而痛④,出白,一名曰蛊⑤,当此之时,可按可药。弗治,肾传之心,筋脉相引而急,病名曰瘛⑥,当此之时,可灸可药。弗治,满十日,法当死。肾因传之心,心即复反传而行之肺,发寒热,法三日死,此病之次也。

【注释】①风者百病之长也:六淫之气始于风,故称之为"长"。六淫邪气侵袭人体为病,往往不是一种邪气而是多种邪气复合为病,其中的风邪起先导作用，如人类集团中的首领、首长，故称风为百病之长。　②发瘅：发黄。吴崑："瘅，热中之名。"　③出黄：小便黄。　④冤热：蓄热，热极而烦闷。　⑤蛊：病名。指病深日久，形体消瘦，精神萎靡，如虫食物故名。蛊，繁体字作"蠱"。表示很多虫子腐蚀了器物。　⑥瘛（chì）：指筋脉拘急相引一类的病。

【译文】风为六淫之首，所以说它是百病之长。风寒侵入了人体，就会使人的毫毛都竖起来，皮肤闭塞，内里发热。这时，可以用发汗的方法治愈。有的会出现麻痹不仁、肿痛等症状，此时可用热敷、火、灸或针刺等方法治愈。如果耽误了，病气就会传行并留止于肺部，这就是肺痹，发为咳嗽上气。如果还不治疗，就会从肺传到肝，这叫肝痹，也叫肝厥，会发生胁痛、不欲食等症状。这时，可用按摩或针刺等方法治疗，如果仍不及时治疗，病气从肝传到脾，这时的病叫作脾风，会发生黄疸、腹中热、烦心、小便黄色等症状。这时，可用按摩、药物和汤浴等方法治疗。如再不及时治疗，病气从脾传到肾，这时的病叫疝瘕，会出现少腹蓄热作痛、小便白浊等症状，又叫作蛊病。这时，可用按摩、药物等方法治疗。如继续耽误下去，病气从肾传到心，就会出现筋脉相引拘挛的症状，叫作瘛病。这时，可用艾灸、药物来治疗。如仍治不好，十天以后，就会死亡。倘病邪由肾传到心，心又反传到肺脏，又发寒热，三天就会死亡，这是疾病传递的次序。

然其卒发者，不必治于传，或其传化有不以次①，不以次入者，忧恐悲喜怒，令不得以其次，故令人有卒病矣。因而喜则肾气乘矣②，怒则肺气乘矣，思则肝气乘矣，恐则脾气乘矣，忧则心气乘矣，此其道也。故病有五，五五二十五变，反其传化。传，乘之名也。

【注释】①次：次序，顺序。　②乘：乘虚侵袭。

【译文】但假如是猝然发病，就不必根据这个传变的次序治疗；而有的传变也不一定完全依着这个次序。忧、恐、悲、喜、怒这五种情志就会使病气不按着这个次第传变，而突然发病。如过喜伤心，克它的肾气就因而乘之。怒伤肝，克它的肺气就因而乘之。过思伤脾，克它的肝气就因而乘之。

过恐伤肾，克它的脾气就因而乘之。过忧伤肺，克它的心气就因而乘之。这就是疾病不依次序传变的规律。所以病虽有五变，但能够发为五五二十五变，这和正常的传化是相反的。传，是"乘"的别名。

急虚身中卒至①，五脏绝闭，脉道不通，气不往来，譬于堕溺②，不可为期。其脉绝不来，若人一息五六至，其形肉不脱，真脏虽不见，犹死也。

【注释】①急虚身中卒至：正气一时暴绝，外邪突然中于身，客邪突然至于内脏而产生的病变。　②堕：倾跌下坠。溺：落水淹没。

【译文】正气一时暴虚，外邪突然侵入人体，五脏隔塞，脉道不通，大气已不往来，就好像跌坠或溺水一样，这样的突然病变，是不能预测死期的。如果其脉绝而不至，或一吸五六至，形肉不脱，就是不见真脏脉，也要死亡。

真肝脉至，中外急，如循刀刃责责然①，如新张弓弦，色青白不泽，毛折②，乃死。真心脉至，坚而搏，如循薏苡子累累然③，色赤黑不泽，毛折，乃死。真肺脉至，大而虚，如以毛羽中人肤，色白赤不泽，毛折，乃死。真肾脉至，搏而绝，如指弹石辟辟然④，色黑黄不泽，毛折，乃死。真脾脉至，弱而乍数乍疏，色黄青不泽，毛折，乃死。诸真脏脉见者，皆死不治也。

【注释】①责责然：象声词，刀作响的声音，即震震然。　②不泽：不光润。毛折：毛发枯损，折断。　③薏苡子：药名，即薏苡仁。累累然：形容心之真脏脉象短而坚实，如循摸薏苡仁的感觉。　④辟辟然：形容肾之真脏脉象沉而坚硬，如同以手指弹石头的感觉。

【译文】肝脏的真脏脉来的时候，内外劲急如同循着刀刃震震作响，好像新张开的弓弦，面色显著青白而不润泽，毫毛也枯损不堪，是要死亡的。心脏的真脏脉来的时候，坚而搏指，像循摸薏苡仁那样小而坚实，面色显著赤黑而不润泽，毫毛也枯损不堪，是要死亡的。肺脏的真脏脉来的时候，洪大而又非常虚弱，像毛羽触人皮肤，面色显著白赤而不润泽，毫毛也枯损不堪，是要死亡的。肾脏的真脏脉来的时候，既坚而沉，像用指弹石那样硬得很，面色显著黑黄而不润泽，毫毛也枯损不堪，是要死亡的。脾脏的真脏脉来的时候，软弱并且忽数忽散，面色显著黄青而不润泽，毫毛也枯损不堪，是要死亡的。总而言之，凡是见了真脏脉，都是不治的死证。

黄帝曰：见真脏曰死，何也？

岐伯曰：五脏者，皆禀气于胃，胃者五脏之本也。脏气者，不能自致于手太阴①，必因于胃气，乃至于手太阴也。故五脏各以其时，自为而至于手太阴也②。故邪气胜者，精气衰也。故病甚者，胃气不能与之俱至于手太阴，故真脏之气独见，独见者病胜脏也③，故曰死。

帝曰：善。

【注释】①手太阴：指寸口脉。 ②五脏各以其时，自为而至于手太阴也：五脏之气各自在一定的时候，以不同的脉象出现于手太阴寸口。 ③病胜脏：指邪气亢盛，正气衰竭。

【译文】黄帝说：见了真脏脉象，就要死亡，这是什么道理呢？

岐伯说：五脏之气，都依赖胃腑的水谷精微来营养，所以胃是五脏的根本。五脏之气，不能直接到达手太阴的寸口，必须借助于胃气，才能到达手太阴寸口。所以五脏才能各自在一定的时候，以不同的脉象出现于手太阴寸口。如果邪气盛了，精气必然衰败，所以病气严重时，胃气就不能同脏气一起到达手太阴，那真脏脉就单独出现了。独见就是病气胜了脏气，那是要死亡的。

黄帝说：说得好。

黄帝曰：凡治病，察其形气色泽，脉之盛衰，病之新故。乃治之，无后其时。形气相得，谓之可治。色泽以浮①，谓之易已。脉从四时，谓之可治。脉弱以滑②，是有胃气。命曰易治，取之以时。形气相失，谓之难治。色夭不泽③，谓之难已。脉实以坚，谓之益甚。脉逆四时，为不可治。必察四难而明告之④。

【注释】①色泽以浮：气色浮润，颜色明润。 ②脉弱以滑：指有病之脉，弱而流利。 ③色夭：颜色晦暗。 ④四难：指病人出现的"形气相失""色夭不泽""脉实以坚""脉逆四时"四种病危的症状。

【译文】黄帝说：治病的一般规律，是要先诊察病人的形气怎样，色泽如何，以及脉的虚实，病的新旧，然后再治疗，而千万不能错过时机。病人形气相称，是可治之证；气色浮润，病易治愈，脉象和四时相适应，是可治之证；脉来弱而流利，是有胃气的现象，属易治的病。以上都算可治、易治之症，但要及时地进行治疗才行。形气不相称，是难治之证，气色枯燥而不润泽，病不易治愈。脉实并且坚，是更加沉重的病症；如果脉象和四时不相适应，就是不可治之症了。一定要察明这四种困难，清楚地告诉病人。

所谓逆四时者，春得肺脉，夏得肾脉，秋得心脉，冬得脾脉，其至皆悬绝沉涩者①，命曰逆。四时未有脏形②，于春夏而脉沉涩，秋冬而脉浮大，名曰逆四时也。

【注释】①悬绝：是说其脉独见与其他各部悬异殊绝，差别非常大。②四时未有脏形：五脏脉气未能随四时变化显现于外。

【译文】所谓脉与四时相逆，就是春得肺脉，夏得肾脉，秋得心脉，冬得脾脉，而且脉来的时候都是独见而沉涩，这就叫逆。五脏脉气未能随四时变化显现于外。在春夏季节里，反见沉涩的脉象；在秋冬季节里，反见浮大的脉象，这都叫作逆四时。

病热脉静，泄而脉大，脱血而脉实，病在中脉实坚，病在外脉不实坚者，皆难治。

【译文】病属热而脉象反见平静，发生泄利而脉象反倒洪大；出现脱血而反见实脉；病在里而脉反倒不坚实，这些都是脉证相反的情况，不易治愈。

黄帝曰：余闻虚实以决死生，愿闻其情。
岐伯曰：五实死，五虚死。

帝曰：愿闻五实五虚。

岐伯曰：脉盛、皮热、腹胀、前后不通、闷瞀①，此谓五实。脉细、皮寒、气少、泄利前后、饮食不入，此谓五虚。

帝曰：其时有生者，何也？

岐伯曰：浆粥入胃，泄注止，则虚者活，身汗得后利②，则实者活，此其候也。

【注释】①闷瞀（mào）：烦乱。瞀，眼睛昏花。 ②后利：指大便通利。后，大便的避讳语。

【译文】黄帝说：我听说根据虚实可以预先判断死生，希望听听这其中的道理。

岐伯说：凡有五实的死，凡有五虚的也得死。

黄帝说：那什么叫作五实、五虚呢？

岐伯说：脉来势盛，皮肤发热，肚腹胀满，大小便不通，心里烦乱，这就叫作五实。脉象极细，皮肤发冷，气短不足，大便泄泻，不欲饮食，这就叫作五虚。

黄帝说：就是得了五实、五虚之证，也有痊愈的，这是为什么呢？

岐伯说：如果病人能够吃些浆粥，胃气渐渐恢复，泄泻停止，那么得五虚之证的人就可以痊愈；而患五实之证的人如果能出汗大便又通畅了，表里和了，也可以痊愈。这就是根据虚实而决断死生的道理。

三部九候论篇第二十（节）

【题解】

本篇主要讨论三部九候的诊脉方法。三部指诊脉的部位即头、手、足，上中下三部；九候是指每一部位中又分为天、地、人三候，三部综合，共得九候。从三部九候的脉象分析，以了解病情和判断预后，故篇名"三部九候论"。诊脉何以"三部九候"，这与古代的数理哲学有关。张景岳说："天地虽大，万物虽多，莫有能出乎数者。"客观世界存在着数量关系，即数的规定性。古人很早就发现了这一现象，而且认为数是决定世界万物存在的本质力量，产生了对数的崇拜，进而发展为数理哲学，即以数理作为考察、认识世界的基本框架。中国文化"重数"以《周易》为代表，《易传》说："极其数，遂定天下之象"，"极数知来之谓占"。其后，《管子》《吕氏春秋》《礼记·月令》都有"重数"的传统。同样，数理哲学观念也成为《内经》观察世界的重要方法之一。表现在脉诊上就是"三部九候"理论。其根据是："天地之至数，始于一，终于九焉……故人有三部，部有三候，以决死生，以处百病，以调虚实，而除邪疾。"

黄帝问曰：余闻九针于夫子①，众多博大，不可胜数。余愿闻要道，以属子孙②，传之后世，著之骨髓，藏之肝肺③，歃血而受④，不敢妄泄，令合天道，必有终始，上应天光星辰历纪⑤，下副四时五行。贵贱更立，冬阴夏阳，以人应之奈何？愿闻其方。

【注释】①九针：此指九候。针，疑是误字。　②属：通"嘱"，嘱咐。　③著之骨髓，藏之肝肺：形容深刻领会，铭记在心。著，有纳的意思。　④歃（shà）血：古时盟誓的一种仪式。歃，饮。　⑤天光，指日月。

【译文】黄帝问道：我听了九候的道理，内容众多而广博，难以尽述。希望再听些主要的道理，以传给子孙，流传后世。我一定会把那些话铭刻在心，藏于肺腑。我发誓接受所学，不敢随便泄漏，使它合于天道，有始有终，上应日月星辰节气之数，下合四时五行之变。就五行来说有盛有衰，就四时来说冬阴夏阳，那么人怎样才能够和这些自然规律相适应呢？希望听听具体的方法。

岐伯对曰：妙乎哉问也！此天地之至数。

帝曰：愿闻天地之至数，合于人形血气，通决死生，为之奈何？

岐伯曰：天地之至数，始于一，终于九焉①。一者天，二者地，三者人，因而三之，三三者九，以应九野。故人有三部，部有三候，以决死生，以处百病，以调虚实，而除邪疾。

【注释】①始于一，终于九：数理哲学认为数始于一，而终止于九。九加一为十，十又是一的开始，所以说始于一终于九。最基本的数就是一至九，"一"为数之始，"九"为数之终。

【译文】岐伯说：问得好，这是天地间的至理啊！

黄帝说：希望听听这天地间的至理，从而使它合于人的形体，通利血气，并决定死生。怎样才能做到呢？

岐伯说：天地的至数，是从一开始，至九终止，一为阳，代表天，二为阴，代表地，人生天地之间，所以用三代表人。而天地人又合而为三，三三为九，与九野之数对应。所以人有三部脉，每部各有三候，根据它去决定死生，诊断百病，调和虚实，祛除疾病。

帝曰：何谓三部？

岐伯曰：有下部，有中部，有上部，部各有三候，三候者，有天有地有人也，必指而导之，乃以为真。故下部之天以候肝，地以候肾，人以候脾胃之气。

帝曰：中部之候奈何？

岐伯曰：亦有天，亦有地，亦有人。天以候肺，地以候胸中之气，人以候心。

帝曰：上部以何候之？

岐伯曰：亦有天，亦有地，亦有人。天以候头角之气，地以候口齿之气，人以候耳目之气。三部者，各有天，各有地，各有人，三而成天。三而成地，三而成人，三而三之，合则为九，九分为九野，九野为九脏。故神脏五，形脏四，合为九脏。五脏已败，其色必夭，夭必死矣。

【译文】黄帝说：什么叫作三部？

岐伯说：有下部，有中部，有上部，而每部又各有三候，三候是以天、地、人来代表的，必须有人指导，才能得到真传。下部的天可以用来诊察肝脏之气，下部的地可以用来诊察肾脏之气，下部的人可以用来诊察脾胃之气。

黄帝说：那么中部的情况怎样呢？

岐伯说：中部也有天、地、人三部。中部之天可以用来诊察肺脏之气，中部之地可以用来诊察胸中之气，中部之人可以用来诊察心脏之气。

黄帝说：上部的情况又怎样呢？

岐伯说：上部也有天、地、人三部。上部之天可以用来诊察头角之气，上部之地可以用来诊察口齿之气，上部之人可以用来诊察耳目之气。总之，三部之中，各有天，各有地，各有人。三候为天，三候为地，三候为人，三三相乘，合为九候。脉有九候，以应地之九野。地之九野，以应人之九脏；肝、肺、心、脾、肾五神脏，胃、大肠、小肠、膀胱四形脏，合为九脏。如果五脏败坏，气色必见晦暗，而气色晦暗必然要死亡。

帝曰：以候奈何？

岐伯曰：必先度其形之肥瘦，以调其气之虚实，实则泻之，虚则补之。必先去其血脉①，而后调之，无问其病，以平为期。

【注释】①去其血脉：除去脉道中的瘀血。

【译文】黄帝说：诊察的方法怎样？

岐伯说：一定得先估量病人形体的肥瘦程度，来调和其气的虚实。气实就泻其有余，气虚就补其不足。首先要想法去掉血脉里的瘀滞，然后再调和气的虚实，不管治什么病，达到五脏的平和是最终目的。

帝曰：决死生奈何？

岐伯曰：形盛脉细，少气不足以息者危。形瘦脉大，胸中多气者死，形气相得者生①，参伍不调者病②。三部九候皆相失者死。上下左右之脉相应如参舂者病甚③。上下左右相失不可数者死。中部之候虽独调，与众脏相失者死，中部之候相减者死。目内陷者死④。

【注释】①形气相得：形体和气息相符合。如形盛脉盛，形瘦脉细。"气"，指脉息。"得"有"合"的意思。　②参伍不调：指脉动错乱不协调。　③参舂（chōng）：参差不齐。参，即参差。舂，用杵捣米，上下不一。　④目内陷者死：目眶塌陷是脏腑精气衰竭的现象，主死。

【译文】黄帝说：怎样决断死生呢？

岐伯说：形体盛，脉反细，气短，呼吸不连续，主危。形体瘦，脉反大，胸中多气胀满，主死。形体和脉息相称的主生，脉象错杂不调的主病。三部九候都失其常度的主死。上下左右之脉相应，一上一下像舂杵一样，大数而鼓，说明病情很严重。上下左右之脉失去了协调，以至于不可计其至数的，是死候。中部的脉，虽然独自调和，而上部下部众脏之脉已失其常的，也是死候，中部的脉较上下两部偏少的，也是死候。目眶内陷的，是精气衰竭的现象，也会死亡。

经脉别论篇第二十一（节）

【题解】

本篇主要讨论六经病脉象、症状、治法及饮食的生化过程。因与常论不同，所以叫"别论"。吴崑说："言经脉别有论，出于常谈之外也。"

故饮食饱甚，汗出于胃；惊而夺精，汗出于心；持重远行，汗出于肾；疾走恐惧，汗出于肝；摇体劳苦，汗出于脾。故春秋冬夏，四时阴阳，生病起于过用，此为常也。

【译文】所以饮食过饱的时候，由于食气蒸发而汗出于胃。受惊而影响精神的时候，由于心气受伤而汗出于心。带着重东西远行，胃劳气越而汗出于肾。走得快并且害怕，肝气受伤而汗出于肝。肢体摇动劳累过度的时候，脾气受伤而汗出于脾。所以春秋冬夏四时阴阳变化之中，生病的原因，多是由于体力、饮食、劳累、精神等过度而来，这是一定的。

食气入胃，散精于肝，淫气于筋①。食气入胃，浊气归心②，淫精于脉。脉气流经，经气归于肺，肺朝百脉③，输精于皮毛。

脉合精，行气于腑。腑精神明，留于四脏④，气归于权衡，权衡以平⑤，气口成寸⑥，以决死生。

【注释】①淫气：滋润、浸润。　②浊气：谷气。人体营养，一为源于天的空气，古人称为"清气"；一为源于地的五谷之气，古人称为"浊气"。　③肺朝百脉：百脉会合于肺。朝，会。周身百脉汇聚于肺，如众臣朝会君王。　④四脏：指心、肝、脾、肾四脏。　⑤权衡：指阴阳气血平衡。权是秤砣，衡是秤杆；只有权衡平，才能称量物品的重量。所以，这里的"权衡"是平衡之意，与今天的斟酌、比较、选择之意不同。　⑥气口：即脉口、寸口。掌后桡动脉，中医诊脉部位。此处的"太渊"穴，中医认为是"脉会"，诸脉聚会处，所以，五脏六腑之气都能从气口的变化反映出来。

【译文】食物入胃，经过消化把一部分精微输散到肝脏，经过肝的疏泄，将浸淫满溢的精气滋养于筋。食物入胃，化生的另一部分浓厚的精气，注入于心，再由心输入血脉。血气流行在经脉之中，上达于肺，肺又将血气送到全身百脉，直至皮毛。皮毛和经脉的精气会合，仍回流归入于脉，脉中精气的循环，周流于四脏。这些正常的生理活动，取决于阴阳气血平衡，其平衡的变化，就能从气口的脉象上表现出来，气口脉象变化，可以判断疾病的预后。

饮入于胃，游溢精气①，上输于脾。脾气散精，上归于肺，通调水道，下输膀胱。水精四布，五经并行，合于四时五脏阴阳，揆度以为常也②。

【注释】①游溢：敷布分散。　②揆（kuí）度：测度。

【译文】水液进入胃里，分离出精气，上行输送到脾脏，脾脏散布精华，又向上输送到肺；肺气通调水道，又下行输入膀胱。这样，气化水行，散布于周身皮毛，流行在五脏经脉里，符合四时五脏阴阳动静的变化，这是可以测度的经脉的正常现象。

帝曰：太阳脏何象？
岐伯曰：象三阳而浮也。

帝曰：少阳脏何象？

岐伯曰：象一阳也，一阳脏者，滑而不实也。

帝曰：阳明脏何象？

岐伯曰：象大浮也。太阴脏搏，言伏鼓也。二阴搏至，肾沉不浮也。

【译文】黄帝说：太阳经脉的脉象怎样？

岐伯说：太阳经脉像三阳经脉那样极盛，同时它还轻浮。

黄帝说：少阳经脉的脉象怎样？

岐伯说：少阳经脉与一阳经脉一样，脉象是滑而不实的。

黄帝说：阳明经脉之象怎样？

岐伯说：脉象大而且浮。太阴经脉搏动，其脉象沉伏而实鼓指；二阴经脉搏动，是肾脉沉而不浮的现象。

宝命全形论篇第二十五

【题解】

宝，通"保"，珍惜之意。全，即保全之意。本篇内容说明天地之间，万物悉备，莫贵于人。而人体能够保命全形，又与天地的变化密切相关。作为医生，应该时刻注意这种气血虚实与天地阴阳的变化的关系。运用针刺，就必须懂得其中的道理。由于前人非常重视这种道理，所以篇名"宝命全形论"。

黄帝问曰：天覆地载，万物悉备，莫贵于人，人以天地之气生，四时之法成。君王众庶①，尽欲全形，形之疾病，莫知其情，留淫日深②，著于骨髓③，心私虑之，余欲针除其疾病④，为之奈何？

【注释】①众庶：老百姓。　②留淫：积累而逐渐发展。　③著(zhuó)：附着、潜藏。　④针除：用针去除，名词作状语。

【译文】黄帝问道：天地之间，万物俱全，没有什么比人更为宝贵。人禀受天地之气而生存，随着四时规律成长。无论是君王，还是平民，都愿意保持形体的健康，但往往身体有了疾病，自己也不知其所以然，因此病邪就渐渐深入，潜藏骨髓之内，不易去掉了。这是我心中所担忧的，我想用针刺来解除他们的疾病痛苦，怎样办呢？

岐伯对曰：夫盐之味咸者，其气令器津泄；弦绝者，其音嘶败①；木敷者，其叶发②；病深者，其声哕。人有此三者，是谓坏府③，毒药无治，短针无取，此皆绝皮伤肉，血气争矣④。

【注释】①嘶：声破为嘶。 ②木敷者，其叶发：张介宾："敷，内溃也。"意思是虽枝叶繁茂，毕竟是外盛中虚，不可长久。 ③坏腑：脏腑损坏。 ④争：相争，紊乱。

【译文】岐伯回答说：诊断疾病，应该注意观察它所表现的症候：比如盐贮藏在器中，能够使器具渗出水来；琴弦快断的时候，会发出嘶破的声音；树木弊坏，叶子就要落下来；如疾病到了严重阶段，人就要打嗝。人有了这样三种现象，说明脏腑已有严重破坏，药物和针刺都不起作用，这都是皮肉血气各不相得，病不容易治了。

帝曰：余念其痛，心为之乱惑①，反甚其病，不可更代②，百姓闻之，以为残贼③，为之奈何？

【注释】①惑：惶惑，迷乱。 ②不可更代：不能以自己替代病者之身。 ③残贼：残忍不仁。《孟子·梁惠王下》："贼仁者，谓之贼；贼义者，谓之残。残贼之人，谓之一夫。"

【译文】黄帝道：我很感伤病人的痛苦，心里惶惑不安，治疗疾病，搞不好，反使病情加重，我又不能替代他们。百姓听了，都会认为我是残忍的人，怎么办好呢？

岐伯曰：夫人生于地，悬命于天①，天地合气，命之曰人。人能应四时者，天地为之父母；知万物者，谓之天子。天有阴阳，人有十二节②；天有寒暑，人有虚实。能经天地阴阳之化者③，不失四时；知十二节之理者，圣智不能欺也④；能存八动之变⑤，五胜更立⑥；能达虚实之数者，独出独入，呿吟至微⑦，秋毫在目⑧。

【注释】①悬命于天：与天相关联。人活着离不开空气、阳光、雨露，这些都属于天。　②十二节：指上肢的肩、肘、腕和下肢的股、膝、踝关节。　③能经天地阴阳之化者：能效法天地阴阳的变化。经，效法。　④欺：加，超过。　⑤能存八动：能够观察八风的变动。存，察。　⑥五胜更立：指五行递相衰旺。五胜，五行相胜。　⑦呿（qū）吟：指呼吸。呿，张口。吟，呻。　⑧秋毫：比喻事物的微细。

【译文】岐伯说：人虽然生活在地上，但片刻也离不开天，天地之气相合，才产生了人。人如果能适应四时的变化，那么自然界的一切，都会成为他生命的泉源。如果能够了解万物的话，那就是天子了。人与自然是相应的，天有阴阳，人有十二骨节；天有寒暑，人有虚实。所以能效法天地阴阳的变化，就不会违背四时的规律；了解十二骨节的道理，就是所谓圣智也不能超过他。能够观察八风的变动和五行的衰旺，又能够通达虚实的变化规律，就能洞晓病情。即使像病人呼吸那样的细微不易察觉的变化，也如秋毫在目，逃不过他的眼睛。

帝曰：人生有形，不离阴阳，天地合气，别为九野①，分为四时，月有大小，日有短长，万物并至，不可胜量，虚实呿吟，敢问其方。

【注释】①九野：九州之分野。

【译文】黄帝道：人生而有形体，离不开阴阳；天地之气相合以后，生成了世界上的万物。从地理上，可以分为九野；从气候上，可以分为四时。月份有大有小，白天有短有长，万物同时来到世界，实在是度量不尽的，我只希望解除病人的痛苦，请问应该用什么方法呢？

岐伯曰：木得金而伐，火得水而灭，土得木而达，金得火而缺，水得土而绝，万物尽然，不可胜竭。故针有悬布天下者五①，黔首共余食②，莫知之也。一曰治神，二曰知养身，三曰知毒药为真③，四曰制砭石小大，五曰知腑脏血气之诊。五法俱立，各有所先。今末世之刺也，虚者实之，满者泄之，此皆众工所共知也。若夫法天则地，随应而动，和之者若响，随之者若影，道无鬼神，独来独往④。

【注释】①悬布：张贴公布。 ②黔（qián）首：秦代对百姓的称呼。黔，黑色。首，头。百姓因生产劳动，风吹日晒而面色黧黑，故称黔首。③知毒药为真：为，通"伪"。为真，真假，引申指了解药物性能。 ④"道无"两句：医道并非有鬼神在暗中帮助，只要对医道有深刻把握，在治疗实践中就会像独来独往般的自由。

【译文】岐伯说：治疗的方法，可根据五行变化的道理分析：如木遇到金，就被折断；火遇到水，就会熄灭；土遇到木，就要松软；金遇到火，就要熔化；水遇到土，就要遏绝。这种种变化，万物都是这样，不胜枚举。有五种针法已向天下公布了，但人们只知饱食，而不去了解它们。那五种治法是什么呢？第一要精神专一，第二要修养形体，第三要了解药物的真假性能，第四要制定大小砭石以适应不同的疾病，第五要懂得脏腑血气的诊断方法。这五种治法，各有所长，先用哪个，要视具体情况而定。现在针刺的疗法，用补治虚，用泻治实，而这是人所共知的。至于能够取法天地阴阳的道理，随其变化而施针法，就能取得如响应声、如影随形的疗效。这并没有什么神秘，只是功力积久，就有这样的高超技术。

帝曰：愿闻其道。

岐伯曰：凡刺之真①，必先治神，五脏已定，九候已备，后乃存针，众脉不见②，众凶弗闻③，外内相得④，无以形先，可玩往来，乃施于人。人有虚实，五虚勿近，五实勿远⑤，至其当发，间不容瞚⑥。手动若务⑦，针耀而匀，静意视息，观适之变，是谓冥冥⑧，莫知其形，见其乌乌，见其稷稷⑨，徒见其飞，不知其谁，伏如横弩，起如发机⑩。

【注释】①凡刺之真：针刺的正法。真，正。 ②众脉（mò）：有人旁观。脉，通"眽"，视。 ③众凶：有喧嚣的声音。凶，喧嚣之声。 ④

外内：指察色诊脉。色以应日，属外；脉以应月，属内。　⑤五虚：指脉细、皮寒、气少、泄利前后、饮食不入。五实：指脉盛、皮热、腹胀、二便不通、闷瞀。　⑥瞚：同"瞬"，一眨眼的时间。　⑦手动若务：手捻针时，若无二事。　⑧冥冥：无形无象貌。　⑨稷稷：形容气盛像稷一样繁茂。稷，谷物名。　⑩机：弩上的机括。

【译文】黄帝道：我希望听一下其中的道理。

岐伯说：针刺的正法，要先集中精神。待五脏虚实已定，脉象九候已备知，然后再下针。在针刺的时候，必须精神贯注，即使有人旁观，也像看不见一样，有人喧嚣，也像听不到一样。同时还要色脉相参，不能仅看外形，必须将发病的机理揣摩清楚，才能给人治病。病人有虚有实，见到五虚的症状，不能随意去泻；见到五实的症状，也不可远而不泻，在应该进针时，就是一瞬间也不能耽搁。在手捻针时，什么事也不要想，针要光净匀称。针者要平心静气，观察病人的呼吸。那血气之变化虽不可见，而气至之时，好像群乌一样集合，气盛之时，好像稷一样繁茂。气之往来，正如见鸟之飞翔，而无从捉摸他形迹的起落。所以用针之法，当气未至的时候，应该留针候气，正如横弩之待发，气应的时候，则当迅速起针，正如弩箭之疾出。

帝曰：何如而虚？何如而实？

岐伯曰：刺虚者须其实，刺实者须其虚，经气已至，慎守勿失，深浅在志，远近若一①，如临深渊，手如握虎，神无营于众物。

【注释】①远近若一：取穴无论远近，得气的道理是一样的。

【译文】黄帝道：怎样刺虚？又怎样刺实？

岐伯说：刺虚证，须用补法；刺实证，须用泻法。经气已经到了，应慎重掌握，不失时机。无论针刺深浅，无论取穴远近，得气是一样的。在捻针的时候，像面临深渊时那样的谨慎；又像手中捉着老虎那样坚定有力，集中神志，不为其他事物所干扰。

八正神明论篇第二十六

【题解】

本篇内容有二：一是从四时八正、日月星辰的变化，说明这些现象与人体气血虚实和针刺补泻的密切关系；一是论望闻问切四诊应结合阴阳四时虚实，来分析病情和诊断疾病。由于它讨论了这两个重点，所以篇名叫"八正神明论"。

黄帝问曰：用针之服①，必有法则焉，今何法何则？

岐伯对曰：法天则地，合以天光。

【注释】 ①服：事，此指针刺技术。

【译文】 黄帝问道：用针的技术，必然有一定法则，那么究竟取法于什么呢？

岐伯回答说：要取法于天地阴阳，并结合日月星辰之光来研究。

帝曰：愿卒闻之。

岐伯曰：凡刺之法，必候日月星辰，四时八正之气①，气定乃刺之。是故天温日明，则人血淖液而卫气浮②；天寒日阴，则人血凝泣而卫气沉。月始生，则血气始精，卫气始行，月郭满③，则血气实，肌肉坚；月郭空，则肌肉减，经络虚，卫气去，形独居。是以因天时而调血气也。是以天寒无刺，天温无疑。月生无泻，月满无补，月郭空无治，是谓得时而调之。因天之序，盛虚之时，移光定位④，正立而待之。故曰月生而泻，是谓重虚；月满而补，血气盈溢，络有留血，命曰重实，月郭空而治，是谓乱经。阴阳相错，真邪不别，沉以留止，外虚内乱⑤，淫邪乃起。

【注释】 ①八正：八节的正气。即二分（春分、秋分），二至（夏至、冬至），四立（立春、立夏、立秋、立冬）。 ②淖（nào）：润泽。淖，本意是烂泥，泥沼，引申有润泽、滋润之意。 ③月郭：月亮的轮廓。郭，通

"廓"。　④移光定位：用针当随日的长短，而定其气之所在。光，日光。位，气之所在。　⑤外：指络脉。内：指经脉。

【译文】黄帝道：希望详细听听。

岐伯说：大凡针刺之法，必须察验日月星辰四时八正之气，气定了，才能进行针刺。如果气候温和，日光明亮，那么人体血液就濡润而卫气上浮；如果气候寒冷，日光晦暗，那么人体就血液滞涩而卫气沉伏。月亮初生的时候，人的血气随月新生，卫气亦随之畅行；月亮正圆的时候，人的血气强盛，肌肉坚实；月黑无光的时候，人的肌肉消瘦，经络空虚，卫气不足，形体独居，所以要顺着天气而调和血气。因此说：气候寒冷，不要行针刺；气候温暖，不要迟疑。月初生的时候，不要用泻法；月正圆的时候，不要用补法；月黑无光的时候，不要进行治疗。这叫顺应天时而调养血气。按照天时推移的次序结合人身血气的盛衰，来确定气的所在，并聚精会神地等待治疗的最好时机。所以说：月初生时用泻法，这叫作重虚；月正圆时用补法，使血气充溢，经脉中血液留滞，这叫作重实；月黑无光的时候而用针刺，就会扰乱经气，这叫作乱经。这些都是阴阳相错，正气邪气分不清楚，邪气沉伏留而不去，致使络脉外虚，经脉内乱，所以病邪就乘之而起。

帝曰：星辰八正四时，何候？

岐伯曰：星辰者，所以制日月之行也。八正者，所以候八风之虚邪，以时至者也。四时者，所以分春秋冬夏之气所在，以时调之也。八正之虚邪，而遇之勿犯也。以身之虚，而逢天之虚，两虚相感，其气至骨，入则伤五脏，工候救之，弗能伤也。故曰：天忌不可不知也①。

【注释】①天忌：天时的宜忌。

【译文】黄帝曰：星辰、八正、四时，怎么候察呢？

岐伯说：星辰的方位，可以用来测定日月循行的规律；八节常气的交替，可以用来测出八风病邪什么时候到来；四时，可以用来分别春秋冬夏之气的所在；按照时序来调整气血，避免八正病邪的侵犯。假如身体虚弱，又遭遇自然界的虚邪，两虚相感，邪气就会侵犯至骨，进而深入五脏。医生能候察气候变化的道理而及时挽救，病邪就不能伤人。所以说天时的宜忌，不可不了解。

帝曰：善。其法星辰者，余闻之矣，愿闻法往古者。

岐伯曰：法往古者，先知《针经》也。验于来今者，先知日之寒温，月之虚盛，以候气之浮沉，而调之于身，观其立有验也①。观于冥冥者，言形气荣卫之不形于外，而工独知之，以日之寒温，月之虚盛，四时气之浮沉，参伍相合而调之，工常先见之，然而不形于外，故曰观于冥冥焉。通于无穷者，可以传于后世也，是故工之所以异也，然而不形见于外，故俱不能见也。视之无形，尝之无味，故谓冥冥，若神仿佛②。虚邪者，八正之虚邪气也。正邪者③，身形若用力，汗出，腠理开，逢虚风，其中人也微，故莫知其情，莫见其形。上工救其萌芽④，必先见三部九候之气，尽调不败而救之，故曰上工。下工救其已成，救其已败。救其已成者，言不知三部九候之相失，因病而败之也。知其所在者，知诊三部九候之病脉处而治之，故曰守其门户焉，莫知其情而见邪形也。

【注释】①立：时间副词，有"即"的意思。 ②仿佛：模糊，看不清楚。 ③正邪：与能致人生病的虚邪相对，为自然界正常之风。当人体虚弱汗出腠理开张时也能伤人，故曰正邪。 ④萌芽：指疾病刚刚发生。

【译文】黄帝道：说得好。取法星辰的道理，我已经听到了。希望再听听效法往古的道理。

岐伯说：效法往古，要先懂得《针经》。要想把前人的针术在现在加以验证，先要知道太阳的寒温，月亮的盈虚，来候察气的浮沉，来给病人进行调整，就会看到它是立有效验的。所谓"观于冥冥"，是说血气荣卫的变化并不显露于外，而医生却能懂得。这就是把太阳的寒温，月亮的盈虚，四时气候的浮沉等情况综合起来考察以调整病人。这样，医生就常能预见病情，然而疾病尚未显露于外，所以叫"观于冥冥"。所谓"通于无穷"，是说医生的高超技术可以流传后世，这就是医生与一般人不同的地方。不过是病情还没有显露出来,大家都不能发现罢了。看不见形象,尝不到味道,所以叫作"冥冥",就像神灵一样若隐若现,难以捉摸。虚邪,就是四时八节的病邪。正邪,就是身体因劳累出汗,腠理开张,而为虚风侵袭。正邪伤人轻微,所以一般人,不了解它的病情,看不到它的病象。高明的医生,在疾病刚开始就救治,先去候察三部九候之脉气,及时调治,不使脉气衰败,所以疾病容易痊愈,所以叫高明的医生。而低劣的医生,却等疾病已形成或疾病已经败坏时才治疗,等到病已形成后才治疗就是不懂得三部九候之脉气的混乱是由疾病发展所导致的。他所谓知道疾病的所在,只不过是知道三部九候病脉的所在部位罢了。所以这就像把守门户一样,已经陷入了被动地位。其原因就是不了解病理,而只看到病症的表面现象。

帝曰:余闻补泻,未得其意。

岐伯曰:泻必用方。方者,以气方盛也①,以月方满也,以日方温也,以身方定也,以息方吸而内针②,乃复候其方吸而转针③,乃复候其方呼而徐引针④。故曰泻必用方,其气乃行焉。补必用员。员者行也,行者移也,刺必中其荣⑤,复以吸排针也⑥。故员与方,排针也。故养神者,必先知形之肥瘦,荣卫血气之盛衰。血气者,人之神,不可不谨养。

【注释】①方盛:正盛。 ②内(nà)针:进针。内,动词,入内,即进针。 ③转针:捻转针。 ④引针:拔出针。引的本意是拉弓,有外拉的趋势,引申有抽出、拔出的意思。 ⑤荣:指荣分、血脉。 ⑥排针:推移其针。排,布列,推移。

【译文】黄帝道:我听说针法有补有泻,但不懂它的涵义。

岐伯说:泻法必须掌握一个"方"字。因为"方"就是病人邪气正盛、月亮正圆、天气正温和、身体尚安定的时候。要在病人正吸气的时候进针,再等到他正吸气的时候转针。还要等他正呼气的时候慢慢地拔出针来,所以说"泻必用方",这样,邪气排出,正气流畅,病就会好了。补法必须掌握一个"圆"字,"圆"就是使气运行的意思,行气就是导移血气以至病所,针刺时必须达到荣分,还要在病人吸气时推移其针。所以说圆与方的行针,都要用排针之法。所以善用针术养神的人，必须观察病人形体的肥瘦和荣卫血气的盛衰。因为血气是人的神气寄存之处，不可不谨慎调养。

帝曰：妙乎哉论也！合人形于阴阳四时，虚实之应，冥冥之期，其非夫子孰能通之。然夫子数言形与神，何谓形？何谓神？愿卒闻之。

【译文】黄帝说：讲得妙极了！把人的形体与阴阳四时结合起来，虚实的感应，无形的病况，要不是先生您谁能明白呢？然而先生多次说到形和神，究竟什么叫形神？希望详细听听。

岐伯曰：请言形，形乎形，目冥冥。问其所病，索之于经。慧然在前。按之不得，不知其情，故曰形。

【译文】岐伯说：请让我先讲形。所谓形，就是说还没有对疾病看得很清楚。问病人的病痛，再从经脉的变化去探索，病情才突然出现在眼前。要是按寻而不可得，便不知道病情了。因为靠诊察形体，才能知道病情，所以叫作形。

帝曰：何谓神？

岐伯曰：请言神，神乎神，耳不闻。目明心开而志先，慧然独悟，口弗能言①。俱视独见②，适若昏③，昭然独明④，若风吹云，故曰神。三部九候为之原，九针之论不必存也。

【注释】①口弗能言：不能用言语形容。　②俱视独见：大家共同察看，唯有自己能看见。　③适：刚才。　④昭然：明显、显著。独：又。

【译文】黄帝道，那么什么叫神呢？

岐伯说：所谓神，就是耳不闻杂声，目不见异物，心志开朗，非常清醒地领悟其中的道理，但这不是用言语所能表达的。有如观察一种东西，大家都在看，但只是自己看得真，刚才还好像很模糊的东西，突然昭然若揭，好像风吹云散，这就叫作神。对神的领会，是以三部九候脉法为本源的，真能达到这种地步，九针之论，就不必太拘泥了。

太阴阳明论篇第二十九

【题解】

本篇主要阐述太阴、阳明两经的表里关系。文中首先着重讨论二经的异位、异病,继而讨论脾脏旺于四时,以及脾主四肢,为胃行其津液的道理。因而这两经表里相从,故合论之,以"太阴阳明论"名篇。

黄帝问曰:太阴阳明为表里①,脾胃脉也,生病而异者何也?

岐伯对曰:阴阳异位,更虚更实,更逆更从②,或从内,或从外,所从不同,故病异名也。

【注释】①太阴:足太阴脾经。阳明:足阳明胃经。 ②更(gēng)虚更实,更逆更从:虚实逆从随着脾胃之气的变化而变更。

【译文】黄帝问:太阴、阳明两经,互为表里,即脾胃二脉,而所生的疾病不同,这是什么道理呢?岐伯答道:脾属阴经,胃属阳经,二经循行的路线不同,或虚、或实、或顺、或逆也各不相同。或者从内,或者从外,发病的原因又不同,所以病名也就不同了。

帝曰:愿闻其异状也。

岐伯曰:阳者,天气也,主外;阴者,地气也,主内。故阳道实,阴道虚。故犯贼风虚邪者①,阳受之②;食饮不节起居不时者,阴受之③。阳受之则入六腑,阴受之则入五脏。入六腑则身热不时卧,上为喘呼;入五脏则䐜满闭塞,下为飧泄,久为肠澼。故喉主天气,咽主地气。故阳受风气,阴受湿气。故阴气从足上行至头,而下行循臂至指端;阳气从手上行至头,而下行至足。故曰阳病者上行极而下,阴病者下行极而上。故伤于风者,上先受之;伤于湿者,下先受之。

【注释】①贼风虚邪：泛指四时不正之气。 ②阳：指肌表阳气。 ③阴：指内在阴气。

【译文】黄帝道：希望听听不同情况。

岐伯说：阳属天气，为人体的外在护卫；阴属地气，为人体的内在营养。外邪有余多犯阳经，所以阳道常实；内伤不足多伤阴经，所以阴道常虚。所以贼风虚邪伤人时，阳分首当其冲；而饮食不慎，起居失调，阴分独受其害。外表受病，就传入六腑；内里受病，就传入五脏。邪入六腑，就会发热，不能安眠，喘促；病在五脏，就会胀满发闷，飧泄，经过一段时间，会成为痢疾。喉是管呼吸的，所以主天气；咽是管进食的，所以主地气。阳经易感风邪，阴经易感湿邪。三阴之经脉，是由足上行至头，由头而下循臂至手指尖端。三阳之经脉，是由手上行至头，再下至足。所以阳经的病邪，先上行到极点，再向下行；阴经的病邪，先向下行到极点，再向上行。因此外感风邪，多在上部；外中湿气，多在下部。

帝曰：脾病而四支不用，何也？

岐伯曰：四支皆禀气于胃，而不得至经①，必因于脾，乃得禀也。今脾病不能为胃行其津液，四支不得禀水谷气，气日以衰，脉道不利，筋骨肌肉，皆无气以生，故不用焉②。

【注释】①不得至经：胃气不能直接达到四肢。 ②不用：不能活动。

【译文】黄帝问：脾一有病四肢就不能正常活动，是什么道理？

岐伯说：四肢都从胃接受营养之气。但是胃气不能直达到四肢，必须通过脾的运化，水谷津液才能布达于四肢。如今脾有病了，不能把胃的水谷津液输送出去，四肢得不到水谷精气，一天一天地衰弱，经脉不利，筋骨肌肉也因无营养之气来充实，所以四肢就不能活动了。

帝曰：脾不主时何也？

岐伯曰：脾者土也，治中央①，常以四时长四脏，各十八日寄治②，不得独主于时也。脾脏者常著胃土之精也③，土者生万物而法天地，故上下至头足④，不得主时也。

【注释】①治：主。中央：脾在五行中属土，位居中央。 ②寄治：每季末有十八日为脾寄旺时间，谓之寄治。寄，寄托、寄寓。 ③著（zhù）胃土之精：胃土受纳腐熟的水谷精微能够昭明于外，全赖脾脏之气的运行布散。著，显明。 ④上下至头足：上至头，下至足，无所不到。

【译文】黄帝道：脾脏不能单独主一个时季，是什么原因？

岐伯说：脾属土而位居中央，它经常从四时里分旺于四脏，就是在四季之末各十八日里，不能单独主一个季节。因为脾脏经常为胃土转输水谷精气，如天地生养万物一样，从头至足，无处不到，所以不单主一个季节。

帝曰：脾与胃以膜相连耳，而能为之行其津液何也？

岐伯曰：足太阴者三阴也①，其脉贯胃属脾络嗌，故太阴为之行气于三阴。阳明者表也，五脏六腑之海也，亦为之行气于三阳。脏腑各因其经而受气于阳明，故为胃行其津液。四支不得禀水谷气，日以益衰，阴道不利，筋骨肌肉无气以生，故不用焉。

【注释】①足太阴者，三阴也：三阴，即指太阴。厥阴为一阴，少阴为二阴，太阴为三阴。

【译文】黄帝道：脾和胃通过一膜相连，为什么能够给胃运行津液呢？

岐伯说：足太阴脾经，就是三阴经，它的经脉环绕于胃，连属于脾，联络咽喉，所以太阴经脉能够运输阳明之气，进入手足三阴经。足阳明胃经，是足太阴脾经之表，是五脏六腑的营养之海，所以胃经也能运输太阴之气，进入手足三阳经。五脏六腑都能借助脾经而接受阳明的水谷精气，因此说脾能为胃运送津液。四肢不能接受水谷之气的滋养，一天天地衰弱，阳经脉道不通利，筋骨肌肉无气滋生，所以就痿废不用了。

热论篇第三十一

【题解】

本篇对热病的概念、成因、主证、传变规律、治疗大法、禁忌和预后等问题作了较为系统的论述，是一篇研究热病的重要文献。所以名"热论篇"。东汉医家张仲景创立的六经辨证的理论体系就以《热论篇》为其理论来源之一。

黄帝问曰：今夫热病者①，皆伤寒之类也②。或愈或死，其死皆以六七日之间，其愈皆以十日以上者，何也？不知其解，愿闻其故。

【注释】①热病：指一切外感发热性疾病，如温病、暑病、风病等。②伤寒：指广义的伤寒，即多种外感病的总称。

【译文】黄帝问道：一般所谓热病，都属于伤寒一类，有的痊愈了，有的死亡了，死亡的都在六七日之间，痊愈的大约在十日以上，这是什么道理？我不知其中的缘故，希望听听其中的道理。

岐伯对曰：巨阳者①，诸阳之属也。其脉连于风府②，故为诸阳主气也。人之伤于寒也，则为病热，热虽甚不死。其两感于寒而病者③，必不免于死。

【注释】①巨阳：即太阳。巨、太，都是"大"的意思，所以太阳，也称为"巨阳"。 ②风府：穴名，在项后入发际一寸，属督脉。古人认为风邪最易从此处侵入人体，故名风府。 ③其：如果。两感于寒而病者：表里俱受寒邪，也就是阴阳俱病。

【译文】岐伯答道：足太阳经，是诸阳联属会合之处，它的经脉上连风府，所以能够为诸阳主气。人为寒邪所伤，就要发热，如果单是发热，即便热得很厉害，也不会死。但假如阳经、阴经同时感受寒邪为病，就必然死亡。

帝曰：愿闻其状。
岐伯曰：伤寒一日，巨阳受之，故头项痛，腰脊强；二日，阳明受之，阳明主肉，其脉挟鼻络于目，故身热，目疼而鼻干，不得卧也；三日，少阳受之，少阳主胆，其脉循胁络于耳，故胸胁痛而耳聋。三阳经络皆受其病，而未入于脏者，故可汗而已。四日，太阴受之，太阴脉布胃中，络于嗌，故腹满而嗌干；五日，少阴受之，少阴脉贯肾络于肺，系舌本，故口燥舌干而渴；六日，厥阴受之，厥阴脉循阴器而络于肝，故烦满而囊缩①。三阴三阳，五脏六腑皆受病，荣卫不行，五脏不通，则死矣。

【注释】①烦满而囊缩：烦闷并且阴囊紧缩。

【译文】黄帝道：希望听听伤寒的症状。

岐伯说：伤寒第一天，太阳经感受寒邪，所以头项疼痛，腰脊僵硬。第二天，病邪传到阳明。阳明经主肌肉，它的经脉挟鼻，络于目，所以身热、目疼、鼻干、不能安卧。第三天，病邪传到少阳。少阳主胆，它的经脉循行于两胁，络于两耳，所以胸胁痛，耳聋。如果三阳经络都已受病，但还没有传入到脏腑里的，可以用发汗来治愈。第四天，病邪传到太阴。太阴经脉分布于胃，络于咽嗌，所以腹胀满，咽嗌发干。第五天，病邪传入少阴，少阴经脉通肾、络肺，连系舌根，所以口燥，舌干而渴。第六天，病邪传入厥阴。厥阴经脉环绕阴器，络于肝，所以烦闷、阴囊紧缩。如果三阴三阳经、五脏六腑都受了病害，荣卫不能运行，腑脏不通畅，那就要死了。

其不两感于寒者，七日，巨阳病衰，头痛少愈；八日，阳明病衰，身热少愈；九日，少阳病衰，耳聋微闻；十日，太阴病衰，腹减如故，则思饮食；十一日，少阴病衰，渴止不满，舌干已而嚏；十二日，厥阴病衰，囊纵①，少腹微下，大气皆去②，病日已矣。

帝曰：治之奈何？

岐伯曰：治之各通其脏脉，病日衰已矣。其未满三日者，可汗而已；其满三日者，可泄而已。

【注释】①囊纵：阴囊松缓。　②大气：邪气。

【译文】如果不是两感于寒邪，到第七天，太阳病就会减轻，头痛也就会稍好一些。到第八天，阳明病会减轻，身热也会渐渐消退。到第九天，少阳病会减轻，耳聋也会好转而能听到点声音。到第十天，太阴病会减轻，胀起的腹部也会平软得和往常一样，就想吃东西了。到第十一天，少阴病会减轻，口不渴了，也不胀满了。舌也不干了，还会打喷嚏。到第十二天，厥阴病减轻了，阴囊也松缓下来，少腹部也觉得舒服，邪气全退了，病也就好了。

黄帝又问：怎样治疗呢？

岐伯回答说：治疗的方法，应根据脏腑经脉的症状，分别施治，疾病就会日渐衰退。受病未满三天的，可以通过发汗治愈；病已超过三天的，可以通过泻下治愈。

帝曰：热病已愈，时有所遗者①，何也？

岐伯曰：诸遗者，热甚而强食之，故有所遗也。若此者，皆病已衰而热有所藏②，因其谷气相薄，两热相合③，故有所遗也。

帝曰：善。治遗奈何？

岐伯曰：视其虚实，调其逆从，可使必已矣。

帝曰：病热当何禁之？

岐伯曰：病热少愈，食肉则复，多食则遗，此其禁也。

【注释】①遗：遗留的余热。　②热有所藏：残余之热未尽。藏，残留。　③两热：指病的余热和新食谷气的热。

【译文】黄帝道：热病已经好了，常常遗有余热，为什么？

岐伯说：凡是余热，都是因为发热重的时候，还勉强吃东西造成的。像这样，病虽然已经减轻，可是余热未尽，于是谷气与余热搏结在一起，所以就有余热现象。

黄帝说：说得好。那么怎样治疗余热呢？

岐伯说：只要根据病的或虚或实，而分别给以正治和反治，病就会好的。

黄帝道：患了热病有什么禁忌呢？

岐伯说：患热病的，如果稍好些，马上吃肉类食物，就会复发，如果多吃谷食，也会有余热，这就是热病的禁忌。

帝曰：其病两感于寒者，其脉应与其病形何如？

岐伯曰：两感于寒者，病一日，则巨阳与少阴俱病，则头痛口干而烦满；二日，则阳明与太阴俱病，则腹满、身热、不欲食谵言①；三日，则少阳与厥阴俱病，则耳聋囊缩而厥，水浆不入，不知人，六日死。

帝曰：五脏已伤，六腑不通，荣卫不行，如是之后，三日乃死，何也？

岐伯曰：阳明者，十二经脉之长也，其血气盛，故不知人，三日其气乃尽，故死矣。

【注释】①谵言：神志不清，语无伦次。

【译文】黄帝道：假如两感于寒的病人，它的脉象和症状怎样呢？

岐伯说：两感于寒的病人，第一天太阳和少阴二经都患病，就有头痛、口干、烦闷而渴的症状；第二天阳明与太阴二经都患病，就有腹满、发烧、不想吃东西、语无伦次的症状；第三天少阳与厥阴二经都患病，就有耳聋、阴囊紧缩、厥逆的症状。如果再发展到水浆不入口，昏迷不醒，第六天就得死。

黄帝说：病情发展到五脏都已损伤，六腑不通，荣卫不和的地步以后，三天之后就死亡了，这是为什么？

岐伯说：阳明经是十二经脉中最重要的。这一经血气与邪气都盛，正邪相搏，病人容易神志昏迷，三天以后阳明经气已尽，所以就死亡了。

凡病伤寒而成温者①，先夏至日者为病温，后夏至日者为病暑。暑当与汗皆出，勿止。

【注释】①温：此指温热病。

【译文】凡伤于寒邪而变成温病的，在夏至以前发病的叫作温病，在夏至以后发病的叫作暑病。暑病应当发汗，使热从汗出，而不能予止汗。

咳论篇第三十八

【题解】

本篇讨论了各种咳嗽的成因、症状、传变、治疗等，特别指出了咳嗽虽然为肺病，而五脏六腑之病皆能犯肺作咳。因为本篇是专论咳嗽，所以篇名"咳论"。

黄帝问曰：肺之令人咳，何也？

岐伯对曰：五脏六腑皆令人咳，非独肺也。

帝曰：愿闻其状。

岐伯曰：皮毛者肺之合也，皮毛先受邪气，邪气以从其合也①。其寒饮食入胃，从肺脉上至于肺则肺寒，肺寒则外内合邪②，因而客之，则为肺咳。五脏各以其时受病③，非其时各传以与之。人与天地相参④，故五脏各以治时感于寒则受病⑤，微则为咳，甚者为泄为痛。乘秋则肺先受邪，乘春则肝先受之，乘夏则心先受之，乘至阴则脾先受之⑥，乘冬则肾先受之。

【注释】①邪气以从其合也：风寒等邪气侵袭于皮毛，再深入于肺。合，五脏的外合。　②外内合邪：外，皮毛感受风寒邪气。内，胃有寒饮食在内。二者相合而伤肺，这就是"外内合邪"。　③五脏各以其时受病：五脏各有所主的时令，如肝主春，心主夏，脾主长夏，肺主秋，肾主冬，各在主时易受病。　④相参：相合、相应。　⑤治时：指五脏所主的时令，也叫旺时。　⑥至阴：农历六月为至阴，也称季夏。

【译文】 黄帝问道：肺脏能使人咳嗽，为什么？

岐伯回答说：五脏六腑都能使人咳嗽，不只是肺脏能使人咳嗽。

黄帝道：希望听听具体情况。

岐伯说：皮毛主表，和肺是相配合的，皮毛受了寒气，寒气就会侵入肺脏。假若喝了冷水或者吃了冷东西，寒气入胃，从肺脉上注于肺，肺也会因此受寒。这样，内外的寒邪互相结合，留止在肺脏，就成为肺咳。至于五脏六腑的咳嗽，是五脏各在所主的时令受病，并不是肺在它所主之时受病，各自传给它的。人与天地相参应，五脏各在它所主的时令中受了寒邪，便能得病。若轻微的，就是咳嗽；严重的，寒气入里，就成为泻泄、腹痛。一般情况是在秋天肺先受邪，在春天肝先受邪，在夏天心先受邪，在季夏脾先受邪，在冬天肾先受邪。

帝曰：何以异之？

岐伯曰：肺咳之状，咳而喘息有音，甚则唾血①。心咳之状，咳则心痛，喉中介介如梗状②，甚则咽肿喉痹。肝咳之状，咳则两胁下痛，甚则不可以转，转则两胠下满。脾咳之状，咳则右胁下痛，阴阴引肩背③，甚则不可以动，动则咳剧。肾咳之状，咳则腰背相引而痛，甚则咳涎④。

【注释】①唾血：血随咳唾而出。　②介介：形容喉中有物如梗塞状。介，通"芥"，纤芥、细小之物。介介，细小之物给人造成的微细难明的感觉。　③阴阴：即隐隐。　④咳涎：咳出黏沫。

【译文】黄帝问道：怎样来区别这些咳嗽呢？

岐伯说：肺咳的症状，咳嗽的时候，喘息有声音；严重的，还会唾血。心咳的症状，咳嗽的时候，感到心痛，喉中像有东西堵塞，严重的，咽喉肿痛闭塞。肝咳的症状，咳嗽的时候，两胁疼痛，严重的，不能行走，如果行走，两脚就会浮肿。脾咳的症状，咳嗽的时候，右胁痛，隐隐然痛牵肩背；严重的，不能活动，一活动，咳嗽就加重。肾咳的症状，咳嗽的时候，腰背互相牵扯作痛，严重的，就要咳出黏沫来。

帝曰：六腑之咳奈何？安所受病？

岐伯曰：五脏之久咳，乃移于六腑。脾咳不已，则胃受之，胃咳之状，咳而呕，呕甚则长虫出。肝咳不已，则胆受之，胆咳之状，咳呕胆汁。肺咳不已，则大肠受之，大肠咳状，咳而遗矢①。心咳不已，则小肠受之，小肠咳状，咳而失气②，气与咳俱失。肾咳不已，则膀胱受之，膀胱咳状，咳而遗溺。久咳不已，则三焦受之，三焦咳状，咳而腹满，不欲食饮。此皆聚于胃，关于肺，使人多涕唾而面浮肿气逆也[3]。

【注释】①遗矢：即大便失禁。矢，通"屎"。 ②失气：即放屁。③涕唾：稠痰。

【译文】黄帝道：六腑咳嗽的症状怎样？又是怎么得病的呢？

岐伯说：五脏咳嗽，日久不愈，就要转移到六腑。脾咳不好，胃就要受病；胃咳的症状，咳而呕吐，厉害的时候，可呕出蛔虫。肝咳不好，胆就要受病；胆咳的症状，咳嗽起来，可吐出胆汁。肺咳不好，大肠就要受病；大肠咳的症状，咳嗽的时候，大便失禁。心咳不好，小肠就要受病；小肠咳的症状，咳嗽时要放屁，经常是咳嗽和放屁并作。肾咳不好，膀胱就要受病；膀胱咳的症状，咳嗽的时候，小便失禁。以上各种咳嗽，如果经久不愈，那么三焦就要受病；三焦咳的症状，是咳嗽的时候，肚肠胀满，不想吃东西。这些咳嗽，无论是哪一脏腑的病变，其寒邪都是聚合于胃，联属于肺，使人多吐稠痰，面目浮肿，气逆。

帝曰：治之奈何？

岐伯曰：治脏者，治其俞；治腑者，治其合；浮肿者，治其经[1]。

帝曰：善。

【注释】①俞：腧穴。合：合穴。经：经穴。输、合、经穴之义，详见本书《九针十二原》注。

【译文】黄帝问道：治疗的方法怎样？

岐伯说：治疗五脏的咳嗽，要取腧穴；治疗六腑的咳嗽，要取合穴；凡是由于咳嗽而致浮肿的，要取经穴。

黄帝说：说得好！

举痛论篇第三十九

【题解】

本篇运用举例的方法，说明诸诊法的具体运用，并对"九气"致病的病机和症状作了论述。由于篇中举了多种卒痛证候，对其病因病机详加分析，占了大部分篇幅，故名"举痛论"。也有人认为"举"是"卒"（通"猝"）之误，篇名当为"卒痛论"。

黄帝问曰：余闻善言天者，必有验于人；善言古者，必有合于今；善言人者，必有厌于己①。如此，则道不惑而要数极②，所谓明也。今余问于夫子，令言而可知③，视而可见④，扪而可得⑤，令验于己，而发蒙解惑，可得而闻乎？

岐伯再拜稽首对曰：何道之问也？

帝曰：愿闻人之五脏卒痛⑥，何气使然？

岐伯对曰：经脉流行不止，环周不休。寒气入经而稽迟⑦，泣而不行，客于脉外则血少，客于脉中则气不通，故卒然而痛。

【注释】①厌：合。 ②要数：要理，最重要的道理。 ③言而可知：指问诊，即通过询问病人而知病情。 ④视而可见：指望诊，即通过望色而知病情。 ⑤扪而可得：指切诊，即通过触按而知病情。 ⑥卒痛：突然疼痛。卒，通"猝"。 ⑦稽迟：留滞不行。

【译文】黄帝问道：我听说善于谈论天道的，必能从人事上验证天道；善于谈论往古的，必能把过去与现在结合起来；善于谈论他人的，必能结合自己。这样，对于医学道理，才可无所疑惑，而得其真理，才算真正明白。现在我要问你的是：言而可知，视而可见，扪而可得的诊法，使自己有所体验，启发蒙昧，解除疑惑，能够听听吗？

岐伯回答说：你要问哪些道理？

黄帝说：我希望听听五脏突然作痛，是什么邪气造成的呢？

岐伯回答说：人身经脉中的气血周流全身，循环不息。寒气侵入了经脉，经血就会留滞，凝涩而不畅通。假如寒邪侵袭在经脉之外，血液就会减少；若侵入脉中，则脉气不通，就会突然作痛。

帝曰：其痛或卒然而止者，或痛甚不休者，或痛甚不可按者，或按之而痛止者，或按之无益者，或喘动应手者，或心与背相引而痛者，或胁肋与少腹相引而痛者，或腹痛引阴股者①，或痛宿昔而成积者②，或卒然痛死不知人，有少间复生者，或痛而呕者，或腹痛而后泄者，或痛而闭不通者，凡此诸痛，各不同形，别之奈何？

【注释】①阴股：股，大腿。阳为外，阴为内。阴股为大腿内侧。 ②宿昔：经久的意思。宿是隔夜，昔是往昔；二字合用表示经久之意。成积：形成积聚，指小肠气。

【译文】黄帝道：有的疼痛忽然自止；有的剧痛而不能止；有的痛得厉害，不可揉按；有的揉按痛就可止住；有的虽然揉按，也没有效果；有的痛处跳动应手；有的痛时心与背牵引作痛；有的胁肋和小腹牵引作痛；有的腹痛牵引大腿内侧；有疼痛日久不愈而成小肠气的；有忽然痛得昏死不知人事，过一会儿才苏醒的；有疼痛而且呕吐的；有腹痛而且泄泻的；有疼痛而且胸闷不舒通的。所有这些疼痛，表现各不相同，怎样区别呢？

岐伯曰：寒气客于脉外则脉寒，脉寒则缩踡①，缩踡则脉绌急②，绌急则外引小络，故卒然而痛，得炅则痛立止③；因重中于寒，则痛久矣。

【注释】①缩踡：收缩不伸。 ②绌（chù）急：屈曲拘急。绌，假借为"诎"（qū），实即"曲"。 ③炅（jiǒng）：热。炅，从日、从火，火、日都是发热之物，故炅是热的意思。

【译文】岐伯说：寒气侵犯于脉外，则脉受寒，脉受寒就收缩，收缩则脉屈曲拘急不舒，因而牵引在外的细小脉络，就会忽然发生疼痛。但只要得热，疼痛就会停止。因而再感受寒气，疼痛就会很久不好了。

寒气客于经脉之中，与炅气相薄则脉满①，满则痛而不可按也。寒气稽留②，炅气从上，则脉充大而血气乱，故痛甚不可按也。

【注释】①相薄：相互交迫。 ②稽留：停留。

【译文】寒气侵犯到经脉之中，与经脉中的热气相互搏结，就会经脉满盛，满盛则实，所以痛得不能按。寒气停留，热气跟随而来，冷热相搏，则经脉充溢满大，气血混乱，就会痛得厉害不能触按。

寒气客于肠胃之间，膜原之下①，而不得散，小络急引故痛，按之则血气散，故按之痛止。

【注释】①膜原：指胸膜与膈肌之间的部分。一说为肠胃之脂膜。张志聪："膜原者，连于肠胃之脂膜，亦气分之腠理。"膜原，就是人体内的筋膜组织。张志聪认为寒气侵入肠胃膜原之间会使小络（小的血脉）拘急而疼痛。因为膜原之间有小络。

【译文】寒气侵入肠胃之间，膜原之下，不能散开，细小的脉络因之绷急牵引而痛，以手揉按，则血气可以散行，所以按之疼痛就停止。

寒气客于侠脊之脉则深①，按之不能及，故按之无益也。

【注释】①侠脊之脉：指督脉。

【译文】寒气侵入了督脉，因病位较深，即使重按也不能到达病所，所以按之也无作用。

寒气客于冲脉，冲脉起于关元，随腹直上。寒气客则脉不通，脉不通则气因之，故喘动应手矣。

【译文】寒气侵入到冲脉，冲脉从关元穴起，循腹上行。所以冲脉的血气不得流通，那么邪气就聚集此处而不通畅，所以触诊腹部就会应手而痛。

寒气客于背俞之脉则脉泣①，脉泣则血虚，血虚则痛，其俞注于心，故相引而痛，按之则热气至，热气至则痛止矣。

【注释】①背俞之脉：足太阳脉。脉泣（sè）：血脉凝涩。

【译文】寒气侵入到背腧脉，则血脉流通凝涩，血脉凝涩则血虚，血虚则疼痛。因为背腧上注于心，所以互相牵引作痛。用手按之则热气积聚，热气到达病所，疼痛就可停止。

寒气客于厥阴之脉，厥阴之脉者，络阴器系于肝。寒气客于脉中，则血泣脉急，故胁肋与少腹相引痛矣。

【译文】寒气侵入到厥阴脉，厥阴脉连络阴器，并系于肝。寒气侵入脉中，血涩不得流畅，脉道紧急，所以胁肋与少腹互相牵引而作痛。

厥气客于阴股，寒气上及少腹，血泣在下相引，故腹痛引阴股。

【译文】寒气逆行侵入到阴股，气血不和累及少腹，阴股之血凝涩，在下相引，所以腹痛连于阴股。

寒气客于小肠膜原之间，络血之中，血泣不得注于大经，血气稽留不得行，故宿昔而成积矣。

【译文】寒气侵入到小肠膜原之间，络血之中，血脉凝涩，不能贯注到大经脉里去，因而血气留停，不得畅通，这样日久就成小肠气了。

寒气客于五脏，厥逆上泄①，阴气竭，阳气未入，故卒然痛死不知人，气复反则生矣②。

【注释】①厥逆上泄：脏气厥逆而上壅。　②气复反：阳气恢复。反，"返"的古字。

【译文】寒气侵入到五脏，则厥逆之气上壅，阴气竭绝，阳气郁遏不通，所以忽然痛死，不知人事；如果阳气恢复，仍然可以苏醒。

寒气客于肠胃，厥逆上出①，故痛而呕也。

【注释】①厥逆上出：肠胃之气上逆。

【译文】寒气侵入肠胃，厥逆之气上行，所以发生腹痛并且呕吐。

寒气客于小肠，小肠不得成聚①，故后泄腹痛矣②。

【注释】①成聚：指小肠受盛容留水谷的作用。　②后泄：大便泄泻。

【译文】寒气侵入到小肠，小肠失其受盛作用，水谷不得停留，所以就后泄而腹痛了。

热气留于小肠，肠中痛，瘅热焦渴①，则坚干不得出，故痛而闭不通矣。

【注释】①瘅热：大热。

【译文】热气蓄留于小肠，肠中要发生疼痛，并且发热干渴，大便坚硬不得出，所以就疼痛而大便不通了。

帝曰：所谓言而可知者也。视而可见，奈何？

岐伯曰：五脏六腑固尽有部①，视其五色，黄赤为热，白为寒，青黑为痛，此所谓视而可见者也。

【注释】①固尽有部：面部各有五脏六腑所属的部位。

【译文】黄帝说：以上病情，是从问诊中可以了解的。那么通过望诊可以了解病情又如何？

岐伯说：五脏六腑，在面部各有自己所属的部位，观察面部的五色，黄色和赤色为热，白色为寒，青色和黑色为痛，这就是所谓的视而可见的。

帝曰：扪而可得，奈何？

岐伯曰：视其主病之脉，坚而血及陷下者，皆可扪而得也。

【译文】黄帝说：通过触诊了解病情是怎样的？

岐伯说：要看他主病的脉象。坚实的、有淤血以及经脉陷下，都可用手触切而得知。

帝曰：善。余知百病生于气也。怒则气上，喜则气缓，悲则气消，恐则气下，寒则气收，炅则气泄，惊则气乱，劳则气耗，思则气结①。九气不同，何病之生？

岐伯曰：怒则气逆，甚则呕血及飧泄，故气上矣。喜则气和志达，荣卫通利，故气缓矣。悲则心系急，肺布叶举而上焦不通，荣卫不散，热气在中，故气消矣。恐则精却②，却则上焦闭，闭则气还，还则下焦胀，故气不行矣。寒则腠理闭，气不行，故气收矣。炅则腠理开，荣卫通，汗大泄，故气泄。惊则心无所倚，神无所归，虑无所定，故气乱矣。劳则喘息汗出，外内皆越③，故气耗矣。思则心有所存，神有所归，正气留而不行，故气结矣。

【注释】①气上：气上逆。气缓：气涣散不收。气消：气消沉。气下：气下陷。气收：气收聚。气泄：气外泄。气乱：气混乱。气耗：气耗散。气结：气郁结。 ②精却：精气衰退。 ③越：散发。

【译文】黄帝道：说得好！我听说各种疾病是由于气的逆乱而发生的。如暴怒则气上逆，大喜则气涣散，悲哀则气消沉，恐惧则气下陷，遇寒则气收聚，受热则气外泄，过惊则气混乱，过劳则气耗损，思虑则气郁结，这九种气的变化各不相同，都能导致什么病呢？

岐伯说：大怒则气上逆，严重的，可以引起呕血和飧泄，所以说是"气上逆"。高兴气就和顺，情志畅达，营卫之气通利，所以说是"气缓"。悲哀过甚则心系绷急，肺叶胀起，上焦不通，营卫之气不得布散，热气在内不散，所以说是"气消"。恐惧就会使精气衰退，精气下衰就要使上焦闭塞，上焦不通，还于下焦，气郁下焦，就会胀满，所以说是"气下"。寒冷之气，能使腠理密闭，营卫之气不得流行，所以说是"气收"。热则腠理开泄，营卫之气大通，汗大出，所以说是"气泄"。过惊则心无依靠，神气不能归心，心中疑虑不定，所以说是"气乱"。过劳则喘息汗出，里外都散发消耗，所以说是"气耗"。忧思过多心气就凝滞，精神偏滞，不能畅行周身，气就会留滞而不能运行，所以说是"气结"。

风论篇第四十二

【题解】

本篇论述了风邪的性质、致病特点以及多种风病的病因、病机、分类、症状和诊察方法。由于专论风之为病，故篇名"风论"。

黄帝问曰：风之伤人也，或为寒热，或为热中，或为寒中，或为疠风，或为偏枯，或为风也。其病各异，其名不同。或内至五脏六腑。不知其解，愿闻其说。

【译文】黄帝问道：风邪伤害人体，有的发为寒热，有的发为内热，有的发为内寒，有的成为疠风，有的成为偏枯，全由风邪引起，但病情不一样，病名也不相同。有的侵入内部，达到五脏六腑之间。我不了解这其中的道理，希望听你谈谈。

岐伯对曰：风气藏于皮肤之间，内不得通，外不得泄。风者善行而数变，腠理开则洒然寒①，闭则热而闷。其寒也则衰食饮，其热也则消肌肉。故使人怢慄而不能食②，名曰寒热。

【注释】①洒（xiǎn）然：寒冷貌。 ②怢（tū）慄（lì）：振寒貌。

【译文】岐伯回答说：风气侵入了皮肤里面，既不能在内部流通，又不能向外部疏泄。风行动最快，变化多端。腠理开张的时候，会使人觉得寒冷；腠理关闭的时候，会使人觉得发热烦闷。寒冷时就会饮食减退，发热时就会肌肉消瘦，所以使人突然寒冷而不想吃东西，病名叫作寒热。

风气与阳明入胃①，循脉而上至目内眦②。其人肥，则风气不得外泄，则为热中而目黄；人瘦则外泄而寒，则为寒中而泣出。

【注释】①风气与阳明入胃：风气从阳明经入胃。 ②眦（zì）：眼角。

【译文】风气从阳明经入胃，循着经脉上行一直到目内眦。如果是胖人，风邪就不易向外发散，稽留体内，成为内热，出现眼珠发黄。如果是瘦人，阳气容易向外发泄而寒冷，就会成为内寒，而不时流泪。

风气与太阳俱入，行诸脉俞，散于分肉之间，与卫气相干。其道不利，故使肌肉愤䐜而有疡①。卫气有所凝而不行，故其肉有不仁也。疠者②，有荣气热胕，其气不清，故使其鼻柱坏而色败，皮肤疡溃。风寒客于脉而不去，名曰疠风，或名曰寒热。

【注释】①愤䐜：高起肿胀。　②疠(lì)：繁体字作"癘"，旧读lài，麻风病。萬的本意是虫子，古人可能认为癘病（麻风病）是由虫子引起的，所以造"癘"字。"萬"用作数量词千百万的"万"是假借。

【译文】风气从太阳经脉侵入人体，流行于各经腧穴，散布在肉分之间，和卫气纠缠在一起。这样，气道不通畅，肌肉就会肿起而成为疮疡。如因卫气有所凝滞，运行不畅，那么肌肉就会麻木不仁。疠风，是荣气有热，血气不清，所以致使鼻柱损伤，面色变坏，皮肤溃烂。因为风寒久留在经脉里而不能去，所以叫作疠风。有的又称寒热。

以春甲乙伤于风者，为肝风；以夏丙丁伤于风者，为心风；以季夏戊己伤于邪者，为脾风；以秋庚辛中于邪者，为肺风；以冬壬癸中于邪者，为肾风。

【译文】在春季甲乙日伤风的，是肝风；在夏季丙丁日伤风的，是心风；在季夏戊己日伤风的，是脾风；在秋季庚辛日中风的，是肺风；在冬季壬癸日中风的，是肾风。

风中五脏六腑之俞，亦为藏腑之风，各入其门户①，所中则为偏风②。风气循风府而上，则为脑风③；风入系头，则为目风④，眼寒。饮酒中风，则为漏风⑤。入房汗出中风，则为内风⑥。新沐中风⑦，则为首风。久风入中，则为肠风、飧泄。外在腠理，则为泄风。故风者，百病之长也。至其变化，乃为他病也，无常方，然致有风气也。

【注释】①门户：指五脏六腑之腧穴，为风邪入络、入经、入腑、入脏的通道。　②偏风：偏枯，即半身不遂。　③脑风：风邪由风府上入于脑而成脑风。表现为剧烈头痛，甚至有发热及神昏抽搐等症状。　④目风：风邪侵入目系，成为目风。表现目痛而有冷的感觉，畏风羞明。　⑤漏风：又称酒风。不论冬夏，额上常有汗出，甚至全身大汗、喘息、口渴，不能操劳。

漏，即指汗流如漏。 ⑥内风：房事后汗出，为风邪所伤，嗽而面赤。内，房事的避讳语。 ⑦新沐：刚刚洗过头。

【译文】风邪侵入到五脏六腑的腧穴，就变成了五脏六腑的风。无论是络、经、脏、腑，只要风邪从其门户入侵，就成为偏风。风邪侵入后，从风府沿经脉上行至脑，就成为脑风；风入头中的目系，就成为目风；睡觉着凉，并且醉后感受风邪，就成为漏风；入房时汗出，感受风邪，就成为内风；刚洗完头，感受风邪，就成为首风；风邪久留肌腠，伤及脾胃，就成为肠风飧泄；外在腠理之间的，就成为泄风。所以风是引起各种疾病的主要因素，它的变化极多，而且变生其他疾病时，没有一定的规律。但是致病的原因，归根到底来自风气的侵入。

帝曰：五脏风之形状不同者何？愿闻其诊及其病能①。

【注释】①病能：即病态。能，通"态"。

【译文】黄帝说：五脏风的症状，都有哪些不同？希望听听诊察的要点和病态表现。

岐伯曰：肺风之状，多汗恶风，色皏然白①，时咳短气。昼日则差②，暮则甚。诊在眉上，其色白。

【注释】①皏（pěng）然：白貌。 ②差（chài）：通"瘥"，病减轻或痊愈。

【译文】岐伯说：肺风的症状是多汗怕风，面色白，时而咳嗽气短。白天较轻，傍晚较重。诊察时要注意眉上部位，色白即是。

心风之状，多汗恶风，焦绝①，善怒吓②，赤色。病甚则言不可快。诊在口，其色赤。

【注释】①焦绝：憔悴枯绝。焦，通"憔"。②吓：怒斥声。

【译文】心风的症状是多汗怕风，形体干瘦，经常发怒，呵斥他人，面色红。病重时，说话不爽快。诊察要注意口舌，当见赤色。

肝风之状，多汗恶风，善悲。色微苍，嗌干善怒，时憎女子①。诊在目下，其色青。

【注释】①憎女子：厌恶女人。

【译文】肝风的症状是多汗怕风，易悲伤。面色微青，咽喉干燥，容易发怒，不时厌恶女人。诊察时要注意目下，当见青色。

脾风之状，多汗恶风，身体怠惰，四肢不欲动。色薄微黄，不嗜食。诊在鼻上，其色黄。

【译文】脾风的症状是多汗怕风，身体疲倦，四肢不愿意活动。面色微黄，不想吃东西。诊察时要注意鼻上，当见黄色。

肾风之状，多汗恶风，面痝然浮肿①，脊痛不能正立。其色炲，隐曲不利②。诊在肌上，其色黑。

【注释】①痝（máng）然：浮肿貌。 ②炲（tái）：煤烟灰。隐曲不利：小便不利。隐曲，隐秘委曲之事，指小便。

【译文】肾风的症状是多汗怕风，面部浮肿，腰脊疼痛，不能长时间站立。面色黑得像烟煤，小便不通畅。诊察时要注意面颊，当见黑色。

胃风之状，颈多汗，恶风，食饮不下，鬲塞不通，腹善满。失衣则䐜胀①，食寒则泄。诊形瘦而腹大。

【注释】①失衣：少穿衣服。

【译文】胃风的症状是颈部多汗怕风，食饮不下，膈部痞塞不通，腹容易撑满。衣服穿少了，腹部就容易胀满。吃了凉东西，就要泄泻。诊察时要注意病人形瘦腹大的特点。

首风之状，头面多汗恶风，当先风一日则病甚①，头痛不可以出内，至其风日，则病少愈。

【注释】①当先风一日：即发风病的前一天。

【译文】头风的症状是头面部多汗怕风，在风气将发的前一天，就感到很痛苦，头痛得厉害，不愿到外面去。到了风胜那天，头痛的情况，反而会减轻。

漏风之状，或多汗，常不可单衣①。食则汗出，甚则身汗，喘息恶风。衣常濡②，口干善渴，不能劳事③。

【注释】①常不可单衣：穿单衣也感到有汗出。　②濡：湿。　③不能：不耐。

【译文】漏风的症状是有的汗出得多，连单薄的衣服也不能穿。一吃饭就出汗，甚至全身汗出喘息、怕风。衣裳总是湿漉漉的，口干易渴，受不了劳累。

泄风之状①，多汗，汗出泄衣上。口中干，不能劳事，身体尽痛则寒。

帝曰：善！

【注释】①泄风：指内风。

【译文】内风的症状是多汗，汗出多了，沾湿衣裳。口中干燥，禁受不了劳累，周身疼痛并且怕冷。

黄帝说：说得好。

痹论篇第四十三

【题解】

痹，闭也，闭阻不通之义。痹病为邪风侵袭于肌肉骨节经络之间，导致气血运行不畅或闭阻不通，引起肢节疼痛、麻木、屈伸不利的病证；还包括邪气所引起的全身性的多种疾病在内。由于本篇系统论述了痹病的病因、病机、症状、分类、治法和预后等，所以篇名叫"痹论"。

黄帝问曰：痹之安生①？

岐伯对曰：风寒湿三气杂至合而为痹也。其风气胜者为行痹，寒气胜者为痛痹，湿气胜者为著痹也②。

【注释】①痹：闭阻不通。 ②行痹：又称"风痹"。表现为肢节疼痛，游走不定。痛痹：又称"寒痹"。表现为肢体疼痛较重，得热则缓，遇冷加剧。著痹：又称"湿痹"。表现为肢体疼痛重著，固定不移，或肌肉麻木。

【译文】黄帝问道：痹病是怎样发生的？

岐伯回答说：风、寒、湿三气混杂在一起入侵人体而形成痹证。风偏重的，叫行痹；寒偏重的，叫痛痹；湿偏重的，叫作著痹。

帝曰：其有五者，何也？

岐伯曰：以冬遇此者，为骨痹①；以春遇此者，为筋痹②；以夏遇此者，为脉痹③；以至阴遇此者，为肌痹④；以秋遇此者，为皮痹⑤。

【注释】①骨痹：病名。表现为骨痛，身重，四肢沉重难举。 ②筋痹：病名。表现为筋脉拘急，关节疼痛，难以屈伸。 ③脉痹：病名。表现为不规则的发热，肌肤有灼热感，疼痛，皮肤或见红斑。 ④肌痹：病名。表现为肌肉麻木，或酸痛无力、困倦、出汗等。 ⑤皮痹：病名。表现为皮肤枯槁麻木，微觉痛痒。

【译文】黄帝道：痹病分为五种，都是什么？

岐伯说：在冬天得病的叫骨痹；在春天得病的叫筋痹；在夏天得病的叫脉痹；在季夏得病的叫肌痹；在秋天得病的叫皮痹。

帝曰：内舍五脏六腑，何气使然？

岐伯曰：五脏皆有合，病久而不去者，内舍其合也①。故骨痹不已，复感于邪，内舍于肾；筋痹不已，复感于邪，内舍于肝；脉痹不已，复感于邪，内舍于心；肌痹不已，复感于邪，内舍于脾；皮痹不已，复感于邪，内舍于肺。所谓痹者，各以其时重感于风寒湿之气也②。

【注释】①内舍：指病邪居留潜藏于内。合：五脏与五体内外相应。②各以其时：指五脏所主的季节，如肝主春，心主夏，脾主长夏，肺主秋，肾主冬。

【译文】黄帝道：痹病的病邪有内藏于五脏六腑的，这是什么气使它这样的呢？

岐伯说：五脏都有外合的筋、脉、肉、皮、骨，病邪久留在体表不去，就会侵入它所相应的内脏。所以骨痹不愈，又感受了邪气，就内藏于肾；筋痹不愈，又感受了邪气，就内藏于肝；脉痹不愈，又感受了邪气，就内藏于心；肌痹不愈，又感受了邪气，就内藏于脾；皮痹不愈，又感受了邪气，就内藏于肺。所谓的痹病，是在五脏所主季节里感受风、寒、湿三气所形成的。

凡痹之客五脏者，肺痹者，烦满喘而呕。心痹者，脉不通，烦则心下鼓①，暴上气而喘②，嗌干善噫，厥气上则恐。肝痹者，夜卧则惊，多饮数小便，上为引如怀。肾痹者，善胀③，尻以代踵，脊以代头④。脾痹者，四肢解堕⑤，发咳呕汁，上为大塞⑥。肠痹者，数饮而出不得，中气喘争⑦，时发飧泄。胞痹者，少腹膀胱按之内痛，若沃以汤⑧，涩于小便，上为清涕。

【注释】①心下鼓：心下如敲鼓，即心悸。②暴上气而喘：气逆上冲而致喘。③善胀：肿胀，胀满。善，容易，经常出现。④尻以代踵：能坐不能行。尻，臀。踵，足。脊以代头：背曲头俯不能仰，脊骨高耸反过于头。⑤四肢解（xiè）堕：四肢困倦无力。⑥大塞：即痞塞。⑦中气喘争：肠胃之气上迫于肺以致喘息气急。⑧若沃以汤：好像浇了热水的样子。汤，热水。

【译文】凡痹病侵入到五脏：肺痹的症状，是烦闷，喘息而呕。心痹的症状，是血脉不通，心烦而且心跳，暴气上冲而喘，咽喉干燥，经常嗳气。逆气上乘于心，就令人惊恐。肝痹的症状，是夜间睡眠多惊，好饮水，小便次数多，上引少腹，膨满的情况像怀孕时一样。肾痹的症状，是浑身肿胀，胀得能坐而不能行，能低头而不能仰头，好像用尾骨着地，又好像颈骨下倾，脊骨上耸一样。脾痹的症状，是四肢倦怠无力，咳嗽，呕吐清汁，胸部痞塞。肠痹的症状，是常常喝水而小便困难，中气上逆，喘而急迫，有时要发生飧泄。胞痹的症状，是手按小腹、膀胱，内有痛感，且腹中觉热，好像浇了热水一样，小便涩滞，上部鼻流清涕。

阴气者①，静则神藏，躁则消亡。饮食自倍，肠胃乃伤②。淫气喘息，痹聚在肺；淫气忧思，痹聚在心；淫气遗溺，痹聚在肾；淫气乏竭③，痹聚在肝；淫气肌绝，痹聚在脾。诸痹不已，亦益内也。其风气胜者，其人易已也。

【注释】①阴气：此处指五脏精气。 ②饮食自倍，肠胃乃伤：如果饮食过多了，肠胃就要受到损伤。自，若，如果。 ③乏竭：疲乏口渴。

【译文】五脏的阴气，安静时就精神内藏，躁动时就易于耗散。假如饮食过多了，肠胃就要受伤。气失其平和而喘息迫促，那么风寒湿的痹气就容易凝聚在肺；气失其平和而忧愁思虑，那么风寒湿的痹气就容易凝聚在心；气失其平和而遗尿，那么风寒湿的痹气就容易凝聚在肾；气失其平和而疲乏口渴，那么风寒湿的痹气就容易凝聚在肝；气失其平和而过饥伤胃，那么风寒湿的痹气就容易凝聚在脾。各种痹病日久不愈，会越来越往人体的内部发展。如属于风气较胜的，那么病人就比较容易痊愈。

帝曰：痹，其时有死者，或疼久者，或易已者，其故何也？
岐伯曰：其入脏者死，其留连筋骨者疼久①，其留皮肤间者易已。

【注释】①留连：即流连。

【译文】黄帝问：痹病常常有死的，有疼痛很久不好的，有很快就好的，这是什么缘故？

岐伯说：痹病侵入五脏，就会死亡；缠绵在筋骨里的，疼痛就会长久不好；如邪气只留在皮肤里的，那就容易好。

帝曰：其客于六腑者，何也？

岐伯曰：此亦其食饮居处①，为其病本也。六腑亦各有俞②，风寒湿气中其俞，而食饮应之，循俞而入，各舍其府也。

【注释】①此亦其食饮居处：饮食不节，居处失宜，是六腑痹致病的根本原因。　②六腑亦各有俞：六腑各有腧穴。"亦"句中语助词，没有实在意义。

【译文】黄帝道：痹病有的侵入到六腑，是什么情况？

岐伯说：这是由于饮食不节，居处失宜，成为腑痹的根本原因。六腑各有腧穴，风、寒、湿三气从外侵袭了一定的腧穴，而又内伤饮食，外内相应，病邪就循着腧穴而入，各自潜留在本腑。

帝曰：以针治之，奈何？

岐伯曰：五脏有俞①，六腑有合②，循脉之分，各有所发，各随其过则病瘳也③。

【注释】①五脏有俞：即五脏各有腧穴。如肝腧太冲，心腧大陵，脾腧太白，肺腧太渊，肾腧太溪。　②六腑有合：六腑各有合穴。如胃之合三里，胆之合阳陵泉，大肠之合曲池，小肠之合小海，三焦之合委阳，膀胱之合委中。　③瘳（chōu）：病愈。

【译文】黄帝道：用针刺治疗痹证应怎样？

岐伯说：五脏有腧穴，六腑有合穴，循着经脉所属的部分，各有发生疾病的部位，只要在各发生疾病的地方进行治疗，病就会痊愈的。

帝曰：荣卫之气，亦令人痹乎？

岐伯曰：荣者①，水谷之精气也，和调于五脏，洒陈于六腑②，乃能入于脉也，故循脉上下，贯五脏络六腑也。卫者，水谷之悍气也③，其气慓疾滑利，不能入于脉也，故循皮肤之中，分肉之间，熏于肓膜④，散于胸腹，逆其气则病，从其气则愈，不与风寒湿气合，故不为痹。

【注释】①荣者：指荣气，也称营气。　②洒陈：散布。　③悍气：强悍之气。　④肓膜：心下膈上之膜。

【译文】黄帝道：营气、卫气也与风寒湿三气相合而成痹病吗？

岐伯说：营气是水谷所化成的精气，它调和于五脏，散布在六腑，然后进入脉中，循着经脉的道路上下，贯通五脏、联络六腑。卫气是水谷所化生的悍气，悍气急滑，不能进入脉中，所以只循行皮肤之中，分肉之间，上熏蒸于肓膜，下散布于胸腹。如果卫气不顺着脉外循行，就会生病，但只要其气顺行，病就会好的。总之，卫气是不与风寒湿之气相合的，所以不能发生痹病。

帝曰：善。痹，或痛，或不仁，或寒，或热，或燥，或湿，其故何也？

岐伯曰：痛者，寒气多也，有寒故痛也。其不痛不仁者，病久入深，荣卫之行涩，经络时疏①，故不痛。皮肤不营，故为不仁。其寒者，阳气少，阴气多，与病相益，故寒也。其热者，阳气多，阴气少，病气胜，阳遭阴，故为痹热。其多汗而濡者，此其逢湿甚也。阳气少，阴气盛，两气相感②，故汗出而濡也。

【注释】①疏：通。　②两气：指湿气与阴气。

【译文】黄帝道：说得好！痹病有痛的，有不痛的，有麻木的，并有寒、热、湿等不同情况，是什么原因？

岐伯说：痛的是寒气偏多，有寒气就疼痛。如不痛而麻木不仁的，那是病程日久，病邪深入，营卫运行迟滞。但经络有时还能疏通，所以不痛；皮肤得不到营养，所以麻木不仁。寒多的，是阳气少、阴气多，阴气加剧了风寒湿的痹气，所以寒多；热多的，是阳气多，阴气少，病气过强，阳为阴迫，所以是痹热。多汗出而沾湿的，是感受湿气太甚，阳气不足，阴气有余，阴气和湿气相感，所以多汗出而沾湿。

帝曰：夫痹之为病，不痛何也？

岐伯曰：痹在于骨则重，在于脉则血凝而不流，在于筋则屈不伸，在于肉则不仁，在于皮则寒。故具此五者，则不痛也。凡痹之类，逢寒则急，逢热则纵①。

帝曰：善。

【注释】①纵：弛缓。

【译文】黄帝道：痹病有不痛的，这是什么缘故？

岐伯说：痹在骨的则身重；痹在脉的则血凝滞而不流畅；痹在筋的则屈而不伸；痹在肌肉的则麻木不仁；痹在皮肤的则寒凉。所以有这五种症状的，就不会有疼痛。大凡痹病之类，遇到寒气就挛急，遇到热气就弛缓。

黄帝说：说得好！

痿论篇第四十四

【题解】

痿是指肢体软柔无力，不能随意活动，日久肌肉萎缩的病证。本篇以五脏与五体相合的理论为根据，分别论述了痿躄、脉痿、筋痿、肉痿、骨痿等五种痿证的病因、病机、征候、鉴别要点及治疗原则，所以篇名叫作"痿论"。

黄帝问曰：五脏使人痿，何也①？

岐伯对曰：肺主身之皮毛，心主身之血脉，肝主身之筋膜②，脾主身之肌肉，肾主身之骨髓。故肺热叶焦，则皮毛虚弱急薄③，著则生痿躄④也。

心气热，则下脉厥而上，上则下脉虚，虚则生脉痿，枢折挈⑤，胫纵而不任地也。肝气热，则胆泄，口苦，筋膜干，筋膜干则筋急而挛，发为筋痿。脾气热，则胃干而渴，肌肉不仁，发为肉痿。肾气热，则腰脊不举，骨枯而髓减，发为骨痿。

【注释】①痿：病名。肢体筋脉弛缓，软弱无力以至肌肉萎缩而不能随意运动的一种病症。痿与萎是同源字。痿是肌肉萎缩，萎是草木枯萎。所以，痿证是以肌肉萎缩为主要见证命名的。 ②筋膜：包裹于肌肉之肌腱外的膜叫筋膜。 ③薄：干枯萎缩。 ④著：甚，严重。痿躄：不能行走。

躄，足挛缩不能行走。躄，从辟，从足。辟的意思是"开"。引申有分开之意。古代砍头称为"大辟"，也就是大开，把人砍成两半，自然人就废了，没有命了。所以，"辟"有废的意思。与足合成躄，即足萎废不用。　⑤枢折挈：形容关节活动失灵，不能提举，犹如枢轴折断一般。枢，门户的转轴，这里指关节。折，断。挈，提举。这里的"挈"有不挈之意。可以认为省略了"不"字。

【译文】黄帝问道：五脏都能使人发生痿弱的病，是什么原因？

岐伯说：肺主管全身的皮毛，心主管全身的血脉，肝主管全身的筋膜，脾主管全身的肌肉，肾主管全身的骨髓。所以肺脏有热，肺叶就会枯萎，皮毛也呈现虚弱急薄的状态，严重的，就发生痿躄的病。

心脏有热，下行之脉就会逆而上行，以致上盛下虚，就形成脉痿，关节像折断了一样，不能互相联系，足胫弛缓不能走路。肝脏有热，可使胆汁上泛而见口苦，筋膜失去营养而干枯，筋膜一干枯，就会挛急，发生筋痿。脾脏有热，可使胃内津液干燥，口渴，肌肉麻痹不仁，发为肉痿。肾脏有热，则精液耗竭，腰脊不能活动，骨枯髓减，发为骨痿。

帝曰：何以得之？

岐伯曰：肺者，脏之长也。为心之盖也，有所失亡①，所求不得，则发为肺鸣，鸣则肺热叶焦。故曰：五脏因肺热叶焦，发为痿躄，此之谓也。悲哀太甚，则胞络绝，胞络绝则阳气内动，发则心下崩，数溲血也。故《本病》曰：大经空虚，发为肌痹，传为脉痿。思想无穷，所愿不得，意淫于外，入房太甚，宗筋弛纵②，发为筋痿，及为白淫③。故《下经》曰：筋痿者，生于肝，使内也④。有渐于湿⑤，以水为事⑥，若有所留，居处相湿，肌肉濡渍⑦，痹而不仁，发为肉痿。故《下经》曰：肉痿者，得之湿地也。有所远行劳倦，逢大热而渴，渴则阳气内伐⑧，内伐则热舍于肾。肾者水脏也，今水不胜火，则骨枯而髓虚，故足不任身，发为骨痿。故《下经》曰：骨痿者，生于大热也。

【注释】①失亡：指不如意的事。　②宗筋：许多筋的总称。　③白淫：指男子滑精，女子带下之类的疾病。　④使内：指房事。　⑤渐于湿：感受湿邪。　⑥以水为事：在水中工作。　⑦濡渍：肌肉为湿所困。　⑧内伐：即内乏。

【译文】黄帝问：痿证是怎样发生的呢？

岐伯说：肺是五脏之长，又是心脏的华盖。遇到不如意的事，或欲望不能满足，心火烁肺，肺伤后喘喝有声，因此肺热液涸，肺叶焦枯。所以说五脏是由于肺热叶焦，得不到充养，发为痿躄病，说的就是这个道理。悲哀太过，就会损伤心胞络，胞络受阻，致使心下崩损，而阳气乘机在内里扰动，致使常常尿血。所以《本病篇》说：大的经脉空虚，发为脉痹，最后变为脉痿。思虑无穷，愿望又不能实现，意志总驰游在外，或房劳过伤，致使众筋弛缓，就发为筋痿，以至导致遗精、白带等病。所以《下经》说：筋痿病生于肝，是由于入房过度引起的。感受湿邪、在水中劳作，内有湿热留连，外居潮湿之地，肌肉为湿所困，以致麻木不仁，就成为肉痿。所以《下经》说：肉痿病是久居湿地引起的。有的因为远行劳累，又遇到大热天气，感到口渴，渴就是内部的阳气亏乏，于是虚热就侵入到肾脏。肾属水脏，现在水不能胜火热，就会骨枯髓空，以致两足不能支持身体，发为骨痿。所以《下经》说：骨痿病，是由于大热所引起的。

帝曰：何以别之？

岐伯曰：肺热者，色白而毛败；心热者，色赤而络脉溢；肝热者，色苍而爪枯；脾热者，色黄而肉蠕动；肾热者，色黑而齿槁。

【译文】黄帝问：怎样分别五痿证呢？

岐伯答道：肺脏有热的，面色白而毛发败坏；心脏有热的，面色红而脉络浮见；肝脏有热的，面色青而爪甲干燥；脾脏有热的，面色黄而肌肉痿软；肾脏有热的，面色黑而牙齿枯槁。

帝曰：如夫子言，可矣。论言治痿者①，独取阳明，何也？

岐伯曰：阳明者，五脏六腑之海，主润宗筋，宗筋主束骨而利机关也^②。冲脉者,经脉之海也,主渗灌^③谿谷,与阳明合于宗筋。阴阳揔宗筋之会^④,会于气街^⑤,而阳明为之长,皆属于带脉,而络于督脉。故阳明虚,则宗筋纵,带脉不引^⑥,故足痿不用也。

【注释】①论言:指古代论述治病的书籍。 ②机关:指全身关节。 ③渗灌:渗透灌溉。 ④揔(zǒng):总,聚合。 ⑤气街:穴名,又名气冲,在横骨两端,鼠蹊穴上一寸。 ⑥引:收引,约束。

【译文】黄帝问:你以上所说的是可取的。但医书上说:治疗痿证,应该独取阳明,是什么道理?

岐伯说:阳明是五脏六腑的源泉,能够润养众筋,众筋的功能,是约束骨肉,使关节滑利。冲脉是经脉的源泉,它能渗透灌溉分肉肌腠,与阳明合于众筋。阴经阳经都在众筋处相聚,再复合于气街。阳明是它们的首领,都连属于带脉,而系络于督脉。所以阳明经脉不足,那么众筋就要弛缓,带脉不能收引,所以足部痿弱不堪运用了。

帝曰:治之奈何?

岐伯曰:各补其荥而通其俞^①,调其虚实,和其逆顺,筋脉骨肉,各以其时受月^②,则病已矣。

帝曰:善。

【注释】①各补其荥(xíng)而通其俞:"荥""俞"都是十二经所主的腧穴,每经各有一个荥穴和腧穴,所溜为荥,所注为俞。 ②各以其时受月:根据各脏所主季节进行治疗。

【译文】黄帝问:那么怎样治疗呢?

岐伯答道:用补荥气和通腧气的办法,调和虚实逆顺。无论筋、脉、骨、肉,各在其当旺的月份,进行治疗,病就会好的。

黄帝说:说得好!

调经论篇第六十二

【题解】

调经即调治经络。本篇内容，说明了经络是气血运行和沟通脏腑内外的道路，邪气可以由经络传入脏腑或传出体表，所以治疗上要调治经络；并且讨论了运用针刺治疗脏腑经络寒热虚实病变的原理、症状和补泻手法，所以篇名"调经论"。

黄帝问曰：余闻刺法言，有余泻之，不足补之，何谓有余？何谓不足？

岐伯对曰：有余有五，不足亦有五，帝欲何问？

帝曰：愿尽闻之。

岐伯曰：神有余有不足，气有余有不足，血有余有不足，形有余有不足，志有余有不足，凡此十者，其气不等也。

【译文】黄帝问道：我听刺法上说，病属有余的用泻法，病属不足的用补法。什么是有余，什么是不足呢？

岐伯回答说：有余有五种，不足也有五种，你要问哪一种呢？

黄帝道：希望都听听！

岐伯说：神有有余和不足，气有有余和不足，血有有余和不足，形有有余和不足，志有有余和不足。这十种情况，随气流变，变化无穷。

帝曰：人有精气津液，四支九窍，五脏十六部①，三百六十五节②，乃生百病，百病之生，皆有虚实。今夫子乃言有余有五，不足亦有五，何以生之乎？

岐伯曰：皆生于五脏也。夫心藏神，肺藏气，肝藏血，脾藏肉，肾藏志，而此成形。志意通，内连骨髓，而成身形五脏。五脏之道，皆出于经隧，以行血气，血气不和，百病乃变化而生，是故守经隧焉③。

【注释】①十六部：指手足十二经脉，二蹻脉，一督脉，一任脉。 ②三百六十五节：指人的全身关节。 ③经隧：经脉流行之道。

【译文】黄帝问道：人有精气、津液、四肢、九窍、五脏、十六部，三百六十五节，能够发生各种疾病，而各种疾病发生各有虚实的不同。现在，先生只说有余的有五种，不足的也有五种，究竟是怎样发生的呢？

岐伯说：都是从五脏发生的。心藏神，肺藏气，肝藏血，脾藏肉，肾藏志，因而生成人的形体。而志意通达，与内部骨髓互相联系，而形成了人的身体五脏，五脏之间相互联系的通道，都是出自经脉之间，从而运行血气。如果血气不调和，就会变化发生各种疾病。所以诊断治疗，要以经脉作为根据。

帝曰：神有余不足，何如？

岐伯曰：神有余则笑不休，神不足则悲。血气未并①，五脏安定，邪客于形，洒淅起于毫毛，未入于经络也，故命曰神之微②。

帝曰：补泻奈何？

岐伯曰：神有余，则泻其小络之血，出血勿之深斥③，无中其大经，神气乃平。神不足者，视其虚络④，按而致之，刺而利之，无出其血，无泄其气，以通其经，神气乃平。

帝曰：刺微奈何？

岐伯曰：按摩勿释，著针勿斥⑤，移气于不足，神气乃得复。

【注释】①血气未并：血气未有偏聚。 ②神之微：心经的微邪。因心藏神，故有此说。 ③深斥：推针深刺。斥，推。 ④虚络：指虚而陷下的络脉。 ⑤著针：张志聪："著针者，如以布缴（jiǎo）著之，乃从单布上刺，谓当刺之极浅，而勿推内其针，移其邪气于不足，而神气乃自复矣。"缴，通"缴"，缠绕。著针是说针刺时用布把针缠绕起来，不敢深刺。这是治疗轻微之病要掌握的刺法原则。

【译文】黄帝问：神有余和不足的情况如何？

岐伯说：神有余就大笑不止，神不足就悲忧。如果病邪还未与血气混杂，那么，五脏还是安定的。这时病邪只是滞留在身体表面，只是肌肤毫毛恶寒，尚未进入经络，这叫作心经的微邪。

黄帝又问：治疗时怎样使用补泻之法呢？

岐伯说：神有余的就刺它的小络之脉，使之出血，但不要推针深刺，更不要刺伤大的经脉。这样，神气就自然平调了。神不足的要用补法，看准那虚络，按摩以达病所，再配合针刺通利经气，不令出血，也不使其气外泄，只是疏通它的经脉，神气就平调了。

黄帝又问：针刺微邪应该怎样？

岐伯说：按摩病处，不要停止，针刺时不要向深推针，只是引导转移病人之气，使之充足，神气就能恢复。

帝曰：善。气有余不足，奈何？

岐伯曰：气有余则喘咳上气，不足则息不利少气。血气未并，五脏安定，皮肤微病，命曰白气微泄。

帝曰：补泻奈何？

岐伯曰：气有余，则泻其经隧，无伤其经，无出其血，无泄其气。不足，则补其经隧，无出其气。

帝曰：刺微奈何？

岐伯曰：按摩勿释，出针视之，曰故将深之，适入必革，精气自伏，邪气散乱①，无所休息，气泄腠理，真气乃相得。

【注释】①精气自伏，邪气散乱：精气贯注于内，邪气消散于浅表。

【译文】黄帝道：很好！气有余和不足的情况是怎样的？

岐伯说：气有余就喘咳、上逆，气不足就呼吸不利、气短。如果邪气尚未与气血混杂，那么五脏还是安定的。这时皮肤只是微病，病势尚轻，这叫作肺气微虚。

黄帝又问道：补泻的方法怎样？

岐伯说：气有余就泻经隧，但不要伤了经脉，不能出血，不能使气外泄。如气不足的，就要补经隧，不能出气。

黄帝又问道：针刺微病时应怎样？

岐伯说：应按摩病处，不要停止，同时拿出针让病人看，并伴说：准备深刺。但是进针还是比较浅，这样病人的精气自然贯注于内，而邪气就散乱于浅表，无处留止，邪气从腠理发泄了，真气自然就能恢复正常。

帝曰：善。血有余不足，奈何？

岐伯曰：血有余则怒，不足则恐。血气未并，五脏安定，孙络外溢，则络有留血①。

帝曰：补泻奈何？

岐伯曰：血有余，则泻其盛经出其血。不足，则视其虚经内针其脉中，久留而视，脉大，疾出其针，无令血泄。

帝曰：刺留血奈何？

岐伯曰：视其血络，刺出其血，无令恶血得入于经，以成其疾。

【注释】①络有留血：络内血行不畅，有留滞现象。

【译文】黄帝说：很好！血不足和有余的情况是怎样的？

岐伯说：血有余就易发怒，血不足就易悲忧。如果邪气尚未与血气混杂，五脏还安定。只是孙络邪盛外溢，络内就会有瘀血现象。

黄帝又问道：补泻的方法怎样？

岐伯说：血有余，刺之出血；血不足，补其虚弱的经脉。在进针后，如病人脉象正常，留针时间就要稍长；如脉见洪大，就要立刻拔针，不使出血。

黄帝又问道：刺留血的方法怎样？

岐伯说：看准那有留血的络脉，刺出其血，但注意不要让恶血回流入经脉，而引起其他疾病。

帝曰：善。形有余不足，奈何？

岐伯曰：形有余则腹胀，泾溲不利①，不足则四支不用。血气未并，五脏安定，肌肉蠕动，命曰微风。

帝曰：补泻奈何？

岐伯曰：形有余则泻其阳经，不足则补其阳络②。

帝曰：刺微奈何？

岐伯曰：取分肉间，无中其经，无伤其络，卫气得复，邪气乃索③。

【注释】①泾（jīng）溲不利：大小便不利。 ②阳经、阳络：指足阳明经脉、足阳明络脉。 ③索：消散。

【译文】黄帝道：很好！形有余和不足的情况是怎样的？

岐伯说：形有余就腹胀，小便不利；形不足则手足不灵活。如果邪气尚未与血气混杂，五脏还安定，只是肌肉有些微微蠕动的感觉，这叫"微风"。

黄帝又问道：补泻的方法怎样？

岐伯说：形有余就泻足阳明胃经之气，形不足就补足阳明胃经的络脉之气。

黄帝又问道：针刺微风之病应怎样？

岐伯说：刺其分肉间以散其邪，不要刺中经脉，也不要伤及络脉，卫气能够恢复，邪气就消散了。

帝曰：善。志有余不足奈何？

岐伯曰：志有余则腹胀飧泄，不足则厥。血气未并，五脏安定，骨节有动①。

帝曰：补泻奈何？

岐伯曰：志有余则泻然筋血者，不足则补其复溜②。

帝曰：刺未并奈何？

岐伯曰：即取之，无中其经，邪所乃能立虚。

【注释】①骨节有动：骨节之间有微动感。 ②复溜：穴名。在足内踝上二寸处，属足少阴肾经。

【译文】黄帝道：很好！志有余和不足的情形是怎样的呢？

岐伯说：志有余就腹胀飧泄，志不足就手足厥冷。如果邪气尚未与气血混杂，那么五脏还是安定的，只是骨节间有微动感。

黄帝又道：补泻的方法是怎样的？

岐伯说：志有余就刺泻然谷出血，志不足就在复溜穴采取补法。

黄帝又问道：在邪气与血气尚未相混的时候，怎样刺治呢！

岐伯说：就刺骨节微动的地方，不要伤及经脉，只刺邪所留止处，病邪马上就能除去。

帝曰：善。余已闻虚实之形，不知其何以生。

岐伯曰：气血以并，阴阳相倾①，气乱于卫，血逆于经，血气离居②，一实一虚。血并于阴，气并于阳，故为惊狂。血并于阳，气并于阴，乃为炅中③。血并于上，气并于下，心烦惋善怒④。血并于下，气并于上，乱而喜忘。

帝曰：血并于阴，气并于阳，如是血气离居，何者为实？何者为虚？

岐伯曰：血气者，喜温而恶寒，寒则泣不能流，温则消而去之⑤，是故气之所并为血虚⑥，血之所并为气虚。

【注释】①阴阳相倾：阴阳失去平衡。　②血气离居：血气失去正常状态。　③炅中：内热。　④惋（wǎn）：闷。　⑤温则消而去之：温暖则气血散开而流走。　⑥并：偏胜。

【译文】黄帝道：很好！我已经听到关于虚实的各种情况，但还不知道是怎样产生的？

岐伯说：虚实的发生，是由于邪气与血气混杂，阴阳混乱，失去平衡。这样，气窜乱于卫分，血逆行于经络，血气都离了本位，就形成了一虚一实的情况。如果血与阴邪相混，气与阳邪相混，就会发生惊狂的病证。如果血与阳邪相混，气与阴邪相混，就会发生内热的病证。如果血与邪气在人体上部相混杂，气与邪气在人体下部相混杂，就会心中烦闷，多怒。如果血与邪气在下部相混杂，气与邪气在人体上部相混杂，就会使人气乱健忘。

黄帝道：血与阴邪相混，气与阳邪相混，像这样血气离了本位，怎样才算实，怎样才算虚呢？

岐伯说：血和气都喜欢温暖而厌恶寒冷，寒冷会使血气涩滞不能畅通，温暖就能使血气消散而易于运行，所以气若偏胜，就有血虚的现象；而血若偏胜了，就有气虚的现象。

帝曰：人之所有者，血与气耳。今夫子乃言血并为虚，气并为虚，是无实乎？

岐伯曰：有者为实，无者为虚，故气并则无血，血并则无气，今血与气相失①，故为虚焉。络之与孙脉俱输于经，血与气并，则为实焉。血之与气并走于上，则为大厥②，厥则暴死，气复反则生，不反则死。

【注释】①血与气相失：血和气失去了相互联系。 ②大厥：突然昏倒，中风之类疾病。

【译文】黄帝说：人体最宝贵的，就是血和气了，现在您说血偏胜，气偏胜都是虚，那么就没有实了吗？

岐伯说：多余的就叫作实，不足的就叫作虚。因为气偏胜，血就显得不足；血偏胜，气就显得不足。加之血和气失去了正常联系，所以就成为虚了。大络和孙络里的血气都流注到经脉，如果血与气混杂，那就成为实了。如果血和气混杂后，循着经络上逆，就会发生大厥证，得了大厥证，就会突然昏死过去，如果气能恢复就能活，否则就会死去。

帝曰：实者何道从来？虚者何道从去？虚实之要，愿闻其故。

岐伯曰，夫阴与阳皆有俞会①，阳注于阴，阴满之外，阴阳匀平，以充其形，九候若一，命曰平人。夫邪之生也，或生于阴，或生于阳。其生于阳者，得之风雨寒暑。其生于阴者，得之饮食居处，阴阳喜怒②。

【注释】①阴与阳：阴经和阳经。 ②阴阳：指男女房事。

【译文】黄帝道：实是从什么渠道来的？虚又是从什么渠道去的？虚实的关键，我希望听听其中的缘故。

岐伯说：阴经和阳经，都有输入和会合的腧穴。阳经的气血，灌注到阴经，阴经气血充满了，就流走到其他地方，这样阴阳平衡，来充实人的形体，九候的脉象一致，就是正常人。凡邪气的发生，有生于阴分，有生于阳分。生于阳分，是感受了风雨寒暑；生于阴分，是由于饮食不节，起居失常，房事过度，喜怒无常。

帝曰：风雨之伤人，奈何？

岐伯曰：风雨之伤人也，先客于皮肤，传入于孙脉，孙脉满则传入于络脉，络脉满则输于大经脉，血气与邪并客于分腠之间，其脉坚大，故曰实。实者外坚充满，不可按之，按之则痛。

帝曰：寒湿之伤人，奈何？

岐伯曰：寒湿之中人也，皮肤收①，肌肉坚紧，荣血泣，卫气去，故曰虚。虚者聂辟气不足②，按之则气足以温之，故快然而不痛。

【注释】①收：急而聚，拘急。　②聂（zhé）辟（bì）：聂，通"摺"。辟，通"襞"，指衣服上的皱褶。聂辟，即折皱的意思；此处指皮肤上的皱纹。

【译文】黄帝道：风雨伤人的情况如何？

岐伯说：风雨伤人是先侵入皮肤，然后传入孙脉，孙脉充满再传到络脉，络脉充满就注入到大经脉，血气和邪气混杂于分肉腠理之间，其脉象坚大，所以说是实证。实证外表坚实充满，肌肤不能够按触，按触就会疼痛。

黄帝又问：寒湿伤害人的情况如何？

岐伯说：寒湿伤人，会使皮肤拘急，肌肉坚紧，营血凝涩，卫气耗散，所以说是虚证。病虚的人，多是皮肤松弛而有皱纹，卫气不足。按摩就会血脉流畅，则气足而温暖了，所以感觉舒服不痛了。

帝曰：善。阴之生实奈何？

岐伯曰：喜怒不节则阴气上逆①，上逆则下虚，下虚则阳气走之②，故曰实矣。

帝曰：阴之生虚奈何？

岐伯曰：喜则气下，悲则气消，消则脉虚空。因寒饮食，寒气熏满,则血泣气去,故曰虚矣。

【注释】①喜怒:偏义复词,此偏指怒。 ②下虚则阳气走之:下部阴气不足,阳气就来凑合。

【译文】黄帝道:很好!阴分发生的实证是怎样的?

岐伯说:多怒不节制,就会使阴气上逆。如果阴气上逆,下部的阴气就要不足,阳气就来凑合,所以说是实证。

黄帝又道:阴分发生的虚证是怎样的?

岐伯说:喜悦太过,其气下陷;悲哀太过,其气消散。气消耗,血脉就虚了。若再吃了寒冷的饮食,寒气趁虚而充满于经脉,就会使血涩滞而气耗散,所以说是虚证。

帝曰:经言阳虚则外寒,阴虚则内热,阳盛则外热,阴盛则内寒,余已闻之矣,不知其所由然也。

岐伯曰:阳受气于上焦,以温皮肤分肉之间,今寒气在外,则上焦不通,上焦不通,则寒气独留于外,故寒慄。

帝曰:阴虚生内热奈何?

岐伯曰:有所劳倦,形气衰少,谷气不盛,上焦不行,下脘不通。胃气热,热气熏胸中,故内热。

帝曰:阳盛生外热奈何?

岐伯曰:上焦不通利,皮肤致密,腠理闭塞,玄府不通,卫气不得泄越,故外热。

帝曰:阴盛生内寒奈何?

岐伯曰:厥气上逆,寒气积于胸中而不泻,不泻则温气去①,寒独留,则血凝泣,凝则脉不通,其脉盛大以涩,故中寒。

【注释】①温气:阳气。

【译文】黄帝道:古经上所说的阳虚产生外寒,阴虚产生内热,阳盛产生外热,阴盛产生内寒。我已听到了这种说法,但不知其所以然。

岐伯说:诸阳都是受气于上焦的,来温养腠理之间。现在寒气侵袭于外,就会使上焦之气不能达于肤腠之间，以致寒气独留在外表，所以恶寒战慄。

黄帝又问：阴虚产生内热是怎么回事？岐伯说：劳倦过度，形体气力衰疲，谷气不足，上焦不能宣发五谷之味，下脘不能布化五谷之精，胃气郁遏生热，上熏胸中，所以阴虚生内热。

黄帝又问：阳盛产生外热是怎样？

岐伯说：皮肤紧密，腠理闭塞不通，卫气不能发泄外越，所以就发生外热。

黄帝又问道：阴盛产生内寒是怎样的？

岐伯说：由于厥逆之气上冲，寒气积在胸中而不得下泄，使阳气消散，而寒气独留，因而血液疑涩，血液凝涩则脉不通畅，其脉虽盛大却兼涩象，所以成为寒中。

帝曰：阴与阳并，血气以并，病形以成。刺之奈何？

岐伯曰：刺此者取之经隧，取血于营，取气于卫。用形哉，固四时多少高下。

帝曰：血气以并，病形以成，阴阳相倾，补泻奈何？

岐伯曰：泻实者气盛乃内针①，针与气俱内，以开其门，如利其户②。针与气俱出，精气不伤，邪气乃下③。外门不闭④，以出其疾。摇大其道，如利其路。是谓大泻。必切而出，大气乃屈。

帝曰：补虚奈何？

岐伯曰：持针勿置⑤，以定其意。候呼内针，气出针入⑥。针空四塞，精无从去。方实而疾出针，气入针出，热不得还。闭塞其门，邪气布散，精气乃得存。动气候时，近气不失，远气乃来。是谓追之⑦。

【注释】①气盛乃内针：邪气盛才进针。　②如：而。　③邪气乃下：邪气才退。　④外门：针孔。　⑤持针勿置：拿针不立即刺入。　⑥气出针入：在呼气时将针刺入。　⑦追之：针刺中的补法。

【译文】黄帝道：阴与阳相混杂，同时又与血气相混杂，病已经形成，刺治的方法应怎样？

岐伯说：刺治这样的病证，取其经隧刺之，并刺脉中营血和脉外卫气，同时还要观察病人形体的长短肥瘦和四时气候的不同，而采取或多或少或高或下的刺法。

黄帝又道：邪气已经和血气混杂，病形已成，阴阳失去平衡，这时补法和泻法怎样运用呢？

岐伯说：泻实的方法是在邪气盛时进针，使针与气一起入内，从而开放邪气外泄的门户。拔针时，要使气和针一同出来，精气不受伤，邪气就会消退。不闭塞针孔，让邪气出尽，这就要摇大针孔，从而通利邪气外出的道路，这就叫大泻。拔针时一定要急出其针，邪气才会退。

黄帝又问：补虚的方法又是怎样的？

岐伯说：拿着针先不要忙着针刺，必须定神定志，等待病人呼气时下针，呼气出而针入。这样，针孔四围紧密，使精气没有地方外泄。待气正实的时候迅速把针拔出，气入而针出。这样，针下的热气不能随针而出，堵住其散失之路，而邪气就会散去，人的精气就能保存了。总而言之，在针刺时，不论入针还是出针都要不失时机，使已得之气不致从针孔外泄散失，使未至之气能够引导而来，这就叫作补法。

帝曰：夫子言虚实者有十①，生于五脏，五脏五脉耳。夫十二经脉皆生其病，今夫子独言五脏。夫十二经脉者，皆络三百六十五节，节有病必被经脉②，经脉之病皆有虚实。何以合之？

岐伯曰：五脏者，故得六腑与为表③里。经络支节，各生虚实。其病所居，随而调之。病在脉，调之血；病在血，调之络；病在气，调之卫；病在肉，调之分肉；病在筋，调之筋；病在骨，调之骨；燔针劫刺其下及与急者④；病在骨，焠针药熨⑤；病不知所痛，两蹻为上⑥；身形有痛，九候莫病，则缪刺之；痛在于左而右脉病者，巨刺之。必谨察其九候，针道备矣。

【注释】①虚实者有十：神、气、血、肉、志各有虚实，计有十种情况。②被：及。③故：通"固"，本来。④燔针劫刺：针刺入后，用微火烧其针。⑤焠针：焠针是将针烧红后行针刺，而燔针是针刺入后，用微火烧其针。 ⑥两蹻：即阴阳蹻脉。

【译文】 黄帝道：你说虚实有十种，都产生于五脏的五脉。可是人身有十二经脉，能够产生各种病变，你只是谈了五脏，那十二经脉，联络人体的三百六十五个气穴，每个气穴有病，必定波及经脉，经脉的病，又都有虚实，它们与五脏的虚实关系如何呢？

岐伯说：五脏本来和六腑有表里的关系，其经络和支节，各有虚实的病证，根据病变的所在，随时调治。病在脉，可以调治其血；病在血，可以调治其络；病在气，可以调治其卫气；病在肌肉，可以调治其分肉间；病在筋，调治其筋。用火针劫刺病处和拘急的地方。如病在骨，可用火针深刺，并用药温熨病处；如病人不知疼痛，最好针刺阳蹻阴蹻二脉；如有疼痛，而九候的脉象没有变化，就用缪刺法治疗；如疼痛在左侧，而右脉出现病象，用巨刺方法治疗。必须谨慎审察病人九候的脉象，然后进行针治，这样，针刺的道理就算完备了。

标本病传论篇第六十五（节）

【题解】

本篇内容是论述疾病的标本关系及其治法，以及疾病的传变和预后等，所以叫"标本病传论"。本书仅选录其论"标本"部分。标本是中医学的重要范畴，相当于哲学上的本末范畴。标本的含义较多，本指病因、病机，则标指症状表现；本指久病，则标指新病；另外，在其他篇中，本指病人，标指医生。治疗的原则是先治本后治标，甚至治本而无须治标，而标病自除。但在标病危急的特殊情况下则先治其标后治其本。

黄帝问曰：病有标本，刺有逆从①，奈何？

岐伯对曰：凡刺之方，必别阴阳，前后相应，逆从得施②，标本相移③。故曰：有其在标而求之于标，有其在本而求之于本，有其在本而求之于标，有其在标而求之于本。故治有取标而得者，有取本而得者，有逆取得者，有从取而得者。故知逆与从，正行无问，知标本者，万举万当，不知标本，是谓妄行。

【注释】①病有标本，刺有逆从：疾病有标病、本病，治法有逆治、从治。所谓逆治是指逆病势而施行的治疗方法，所谓从治是指顺应病势而施行的治疗方法。　②逆从得施：即"得施逆从"，得以施行逆治、从治之法。　③标本相移：标病与本病的治疗，可根据具体情况相互转移。

【译文】黄帝问道：病有标病本病，刺法有逆治从治，是怎么回事？

岐伯回答说：大凡针刺的原则，必定要先辨别疾病的阴阳属性，把病情的前期和后期联系起来研究。然后确定是用逆治还是从治，治标还是治本。所以说有的病在标而治标，有的病在本而治本，有的病在本而治标，有的病在标而治本。所以在治疗上，有治标而取效的，有治本而取效的，有反治而取效的，有正治而取效的。所以懂得了治疗的逆从法则，那么就可以放手治疗而无所疑虑；懂得了治标治本的法则，就能屡试不爽，万无一失。如果不懂得标本，这叫胡乱施治。

夫阴阳、逆从、标本之为道也，小而大，言一而知百病之害，少而多，浅而博，可以言一而知百也。以浅而知深，察近而知远，言标与本，易而勿及①。

【注释】①言标与本，易而勿及：讲标与本的道理容易理解，而掌握应用就不容易做到了。

【译文】阴与阳、逆与从、标与本，作为一种原则，可以使人由小到大地认识疾病，从某一点，就能知道各种疾病的害处。还能由少到多，由浅到博，从一种疾病而推知各种疾病。从浅就能知深，察近就能知远。谈论标与本的道理，这两个字容易理解，但真正掌握与熟练运用却不容易做到。

治反为逆，治得为从①。先病而后逆者治其本，先逆而后病者治其本②，先寒而后生病者治其本，先病而后生寒者治其本，先热而后生病者治其本，先热而后生中满者治其标。先病而后泄者治其本，先泄而后生他病者治其本。必且调之，乃治其他病。

先病而后生中满者治其标，先中满而后烦心者治其本。人有客气，有同气③。小大不利治其标，小大利治其本。病发而有余④，本而标之，先治其本，后治其标。病发而不足，标而本之，先治其标，后治其本。谨察间甚⑤，以意调之，间者并行，甚者独行⑥。先小大不利而后生病者治其本。

【注释】①治反为逆，治得为从：逆其病情而治为逆治，顺其病情而治为从治。 ②逆：指气血不和。 ③客气：即所受的邪气。同气：与客气相对，指正气。 ④有余：指邪气有余。 ⑤间：病轻浅。甚：病深重。 ⑥并行：标本兼治。独行：单独用治标或治本的一种方法。

【译文】背逆病情而治的为逆治，顺从病情而治的为从治。先患某病，然后发生气血逆乱的，治疗它的本病；若先气血不和，然后才患病的，也应先治其本病。先感受寒邪而后发生其他病变的，应当先治其本；先患病而后生寒变的，也当先治其本病。先患热病而后发生其他病变的，应当治其本病；先患热病而后生胸腹胀满的，就应治它的标病。先患病而后发生泄泻的，应先治其本病；先患泄泻而后又生其他病的，当先治疗泄泻。一定得先把泄泻治好，才可治疗其他病证。先患病而后发生中满的，应当先治它的标病；先患胸腹胀满证，而后又增加了心烦不舒的，应当先治其本病。人体有邪气，也有真气。大小便不利的，应当先治其标病；大小便通利的应当先治其本病。如发病表现为有余的实证，应当用本而标之的治法，即先治其本，后治标；如发病表现为不足的虚证，应当用标而本之的治法，即先治其标，后治其本。要谨慎地观察病情的轻重，根据具体病情而进行治疗。病轻的可以标本兼治，病重的就要根据病情，或治本或治标。先大小便不通利，而后并发其他疾病的，应当先治其本病。

天元纪大论篇第六十六（节）

【题解】

本篇论述了五运六气学说的一些基本法则，从太过、不及、平气的岁气变化，说明运气对宇宙万物的影响。因其用天干以纪地气，地支以纪天气，天地运气是宇宙万物生化的本源，本篇专门纪而论之，故以"天元纪大论"名篇。

黄帝问曰：天有五行，御五位①，以生寒、暑、燥、湿、风。人有五脏，化五气，以生喜、怒、思、忧、恐。论言五运相袭而皆治之②，终期之日③，周而复始，余已知之矣，愿闻其与三阴三阳之候奈何合之？

【注释】①御：有主、统属的意思。五位：东、南、中央、西、北五个方位。 ②论言：指《素问·六节脏象论》。 ③期：一年。

【译文】黄帝问道：天有五行，统率东、南、西、北、中五方之位，产生寒、暑、燥、湿、风的气候变化。人有五脏，化生五气，产生喜、怒、思、忧、恐。《六节脏象论》说道：五运之气相承袭，都有其固定的顺序，到岁终的那一天是一个周期，然后开始新的循环。这些道理，我已经了解了，希望再听听五运与三阴三阳这六气是怎样结合的？

鬼臾区稽首再拜对曰①：昭乎哉问也。夫五运阴阳者，天地之道也，万物之纲纪，变化之父母，生杀之本始，神明之府也，可不通乎！故物生谓之化②，物极谓之变③，阴阳不测谓之神④，神用无方谓之圣⑤。夫变化之为用也，在天为玄，在人为道，在地为化，化生五味，道生智，玄生神。神在天为风，在地为木；在天为热，在地为火；在天为湿，在地为土；在天为燥，在地为金；在天为寒，在地为水。故在天为气，在地成形，形气相感而化生万物矣⑥。然天地者，万物之上下也，左右者，阴阳之道路也，水火者，阴阳之征兆也，金木者，生成之终始也⑦。气有多少，形有盛衰，上下相召而损益彰矣。

【注释】①鬼臾区：人名，黄帝的大臣。 ②物生谓之化：万物的生长是由五运阴阳变化而成的，称为"化"。 ③物极谓之变：万物生长发展到极端，称之为"变"。 ④阴阳不测谓之神：阴阳变化不可揣测，称为

"神"。语出《易传·系辞》。　⑤神用无方谓之圣：神的作用（阴阳运动）变化无穷叫作"圣"。"方"，边的意思。《易传》云："神无方，而易无体。"　⑥形气相感而化生万物矣：在天无形之气与在地有形的质（五行）相互感应，从而化生万物。　⑦金木者，生成之终始也：金，代表秋；木，代表春。万物生发于春，收成于秋，一生一成，而成为万物的终始。

【译文】鬼臾区恭敬行礼回答说：你问得很明确啊！五运阴阳是天地自然的根本规律，是一切事物的纲领，是千变万化的起源，是生长，毁灭的根本，是天地万物神奇变化的内在动力，能不通晓它吗？所以万物的生长称为"化"，生长发展到极端就叫"变"，阴阳的变化不可测度叫"神'。这个神的作用变化没有方所叫"圣"。神明变化的作用，在天就是深奥不测的宇宙，在人就是社会人事的道理，在地就是万物的化生。地能够化生，就产生了万物的五味；人明白了道理，就产生了智慧；天深奥不测，就产生了神明。而神明变化，在天为风，在地为木；在天为热，在地为火；在天为湿，在地为土；在天为燥，在地为金；在天为寒，在地为水。总之在天为无形的六气，在地为有形的五行，形气相互交感，就能化生万物了。然而，天地是万物的上下范围，左右是阴阳升降的道路，水火是阴阳的表现，秋春是生长收成的终结与开始。气有多少的不同，形有盛衰的分别，形气相互交感，或者衰弱或者强盛的现象，也就很明显了。

帝曰：愿闻五运之主时也何如？

鬼臾区曰：五气运行，各终期日①，非独主时也。

帝曰：请闻其所谓也。

鬼臾区曰：臣积考《太始天元册》文曰②：太虚寥廓③，肇基化元④，万物资始⑤，五运终天，布气真灵，揔统坤元⑥，九星悬朗⑦，七曜周旋⑧，曰阴曰阳，曰柔曰刚，幽显既位⑨，寒暑弛张，生生化化⑩，品物咸章⑪。臣斯十世，此之谓也。

【注释】①期日：即三百六十五日。　②《太始天元册》：古代占候之书，已佚。　③太虚寥廓：太空苍茫辽阔，无边无际。　④肇基化元：化生万物的基础。肇，开始。元，根源、本始。　⑤资：依靠。　⑥揔（zǒng）统坤元：天之气统摄着生化万物的大地。摠，总。统，统摄，统领。坤元，大地。　⑦九星：指天蓬、天芮、天冲、天辅、天禽、天心、天任、天柱、天英九星。　⑧七曜周旋：七曜环绕旋转。"七曜"，古时指日、月、土、火、木、金、水七星。　⑨幽显既位：昼夜的明暗有固定的规律。幽，暗；显，明。　⑩生生化化：指万物不断地生长变化。　⑪品物：万物。品，类。

【译文】 黄帝道：我想听听五运主四时的情况如何。

鬼臾区说：五气运行，每气各尽一年的三百六十五日，并不是仅仅主四时的。

黄帝又问道：希望听听其中的缘由。

鬼臾区说：我查考了《太始天元册》，上面说：广阔无垠的天空，是化生万物的基础，万物依靠它开始成长，五运终而复始地运行于宇宙之中。它还敷布真灵之气，统摄着作为万物生长之根本的坤元。九星悬挂辉耀，七曜环绕旋转。在天产生了阴与阳的变化，在地有了柔与刚的分别。昼夜的明暗有了固定的规律，四时寒暑更替有常。这样生化不息，万物自然就繁荣昌盛了。我家已经十世相传，就是前面所讲的这些道理。

六微旨大论篇第六十八（节）

【题解】

本篇阐明天道六六之节，亦应天气、应地理，突出主岁主时加临之六气。因所论各节内容，至为精微，故称"六微旨大论"。

黄帝问曰：呜呼！远哉！天之道也①，如迎浮云，若视深渊，视深渊尚可测，迎浮云莫知其极。夫子数言谨奉天道，余闻而藏之。心私异之，不知其所谓也。愿夫子溢志尽言其事②，令终不灭，久而不绝，天之道可得闻乎？

岐伯稽首再拜对曰：明乎哉问，天之道也！此因天之序，盛衰之时也。

【注释】①天之道：天体运行变化的道理。 ②溢志尽言：尽情详细地讲。

【译文】黄帝问道：哎呀，天道运行的规律真是太深远了，就像仰望浮云，又像俯视深渊。视深渊还可以测量，而迎浮云却不能知道它的极点。你常说要谨慎奉行天道，我听了以后，记在心里，但又有疑问，不知其所以然。希望你详细地讲一讲，使它永不泯灭，长久流传而不断绝。天道运行的规律，可以讲给我听吗？

岐伯行礼回答说：你问得很高明啊。天道运行的规律就是自然的变化所显示出来的时序和盛衰。

帝曰：愿闻其岁候何如①？

岐伯曰：悉乎哉问也！日行一周②，天气始于一刻；日行再周，天气始于二十六刻；日行三周，天气始于五十一刻；日行四周，天气始于七十六刻；日行五周，天气复始于一刻，所谓一纪也③。是故寅午戌岁气会同④，卯未亥岁气会同，辰申子岁气会同，巳酉丑岁气会同，终而复始。

【注释】①岁候：这里指一年之六气运行始终总刻分数，以一年来计算。 ②日行一周：即太阳在天体黄道（视运动轨道）上循行一周，就是一年。从甲子年算起，日行一周，即指甲子年。 ③一纪：四年为一纪。 ④岁气：指一年中六气始终的刻分数。

【译文】黄帝问道：希望听听一年六气终始变化的情况是怎样的？

岐伯说：问得真详细啊！太阳循行第一周，六气开始于一刻；太阳循行第二周，六气开始于二十六刻；太阳循行第三周，六气开始于五十一刻；太阳循行第四周，六气开始于七十六刻；太阳循行第五周，六气又从一刻开始。这是六气四周的循环，叫作一纪。所以寅年、午年、戌年，六气始终的时刻相同；卯年、未年、亥年，六气始终的时刻相同；辰年、申年、子年，六气始终的时刻相同；巳年、酉年、丑年，六气始终的时刻相同。总之，六气是循环不已，终而复始的。

帝曰：愿闻其用也①。

岐伯曰：言天者求之本，言地者求之位，言人者求之气交②。

帝曰：何谓气交？

岐伯曰：上下之位，气交之中，人之居也。故曰：天枢之上③，天气主之；天枢之下，地气主之；气交之分，人气从之，万物由之。此之谓也。

帝曰：何谓初中？

岐伯曰：初凡三十度而有奇④，中气同法。

帝曰：初中何也？

岐伯曰：所以分天地也。

帝曰：愿卒闻之。

岐伯曰：初者地气也，中者天气也。

【注释】①用：指六气变化动静升降出入的作用。　②本：天之六气。位：指金、木、火、土、水、君火。气交：天地之气上下交互为气交。　③天枢：天地之交的交点。　④初凡三十度而有奇：度，即日。一气为六十日八十七刻半，一气又分初、中二气，每气各占一半，即三十日四十三刻四分之三刻。

【译文】黄帝道：我希望听你讲一讲六气的作用。

岐伯说：说到天，当推求于六气，说到地，当推求于主时之六位，说到人体，当推求于天地气交之中。

黄帝又道：什么叫作气交？

岐伯说：天气下降，地气上升，天地气交之处，就是人类生活的地方。所以说中枢的上面，是属于天气所主，中枢的下面，是属于地气所主，而气交的部分，人气随之而来，万物也由之化生。说的就是这个事。

黄帝又问：什么叫作初气、中气呢？

岐伯说：初气三十度有零，中气也是这样。

黄帝又问：初气、中气，是什么？

岐伯说：这是用来分别天气与地气的根据。

黄帝又问：我希望听个究竟。

岐伯说：初就是地气，中就是天气。

帝曰：其升降何如？

岐伯曰：气之升降，天地之更用也①。

帝曰：愿闻其用何如？

岐伯曰：升已而降，降者谓天②，降已而升，升者谓地。天气下降，气流于地；地气上升，气腾于天。故高下相召，升降相因③，而变作矣。

帝曰：善。寒湿相遘，燥热相临，风火相值④，其有闻乎？

岐伯曰：气有胜复，胜复之作，有德有化⑤，有用有变，变则邪气居之。

【注释】①更用：相互交替作用。　②升已而降，降者谓天：地气上升后而下降，是天的作用。　③相召：相互感应。相因：互为因果。　④相遘（gòu）：相互遇合。相临：相守。相随：相当。　⑤德：本质。化：生化。

【译文】黄帝问：气的升降是怎样的？

岐伯说：地气上升，天气下降，这是天地之气的相互作用。

黄帝又问：希望听听它的作用如何？

岐伯说：升后而降，这是天的作用；降后又升，这是地的作用。天气下降，气就下流于大地；地气上升，气就蒸腾于天空。所以上下交相呼应，升降互为因果，变化就发生了。

黄帝说：讲得好！寒与湿相遇，燥与热相守，风与火相当，这些道理可以说说吗？

岐伯说：六气有胜有复，胜复的变化中，有根本与生化，有原因与变异，一旦有了变异，就会招致邪气滞留。

帝曰：何谓邪乎？

岐伯曰：夫物之生，从于化①，物之极由乎变，变化之相薄，成败之所由也。故气有往复②，用有迟速，四者之有，而化而变，风之来也。

帝曰：迟速往复，风所由生，而化而变，故因盛衰之变耳。成败倚伏游乎中，何也③？

岐伯曰：成败倚伏生乎动，动而不已，则变作矣。

【注释】①物之生，从于化：万物的生长，是由于六气生化作用。 ②往复：往返。 ③成败倚伏：成功与失败互为因果。

【译文】黄帝问：什么是邪呢？

岐伯说：万物的生长都由于化，万物的终结都由于变。变与化相争是成长与毁败的根源。所以气有往有复，作用有慢有快。从往复快慢里，就会出现化与变的过程，这就是风气的由来。

黄帝问：慢快往复是风气产生的原因，由化至变的过程，是随着盛衰的变化而进行的。但是无论成败，其潜伏的因素都是从变化中来，这是为什么？

岐伯说：成败因素相互蕴伏是由于六气的运动，运动不止，就会发生变化。

帝曰：有期乎？

岐伯曰：不生不化，静之期也。

帝曰：不生化乎？

岐伯曰：出入废则神机化灭，升降息则气立孤危①。故非出入，则无以生长壮老已，非升降，则无以生长化收藏。是以升降出入，无器不有。故器者生化之宇，器散则分之，生化息矣。故无不出入，无不升降，化有小大，期有近远，四者之有，而贵常守，反常则灾害至矣。故曰：无形无患。此之谓也。

帝曰：善。有不生不化乎？

岐伯曰：悉乎哉问也！与道合同，惟真人也。

帝曰：善。

【注释】①出入：人类和动物呼吸空气，饮食水谷，排泄废物。废：即不出不入。神机：精神和一切功能活动。气立：古人认为金石草木之类的物体，生气根于外，借气以成立，故曰气立。

【译文】黄帝问：变化有停止的时候吗？

岐伯说：没有生，没有化，就是停止的时候。

黄帝问：对，有不生不化的时候吗？

岐伯说：凡动物之类的呼吸停止，那么生命就会立即消灭；凡植物类的阴阳升降停止，那么其活力也就立即萎颓。因此说没有出入，就不可能由生而长、而壮、而老、而死亡；没有升降，也就不能由生而长、而开花、而结实、而收藏。所以升降出入之气，凡是有形之物都具有。因此事物的形器，是气机生化的场所。如果形器瓦解分散，生化也就熄灭了。因此任何具有形体的东西，没有不出入、不升不降的，其间仅仅有生化的大小和时间早晚的分别而已。任何事物都存在升降出入，重要的是要保持正常，如果失常，就有灾害。所以说：除非是无形体的东西，才能免于灾患。

黄帝说：讲得好！那么有没有不生不化的人呢？

岐伯说：问得真详细啊！能与自然规律相融合，而同其变化的，只有真人。

黄帝道：说得好。

五常政大论篇第七十（节）

【题解】

本篇首论五运有平气、太过、不及的变化，四方地势有高下阴阳之气的差异，及其对自然万物和人体的影响；次论治则在临床上的运用。因为篇中主要论述了五运正常的政令，故以"五常政大论"名篇。

帝曰：天不足西北，左寒而右凉①；地不满东南，右热而左温②；其故何也？

岐伯曰：阴阳之气，高下之理，太少之异也。东南方，阳也，阳者其精降于下，故右热而左温。西北方，阴也，阴者其精奉于上，故左寒而右凉。是以地有高下，气有温凉，高者气寒，下者气热，故适寒凉者胀，之温热者疮③，下之则胀已，汗之则疮已，此腠理开闭之常，太少之异耳。

【注释】①左寒而右凉："左、右"指方位。西北的右方是西方，属金，气凉。西北的左方是北方，属水，气寒。 ②右热而左温：东南的左方是东方，属木，气温。东南的右方是南方，属火，气热。 ③适：往。之：往。

【译文】黄帝问：天气不足于西北，北方寒，西方凉；地气不满于东南，南方热，东方温。这是什么缘故？

岐伯说：天气的阴阳，地理的高下，都随着四方疆域的大小而有不同。东南方属阳，阳的精气自上而下降，则南方热而东方温；西北方属阴，阴的精气自下而上奉，则西方凉而北方寒。所以地势有高低，气候有温凉，地势高的气候就寒，地势低的气候就热。往西北寒凉地方去就容易有胀病，往东南温热的地方去就容易有疮疡。胀满，用通利药可治愈；疮疡，用发汗药可治愈。这是气候和地理影响人体腠理开闭的一般情况，在治疗上根据病情大小的不同而变化就可以了。

帝曰：其于寿夭，何如？

岐伯曰：阴精所奉其人寿，阳精所降其人夭。

帝曰：善。其病也，治之奈何？

岐伯曰：西北之气，散而寒之；东南之气，收而温之。所谓同病异治也①。故曰：气寒气凉，治以寒凉，行水渍之②，气温气热，治以温热，强其内守③，必同其气，可使平也，假者反之④。

帝曰：善。一州之气，生化寿夭不同，其故何也？

岐伯曰：高下之理，地势使然也。崇高则阴气治之，污下则阳气治之⑤，阳胜者先天，阴胜者后天⑥，此地理之常，生化之道也。

帝曰：其有寿夭乎？

岐伯曰：高者其气寿，下者其气夭；地之小大异也，小者小异，大者大异。故治病者，必明天道地理，阴阳更胜，气之先后，人之寿夭，生化之期，乃可以知人之形气矣。

【注释】①同病异治：同一病症，但治法不同。 ②行水渍之：用热汤浸渍，以散其寒。 ③内守：阳气不泄，而固守其中。 ④假者反之：假热假寒，应用反治法。 ⑤污下：低下。 ⑥阳胜者先天，阴胜者后天：阳气太过，四时气候先于天时而至；阴气太过，四时气候后于天时而至。

【译文】黄帝道：它与人的寿命长短有什么关系？

岐伯说：阴精上承的地方，腠理致密，其人多长寿。阳精下降的地方，腠理开发，其人多夭折。

黄帝说：说得好。但人有了病，应该怎样治疗呢？

岐伯说：西北方气候寒冷，应该散外寒，清里热；东南方气候温热，应该收敛阳气，温内寒。这就是同样的病症而治法不同的道理。所以说：气候寒凉的地方，多内热，可以用寒凉药治疗，并可用汤水浸渍。气候温热的地方，多内寒，可用温热药治疗，又必加强内守，不使真阳外泄。治法必须与当地的气候统一，这样可使气机平和。如果有真假寒热之病，又该用相反的方法治疗。

黄帝说：说得好。但同是一个地区的气候，而生化寿夭，各有不同，这是什么原因？

岐伯说：这是地势的高下不同导致的。地势崇高的地方多寒，属于阴气所治；地势低下的地方多热，属于阳气所治。阳气太过，四时气候就来得早；阴气太过，四时气候就来得晚。这就是地理高下与生化迟早关系的一般规律。

黄帝又说：那么它与寿夭也有关系吗？

岐伯说：地势高的地方，因为寒收则元气内守而多寿；地势低的地方，因为热散则元气外泄而多夭。地域差异的大小跟这种差别成正比关系。地域差异小寿夭的差别就小，地域差异大寿夭的差别就大。所以治病必须懂得天道和地理，阴阳的交胜，气候的后先，人的寿命长短，生化的时期，然后才可以了解人的形体和气机啊。

帝曰：岁有胎孕不育，治之不全①，何气使然？

岐伯曰：六气五类②，有相胜制也，同者盛之，异者衰之③，此天地之道，生化之常也。故厥阴司天④，毛虫静，羽虫育，介虫不成；在泉⑤，毛虫育，倮虫耗，羽虫不育。少阴司天，羽虫静，介虫育，毛虫不成；在泉，羽虫育，介虫耗不育。太阴司天，倮虫静，鳞虫育，羽虫不成；在泉，倮虫育，鳞虫不成。少阳司天，羽虫静，毛虫育，倮虫不成；在泉，羽虫育，介虫耗，毛虫不育。阳明司天，介虫静，羽虫育，介虫不成；在泉，介虫育，毛虫耗，羽虫不成。太阳司天，鳞虫静，倮虫育；在泉，鳞虫耗，倮虫不育。诸乘所不成之运，则甚也⑥。故气主有所制，岁立有所生，地气制己胜⑦，天气制胜己⑧，天制色⑨，地制形⑩，五类衰盛，各随其气之所宜也。故有胎孕不育，治之不全，此气之常也，所谓中根也⑪。根于外者亦五，故生化之别，有五气、五色、五类、五宜也⑫。

帝曰：何谓也？

岐伯曰：根于中者，命曰神机，神去则机息。根于外者，命曰气立，气止则化绝。故各有制，各有胜，各有生，各有成。故曰：不知年之所加，气之同异，不足以言生化。此之谓也。

【注释】①治之不全：指胎孕和不育有不同的情况。张介宾："治，谓治岁之气。" ②六气：司天、在泉的六气。五类：五行所属的五类动物，如毛、羽、倮、介、鳞。 ③同者、异者：指六气与运气相同或不同。 ④司天：是轮值主司天气之令的意思。刘温舒说："司天者，司之为言，值也。言行天之令，上之位也。"上之位，即正南方位，这里指司天之气的位置在正南方主的三之气上。 ⑤在泉：与司天相对之气叫"在泉"。在泉的位置在正北，即主气的终之气上。司天和在泉是在这一年主事的统称，司天管上半年，在泉管下半年。 ⑥诸乘所不成之运，则甚也：六气与五运相乘，不成的岁运，则孕育更不得成。诸，指六气，适，指五运。不成之运，即不能孕育的岁运。 ⑦地气制己胜：在泉之气制约它所胜的岁气。地气，在泉之气。 ⑧天气制胜己：司天之气制约胜它的岁气。 ⑨天制色：司天之气可制约所胜的一方。天，指司天的气。色，指白、苍、丹、黄、黑五色，代表其所属时五运之气。 ⑩地制形：在泉之气可制约所胜的一方。地，指在泉之气。形，指倮、羽、毛、介、鳞五类动物。 ⑪中根：五运在中，是万物生化之根本。 ⑫五宜：张介宾："无论动植之物，凡在生化中者，皆有五行之别。如臊焦香腥腐，五气也；酸苦甘辛咸，五味也；青赤黄白黑，五色也。物各有类，不能外乎五者。物之类殊，故各有互宜之用。"即各有与天地五运六气相适应之意。

【译文】黄帝问：每年有的虫类能够胎孕繁殖，有的不能生育，这生化的不同情况，究竟是什么气导致的呢？

岐伯说：六气和五行所化的五种虫类，是相胜相克的。如六气与运气相同，则生物就会繁盛；如六气与运气不相同，则生物就会减衰。这是天地孕育的道理，生化的自然规律。所以厥阴司天的时候，毛虫不受影响而安静，羽虫可以生育，介虫不能生成；若厥阴在泉，毛虫可以生育，倮虫遭到损耗，羽虫也就不育。少阴司天的时候，羽虫不受影响而安静，介虫可以生育，毛虫不能生成；若少阴在泉，羽虫可以生育，介虫遭到耗损，不得生育。太阴司天的时候，倮虫不受影响而安静，鳞虫可以生育，羽虫不能生成；太阴在泉，倮虫可以生育，鳞虫虽育而不能生成。少阳司天的时候，羽虫不受影响而安静，毛虫可以生育，倮虫不能生成；少阳在泉，羽虫可以生育，介虫遭到耗损，毛虫不能生育。阳明司天的时候，介虫不受影响而安静，羽虫可以生育，介虫不能生成；阳明在泉，介虫可以生育，毛虫遭到耗损，羽虫不能生成。太阳司天的时候，鳞虫不受影响而安静，倮虫可以生育；太阳在泉，鳞虫可以生育，羽虫遭到耗损，倮虫不能生育。凡是遭到克制而不能成长的气运，就更严重了。所以六气所主各有所胜，而岁运所立，各有其生化的作用。在泉之气，制其所胜者；司天之气，制其胜己者；司天之气制色，在泉之气制形。五种虫类的繁衍和衰微，都是适应着六气而产生的，所以有胎孕和不育的分别，这不是治化的不全，而是运气的一种正常现象，因此叫作中根。中根以外的六气，也是根据五行而施化。所以生化之气不齐，而有臊、焦、香、腥、腐五气，酸、苦、辛、咸、甘五味，青、黄、赤、白、黑五色，毛、羽、倮、鳞、介五类分别。它们在万物之中各得其所宜。

黄帝问：这是什么道理呢？

岐伯说：生物的生命，其根源藏于内的，叫做神机，如果神离去了，则生化的机能也就停止。凡生命根源于外的，叫作气立，假如在外的六气歇止，那么生化也就随之断绝了。所以说运各有制约，各有相胜，各有所生，各有所成，设若不知道岁运和六气的加临，以及六气的同异，就不能晓得生化，就是这个道理。

帝曰：气始而生化，气散而有形，气布而蕃育；气终而象变，其致一也。然而五味所资①，生化有薄厚，成熟有少多，终始不同，其故何也？

岐伯曰：地气制之也，非天不生，地不长也。

帝曰：愿闻其道。

岐伯曰：寒热燥湿，不同其化也。故少阳在泉，寒毒不生，其味辛，其治苦酸，其谷苍丹。阳明在泉，湿毒不生，其味酸，其气湿，其治辛苦甘，其谷丹素。太阳在泉，热毒不生，其味苦，其治淡咸，其谷黅秬②。厥阴在泉，清毒不生，其味甘，其治酸苦，其谷苍赤。其气专，其味正③。少阴在泉，寒毒不生，其味辛，其治辛苦甘，其谷白丹。太阴在泉，燥毒不生，其味咸，其气热，其治甘咸，其谷黅秬。化淳则咸守④，气专则辛化而俱治。

【注释】①资：禀受。　②黅（jīn）：黄色。秬（jù）：黑黍。　③正：纯正。　④淳：厚。

【译文】黄帝问：气形成就能生化，气分散就能造就物体的形质，气敷布就可蕃殖，气终了万物之象便发生变化，一切物质都是如此。然而五味所禀受之气，在生化上有厚有薄，在成熟上有少有多，其结果与开始也不同，这是什么缘故呢？

岐伯说：这是由于在泉之气所控制，所以生化上有厚薄多少的差异，所以其生化，非天气则不生，非地气不长。

黄帝又问：希望听听其中的道理。

岐伯说：寒、热、燥、湿的气化各不相同。所以少阳相火在泉的时候，寒毒之物不能生长，金从火化，所以味辛，其主治之味是苦、酸，谷类颜色是苍色和丹色。阳明燥金在泉的时候，温毒之物不能生长，木从金化，所以味酸，其气温，其主治之味是辛、苦、甘，谷类颜色是丹色和素色。太阳寒水在泉的时候，热毒之物不能生长，火从水化，所以味苦，其主治之味是淡、咸，谷类颜色是黄色和黑色。厥阴风木在泉的时候，清毒之物不能生长，土从木化，所以味甘，其主治之味是酸、苦，谷类颜色是青色和红色。厥阴司天则少阳在泉，木火相生，则气化专一，其味纯正。少阴君火在泉的时候，寒毒之物不能生长，金从火化，所以味辛，其主治之味是辛、苦、甘，谷类颜色是白色和红色。太阴湿土在泉的时候，燥毒之物不能生长，水从土化，所以味咸，其气热，其主治之味是甘、咸，谷类颜色是黄色和黑色。太阴在泉，而其气化淳厚，土能制水，所以咸味得以内守。土居土味，而能生金，其气专精，所以辛味也得以生化，能与湿土同治。

故曰：补上下者从之①，治上下者逆之②，以所在寒热盛衰而调之。故曰：上取下取③，内取外取，以求其过。能毒者以厚药，不胜毒者以薄药④，此之谓也。气反者，病在上，取之下；病在下，取之上；病在中，傍取之。治热以寒，温而行之；治寒以热，凉而行之；治温以清，冷而行之；治清以温，热而行之。故消之削之，吐之下之，补之泻之，久新同法。

【注释】①补上下者从之：因司天、在泉之气不及而引起的疾病应该用补法，补要顺其气而补。"上下"指司天，在泉之气。"从"，顺。　②逆之：因司天在泉之气太过而引起的疾病，逆其气而治之。　③上取：指以药制有过之气。下取：指以迅速之药祛除在下之病。　④厚、薄：指药性气味的厚薄。

【译文】所以说，因司天、在泉之气不及而引起的疾病应该用补法，补就要顺其气而补。因司天在泉之气太过而引起的疾病应该用逆治法，治就要逆其气而治，都要根据病情的寒热盛衰来调治，所以说无论用上取、下取、内取、外取之法，总要先找着其气不及和太过的原因，再治疗。身体强壮能耐受毒药的就给以性味厚的药，身体柔弱而不能耐受毒药的，就给以性味薄的药，说的就是这个道理。若病气反其常候，病在上而治其下，病在下而治其上，病在中而治其左右。治热证用寒药，应该温服；治寒证用热药，应该凉服；治温证用凉药，应该冷服；治清证用温药，应该热服。病人虚实不同，制方就不同，所以或用消法，或用削法，或用吐法，或用下法，或用补法，或用泻法，无论久病新病，都得遵从这一点。

帝曰：病在中而不实不坚，且聚且散，奈何？

岐伯曰：悉乎哉问也！无积者求其藏，虚则补之，药以祛之，食以随之，行水渍之，和其中外，可使毕已。

【译文】黄帝道：若病在里面，不实也不坚硬，有时聚而有形，有时散而无形，这种病怎样治疗呢？

岐伯说：你问得真详尽啊！这种病如果没有积滞的话，就从内脏里寻求病因，如虚就用补法，用药以祛邪，随用饮食加以滋养，用热汤以浴渍肌表，使其内外调和，这样可以使病完全治愈。

帝曰：有毒无毒，服有约乎？

岐伯曰：病有久新，方有大小，有毒无毒，固宜常制矣。大毒治病，十去其六；常毒治病，十去其七；小毒治病，十去其八；无毒治病，十去其九；谷肉果菜，食养尽之，无使过之，伤其正也。不尽，行复如法，必先岁气，无伐天和。无盛盛，无虚虚而遗人夭殃[1]；无致邪，无失正，绝人长命[2]。

帝曰：其久病者，有气从不康，病去而瘠[3]，奈何？

岐伯曰：昭乎哉圣人之问也！化不可代，时不可违。夫经络以通，血气以从，复其不足，与众齐同，养之和之，静以待时，谨守其气，无使倾移，其形乃彰，生气以长，命曰圣王。故《大要》曰：无代化[4]，无违时，必养必和，待其来复。此之谓也。

帝曰：善。

【注释】①盛盛：即实证用补法，使邪气更盛。虚虚：即虚证用泻法，使虚者更虚。　②致邪：实证误补，使邪气更盛。失正：虚证误泻，使正气丧失。　③气从不康：气血已和顺，仍未能恢复健康。瘠：瘦弱。　④无代化：不要用人力代替天地的气化。

【译文】 黄帝说：有毒的药和无毒的药，服法有什么规定吗？

岐伯说：疾病有新久，处方有大小，药物有毒无毒，固然有它的常规。凡用大毒之药，病去十分之六，不可再服；用小毒之药，病去十分之七，不可再服；用平常的毒药，病去十分之八，不可再服；无毒的药，病去十分之九，也不必再服。以后用谷肉果菜，饮食调养，就可使病气都去掉了，但不可吃得过多而损伤了正气。如果邪气未尽，还可再按上法服药。一定得先知道岁气的偏胜，千万不能攻伐天真的冲和之气，不要使实者更实，不要使虚者更虚，而给患者留下后患。总之，一方面要注意不能使邪气更盛，另一方面要注意不能使正气丧失，以免断送人的生命。

黄帝问：那久病的人，有时气顺，而身体并不健康；病虽去了，而身体仍然瘦弱，又怎么办呢？

岐伯说：你问得真高明啊！天地万物的生化，人是不能代替的，四时的气序，人是不可违反的。因此只有顺应天地四时的气化，使经络畅通，气血和顺，慢慢来恢复它的不足，使与正常人一样，或补养，或调和，要耐心地观察，谨慎地守护正气，不要使它耗损。这样，病人的形体就会强壮，生气也会一天一天地增长起来，这才是圣王之道。《大要》说：不要以人力来代替天地的气化，不要违反四时的运行，必须静养，必须安和，等待正气的恢复，说的就是这个意思。

黄帝说：说得好。

至真要大论篇第七十四（节）

【题解】

本篇论述了六气司天、在泉，有正化、胜复等变化，以及其所致疾病的症状、诊断和诊法等内容。由于这些内容精深切要，故篇名"至真要大论"。另外，马莳说："此篇总括前八篇未尽之义，至真至要，故名篇。"

黄帝问曰：五气交合①，盈虚更作②，余知之矣。六气分治③，司天地者，其至何如？

岐伯再拜对曰：明乎哉问也！天地之大纪④，人神之通应也⑤。

帝曰：愿闻上合昭昭，下合冥冥，奈何？

岐伯曰：此道之所主，工之所疑也。

【注释】①五气：在五运的基础上产生的风、火、湿、燥、寒五种气候的变化。　②盈虚更作：五运的太过不及，相互交替。　③六气分治：指风、寒、湿、热、燥、火六气分时主治。　④天地之大纪：天地变化的基本规律。　⑤人神之通应：人体与天地变化是相适应的。神，指控制自然现象变化的内在机理。　⑥昭昭：明亮。冥冥：玄远。

【译文】黄帝问道：五运之气交相配合，太过不及互相更替，这些道理我已经知道了。那么六气分时主治，其司天在泉之气到来时所起的变化又怎样？

岐伯行礼回答说：问得多么清楚啊！这是天地变化的基本规律，也是人体与天地变化相适应的规律。

黄帝问：我希望听听它怎样能上合于昭明的天道，下合于玄远的地气？

岐伯说：这是医学理论中的主要部分，也是一般医生所不太理解的。

帝曰：气有多少①，病有盛衰，治有缓急，方有大小，愿闻其约奈何？

岐伯曰：气有高下，病有远近，证有中外，治有轻重，适其至所为故也②。《大要》曰：君一臣二，奇之制也；君二臣四，偶之制也③；君二臣三，奇之制也；君二臣六，偶之制也。故曰：近者奇之，远者偶之；汗者不以奇，下者不以偶；补上治上制以缓，补下治下制以急；急则气味厚，缓则气味薄。适其至所，此之谓也。病所远，而中道气味乏者，食而过之，无越其制度也。是故平气之道，近而奇偶，制小其服也。远而奇偶，制大其服也。大则数少，小则数多。多则九之，少则二之。奇之不去则偶之，是谓重方④。偶之不去，则反佐以取之⑤，所谓寒热温凉，反从其病也。

【注释】①气：指阴阳之气。　②适其至所：指药力达到病所。　③奇：指奇方，即单方。偶：指偶方，即复方。　④重方：即复方。　⑤反佐：即从治。

【译文】黄帝问：阴阳之气有多有少，疾病有盛有衰，治法有缓有急，处方有大有小，希望听听划分的标准是什么？

岐伯说：邪气有高下之别，疾病有远近之分，症状有表里之异，治法有轻有重。总以药力达到病所为准则。《大要》说：君药一味，臣药二味，是奇方之制；君药二味，臣药四味，是偶方之制；君药二味，臣药三味，是奇方之制；君药二味，臣药六味，是偶方之制。所以说：病在近处用奇方，病在远处用偶方；发汗不用奇方，攻下不用偶方；补上部、治上部的方制宜缓，补下部、治下部的方制宜急；气味迅急的药物其味多厚，性缓的药物其味多薄。方制用药要恰到病处，说的就是这种情况。如果病所远，而在中途药力就已不足，就当考虑饭前或饭后服药，以使药力达到病所，不要违反这个规定。所以平调病气的方法是：病所近，不论用奇方或偶方，其制方服量要小；病所远，不论用奇方或偶方，其制方服量要大。方制大的，是药的味数少而量重；方制小的，是药的味数多而量轻。味数最多可至九味，味数最少仅用二味。用奇方而病不去，就用偶方，这叫作重方。用偶方而病仍不去，就用反佐之药来治疗，这就属于反用寒、热、温、凉的药来治疗了。

帝曰：善。夫百病之生也，皆生于风寒暑湿燥火，以之化之变也①，经言盛者泻之，虚则补之。余锡以方士②，而方士用之尚未能十全，余欲令要道必行，桴鼓相应，犹拔刺雪污③，工巧神圣，可得闻乎？

岐伯曰：审察病机，无失气宜，此之谓也。

帝曰：愿闻病机如何？

岐伯曰：诸风掉眩，皆属于肝。诸寒收引，皆属于肾。诸气膹郁④，皆属于肺。诸湿肿满⑤，皆属于脾。诸热瞀瘛⑥，皆属于火。诸痛痒疮⑦，皆属于心。诸厥固泄，皆属于下⑧。诸痿喘呕，皆属于上⑨。诸禁鼓慄，如丧神守⑩，皆属于火。诸痉项强⑪，皆属于湿。诸逆冲上，皆属于火。诸腹胀大，皆属于热。诸躁狂越⑫，皆属于火。诸暴强直，皆属于风。诸病有声，鼓之如鼓，皆属于热。诸病胕肿，疼酸惊骇，皆属于火。诸转反戾⑬，水液浑浊⑭，皆属于热。诸病水液，澄澈清冷，皆属于寒。诸呕吐酸，暴注下迫⑮，皆属于热。故《大要》曰：谨守病机，各司其属，有者求之，无者求之，盛者责之，虚者责之，必先五胜⑯，疏其血气，令其调达，而致和平。此之谓也。

【注释】①以之化之变：气之正者为化，邪者为变。气之邪正，皆由于风寒暑湿燥火。　②锡：同"赐"。　③雪污：洗除污秽。雪，动词，雪除、清除。　④膹（fèn）郁：烦满郁冈。　⑤肿满：浮肿胀满。　⑥瞀瘛：视物昏花，手足筋脉拘急抽搐。　⑦疮：此为痈、疽、疡、疖的通称。　⑧固：通"痼"，指二便不通。泄：指二便泻利不禁。下：指下焦肝肾。　⑨上：指上焦。　⑩禁：同"噤"，牙关紧，口不开。鼓慄：寒战发抖，上下牙齿叩击。如丧神守：心神烦乱不安。　⑪痉：身体强直，筋脉拘急。　⑫躁：躁动不安。狂：神志狂乱。越：举动失常。　⑬诸转反戾：指筋脉急的三种不同现象。转，转筋。反，角弓反张。戾，身曲不直。　⑭水液：指人体排出的液体，如尿、汗、痰、涕、涎等。　⑮暴注：突然急泄。下迫：里急后重。　⑯五胜：五气中何气所胜，五脏中何脏受病。

【译文】黄帝说：讲得好！大凡各种疾病，都由风、寒、暑、湿、燥、火六气的化与变而产生。医经中说：实证用泻法，虚证用补法。我把这些方法，教给医生，而医生使用后还不能达到十全的效果。我想使这些重要的理论得到普遍的运用，达到像桴鼓相应的效果，好像拔除芒刺、洗雪污浊一样，使医生能够达到工、巧、神、圣的程度，可以讲给我听吗？

岐伯说：仔细观察疾病的机理，不违背六气平和的原则，说的就是这种情况。

黄帝说：希望听听病机是什么？

岐伯说：凡是风病而发生的颤动眩晕，都属于肝。凡是寒病而发生的筋脉拘急，都属于肾。凡是气病而发生的烦满郁闷，都属于肺。凡是湿病而发生的浮肿胀满，都属于脾。凡是热病而发生的视物昏花，肢体抽搐，都属于火。凡是疼痛、搔痒、疮疡，都属于心。凡是厥逆，二便不通或失禁，都属于下焦。凡是患喘逆呕吐，都属于上焦。凡是口噤不开、寒战、口齿叩击，都属于火。凡是痉病颈项强急，都属于湿。凡是气逆上冲，都属于火。凡是胀满腹大，都属于热。凡是躁动不安，发狂而举动失常的，都属于火。凡是突然发生强直的症状，都是属于风邪。凡是病而有声，在触诊时，发现如鼓音的，都属于热。凡是浮肿、疼痛、酸楚、惊骇不安，都属于火。凡是转筋挛急，排出的尿液浑浊，都属于热。凡是排出的尿液感觉清亮、寒冷，都属于寒。凡是呕吐酸水，或者突然急泄而有窘迫感的，都属于热。所以《大要》说：要谨慎地观察病机，了解各种症状的所属，有邪气要加以推求，没有邪气也要加以推求，如果是实证要看为什么实，如果是虚证要看为什么虚。一定得先分析五气中何气所胜，五脏中何脏受病，疏通其血气，使其调和畅达，而回归平和，说的就是这些道理。

帝曰：善。五味阴阳之用，何如？

岐伯曰：辛甘发散为阳，酸苦涌泄为阴①，咸味涌泄为阴，淡味渗泄为阳②。六者，或收或散，或缓或急，或燥或润，或软或坚，以所利而行之，调其气使其平也。

帝曰：非调气而得者，治之奈何？有毒无毒，何先何后？愿闻其道。

岐伯曰：有毒无毒，所治为主，适大小为制也③。

帝曰：请言其制。

岐伯曰：君一臣二，制之小也；君一臣三佐五，制之中也；君一臣三佐九，制之大也。寒者热之，热者寒之，微者逆之，甚者从之，坚者削之，客者除之，劳者温之，结者散之，留者攻之，燥者濡之，急者缓之，散者收之，损者温之，逸者行之，惊者平之，上之下之，摩之浴之，薄之劫之，开之发之，适事为故④。

帝曰：何谓逆从？

岐伯曰：逆者正治，从者反治⑤，从少从多，观其事也。

帝曰：反治何谓？

岐伯曰：热因寒用，寒因热用，塞因塞用⑥，通因通用⑦。必伏其所主，而先其所因。其始则同，其终则异。可使破积，可使溃坚，可使气和，可使必已。

帝曰：善。气调而得者何如？

岐伯曰：逆之，从之，逆而从之，从而逆之，疏气令调，则其道也。

【注释】①涌：吐。泄：泻。 ②渗泄：利小便及通窍。 ③适大小为制：根据病情轻重，确定剂量的大小。 ④适事为故：适应病情为原则。 ⑤逆者正治，从者反治：逆其病情而治为正治法。顺从病情而治为反治法。

⑥塞因塞用：反治法之一，指用补益收敛的药物治疗有壅塞假象的疾病。

⑦通因通用：反治法之一，指用通利药物治疗有通利假象的疾病。

【译文】黄帝说：说得好！药物五味阴阳的作用是怎样的？

岐伯说：辛、甘味的药物，其性发散，属于阳。酸、苦味的药物其性涌泄，属于阴。咸味的药物其性也是涌泄的，属阴。淡味的药物其性渗泄，也属阳。这六种性味的药物，有的收敛，有的发散，有的缓和，有的迅急，有的干燥，有的濡润，有的柔软，有的坚实。要根据它们的不同作用来使用，从而调和其气，归于平和。

黄帝说：病有不是调气所能治好的，应该怎样治疗？有毒的药和无毒的药，哪种先用，哪种后用，希望听听这里的规则。

岐伯说：用有毒或用无毒的药，以能治病为准则，根据病情来制定剂量的大小。

黄帝说：请你讲讲方制。

岐伯说：君药一味，臣药一味，这是小剂的组成；君药一味，臣药三味，佐药五味，这是中剂的组成；君药一味，臣药三味，佐药九味，这是大剂的组成。寒证，要用热药；热证，要用寒药。轻症，逆着病情来治疗；重症，顺着病情来治疗。病邪坚实的，就削弱它。病邪停留在体内的，就驱除它。病属劳倦所致的，就温养它。病属气血郁结的，就加以疏散。病邪滞留的，就加以攻逐。病属枯燥的，就加以滋润。病属急剧的，就加以缓解。病属气血耗散的，就加以收敛。病属虚损的，就加以补益。病属安逸停滞的，要使其畅通。病属惊怯的，要使之平静。或升或降，或用按摩，或用洗浴，或迫邪外出，或截邪发作，或用开泄，或用发散，都以适合病情为好。

黄帝问：什么叫作逆从？

岐伯说：逆就是正治法，从就是反治法，应用从治药，应多应少，要观察病情来确定。

黄帝说：反治是什么意思呢？

岐伯说：就是热因热用、寒因寒用、塞因塞用、通因通用，要制伏其主病，必先找出致病的原因。反治之法，开始时药性与病情之寒热似乎相同，但是它所得的结果却并不相同，可以用来破除积滞，可以用来消散坚块，可以用来调和气血，可使疾病得到痊愈。

黄帝说：说得好！有六气调和而得病的，应怎样治？

岐伯说：或用逆治，或用从治，或主药逆治而佐药从治，或主药从治而佐药逆治，疏通气机，使之调和，这是治疗的正法。

帝曰：善。病之中外何如？

岐伯曰：从内之外者调其内；从外之内者治其外；从内之外而盛于外者，先调其内而后治其外；从外之内而盛于内者，先治其外而后调其内；中外不相及则治主病。

【译文】黄帝说：说得好。病有内外相互影响的，怎样治疗？

岐伯说：病从内生而后发展于外的，应先调治其内；病从外生而后发展于内的，应先调治其外；病从内生，影响到外部而偏重于外部的，先调治它的内部，而后治其外部；病从外生，影响到内部而偏重于内部的，先调治它的外部，然后调治它的内部；既不从内，又不从外，内外没有联系的，就治疗它的主要病证。

帝曰：善。火热复，恶寒发热，有如疟状，或一日发，或间数日发,其故何也?

岐伯曰:胜复之气,会遇之时,有多少也。阴气多而阳气少,则其发日远;阳气多而阴气少,则其发日近。此胜复相薄,盛衰之节。疟亦同法。

【译文】黄帝说:说得好!火热之气来复,使人恶寒发热,好像疟疾的症状,有的一天一发,有的隔几天一发,这是什么缘故?

岐伯说:这是胜复之气相遇的时候有多有少的缘故。阴气多而阳气少,那么发作的间隔日数就长;阳气多而阴气少,那么发作的间隔日数就少。这是胜气与复气相互搏击,表现出的或盛或衰的规律。疟疾的道理也是这样。

帝曰:论言治寒以热,治热以寒,而方士不能废绳墨而更其道也①。有病热者寒之而热,有病寒者热之而寒,二者皆在②,新病复起,奈何治?

岐伯曰:诸寒之而热者取之阴,热之而寒者取之阳,所谓求其属也。

帝曰:善。服寒而反热,服热而反寒,其故何也?

岐伯曰:治其王气③,是以反也。

帝曰:不治王而然者何也?

岐伯曰:悉乎哉问也!不治五味属也。夫五味入胃,各归所喜,故酸先入肝,苦先入心,甘先入脾,辛先入肺,咸先入肾。久而增气,物化之常也,气增而久,夭之由也。

【注释】①绳墨:规矩。绳墨是工匠使用的取直的工具,引申为规矩、标准、原则等意。 ②二者:指寒与热。 ③王气:即旺气,亢盛之气。

【译文】黄帝说:前人之经论中曾说:治寒病用热药,治热病用寒药,医生不能废除这个准则而变更治则。但是有些热病服寒药而更热,有些寒病服热药而更寒,原来的寒热二证还在,又发生新病,应该怎样治呢?

岐伯说:各种用寒药而反热的,应该滋阴,用热药而反寒的,应该补阳,这就是求其属类的治法。

黄帝说：说得好！服寒药而反热，服热药而反寒，道理何在？

岐伯说：只治其偏亢之气，所以有相反的结果。

黄帝道：有的没有治偏亢之气也出现这种情况，是什么原因？

岐伯说：问得真详尽啊！这是不治偏嗜五味一类。五味入胃以后，各归其所喜的脏器，所以酸味先入肝，苦味先入心，甘味先入脾，辛味先入肺，咸味先入肾，积累日久，便能增加各脏之气，这是五味入胃后所起气化作用的一般规律。脏气增长日久而形成过胜，这是导致病夭的原因。

帝曰：善。方制君臣，何谓也？

岐伯曰：主病之谓君，佐君之谓臣，应臣之谓使，非上中下三品之谓也。

帝曰：三品何谓？

岐伯曰：所以明善恶之殊贯也①。

【注释】①善恶之殊贯：王冰："此明药善恶不同性用也。"张志聪："谓药有有毒无毒之分。"

【译文】黄帝说：说得好！制方有君臣的分别，是什么道理呢？

岐伯说：主治疾病的药味就是君，辅佐君药的就是臣，附应臣药的就是使，不是上中下三品的意思。

黄帝道：三品是什么意思？

岐伯说：所谓三品，是用来说明药性有毒无毒的。

帝曰：善。病之中外何如？

岐伯曰：调气之方①，必别阴阳，定其中外，各守其乡②，内者内治，外者外治，微者调之，其次平之，盛者夺之，汗之下之，寒热温凉，衰之以属，随其攸利。谨道如法，万举万全，气血正平，长有天命。

帝曰：善。

【注释】①调气之方：调治病气的方法。 ②乡：处所，病之所在。

【译文】黄帝说：说得好！疾病的内在外在都怎样治疗？

岐伯说：调治病气的方法，必须分别阴阳，确定在内在外，各依其病之所在，在内的治其内，在外的治其外，病轻的调理，较重的平治，病势盛的就攻夺。或用汗法，或用下法，要分辨病邪的寒、热、温、凉，根据病气的属性，使之消退，要随其所宜。谨慎地遵守如上的法则，就会万治万全，使气血平和，确保天年。

黄帝说：好。

疏五过论篇第七十七

【题解】

本篇内容主要讨论诊治上的五种过错，并且指出临证诊治，必须结合饮食、人事、脏象、色脉等进行分析和研究，才能正确地诊断和治疗。疏，分条陈述；五过，五种过错。马莳说："疏，陈也。内有五过，故名篇。"

黄帝曰：呜呼远哉！闵闵乎若视深渊①，若迎浮云。视深渊尚可测，迎浮云莫知其际。圣人之术，为万民式②，论裁志意③，必有法则，循经守数④，按循医事，为万民副⑤。故事有五过，汝知之乎？

雷公避席再拜曰：臣年幼小，蒙愚以惑⑥，不闻五过，比类形名，虚引其经，心无所对。

【注释】①闵闵：深远貌。形容医道深奥无穷。 ②圣人之术，为万民式：圣人的医术，是众人的典范。 ③论裁：讨论决定。 ④循经守数：遵守常规和法则。 ⑤为万民副：为众人谋福利。副，辅助，引申为谋福利。 ⑥蒙愚以惑：愚笨而又不明事理。

【译文】黄帝道：哎呀，真是太深远了！深远得好像探视深渊，又好像面对空中浮云。深渊还可以测量，而浮云就很难知道它的尽头了。圣人的医术，是众人的典范，他讨论决定医学上的认识，必然有一定的法则。遵守常规和法则，依循医学的原则治疗疾病，才能给众人谋福利。所以在医事上面有五过的说法,你知道吗?

雷公离开座位再拜说:我年岁幼小,愚笨而又糊涂,不曾听到五过的说法,只能在疾病的表象和名称上进行比类,空洞地引用经文,而心里却无法对答。

帝曰:凡诊病者,必问尝贵后贱,虽不中邪,病从内生,名曰脱营。尝富后贫,名曰失精①,五气留连②,病有所并。医工诊之,不在脏腑,不变躯形,诊之而疑,不知病名。身体日减,气虚无精,病深无气,洒洒然时惊③,病深者,以其外耗于卫,内夺于荣。良工所失,不知病情,此亦治之一过也④。

【注释】①脱营、失精:病症名,皆为情志郁结所致。 ②五气:即五脏之气,实指五脏所生之情志而言。 ③洒(xiǎn)洒然:恶寒貌。 ④此亦治之一过也:这在诊治上是第一种过失。亦,句中助词。过,过失。

【译文】黄帝道:凡是在诊病的时候,必须询问病人是否以前高贵而以后卑贱,那么虽然不中外邪,疾病也会从内而生,这种病叫"脱营"。如果是以前富裕而以后贫困而发病,这种病叫"失精"。这两种病都是由于情志不舒,五脏气血郁结,渐渐积累而成的。医生诊察时,疾病的部位不在脏腑,身躯也没有变化,所以诊断上发生疑惑,不知道是什么病。但病人身体却一天天消瘦,气虚精耗,等到病势加深,就会毫无气力,时时怕冷,时时惊恐。这种病会日渐加深,就是因为情志抑郁,在外耗损了卫气,在内劫夺了营血的关系。良工的疏忽,是不懂得病情,随便处理,这在诊治上是第一种过失。

凡欲诊病者,必问饮食居处。暴乐暴苦,始乐后苦,皆伤精气,精气竭绝,形体毁沮①。暴怒伤阴,暴喜伤阳,厥气上行,满脉去形②。愚医治之,不知补泻,不知病情,精华日脱,邪气乃并③,此治之二过也。

【注释】①毁沮:毁坏。 ②满脉:即张脉,经脉张满。去形:形体羸瘦。 ③邪气乃并:邪气愈加盛实。

【译文】凡是诊察病人,一定得问他饮食起居的情况,精神上有没有突然的欢乐,突然的痛苦,原来生活安逸后来生活艰难,这些都能伤害精气,精气衰竭,形体毁坏。暴怒会损伤阴气,暴喜会损伤阳气。阴阳受伤,厥逆之气就会上行而经脉张满,形体羸瘦。愚笨的医生诊治时,不知道该补还是该泻,也不了解病情,以致病人脏腑精华一天天损耗,而邪气愈加盛实,这是诊治上的第二种过失。

善为脉者,必以比类、奇恒、从容知之①。为工而不知道,此诊之不足贵,此治之三过也。

【注释】①比类:用取类相比,以求同中求异或异中之同。奇:指异常的;恒:指正常的。

【译文】善于诊脉的医生,必然能够别异比类,分析奇恒,从容细致地掌握疾病的变化规律。作为医生而不懂医道,那他的诊治就没有什么值得称许的了。这是诊治上的第三种过失。

诊有三常①,必问贵贱,封君败伤,及欲侯王。故贵脱势,虽不中邪,精神内伤,身必败亡。始富后贫,虽不伤邪,皮焦筋屈,痿躄为挛②。医不能严,不能动神,外为柔弱,乱至失常③,病不能移④,则医事不行,此治之四过也。

【注释】①三常:这里指贵贱、贫富、苦乐三种情况。 ②躄:足痿弱不能行走。 ③乱至失常:诊治上失去常法。乱,反训为"治"。 ④病不能移:病患不能除去。

【译文】诊病时,对于病人的贵贱、贫富、苦乐三种情况,必须先问清楚。比如原来的封君公侯,一旦丧失原来的封土,高贵的地位和势力随之消失。虽然不中外邪,而精神上先已受伤,身体一定要败坏,甚至死亡。如先是富有的人,一旦贫穷,虽没有外邪的伤害,也会发生皮毛枯焦,筋脉拘挛,成为痿躄的病。这种病人,医生如不能认真对待,去转变患者的精神状态,而仅是顺从病人之意,敷衍诊治,以致在治疗上丢掉法度,那么病患就不能去除,当然也就没有什么疗效了。这是诊治上的第四种过失。

凡诊者，必知终始，有知余绪①。切脉问名②，当合男女。离绝菀结③，忧恐喜怒。五脏空虚，血气离守。工不能知，何术之语。尝富大伤，斩筋绝脉。身体复行，令泽不息④。故伤败结，留薄归阳，脓积寒炅。粗工治之，亟刺阴阳。身体解散，四肢转筋，死日有期。医不能明，不问所发⑤。唯言死日，亦为粗工。此治之五过也。

【注释】①余绪：末端。既察其本，又知其末。 ②问名：问症状。③离绝：指生离死别。菀结：情志郁结。 ④令泽不息：使津液不能滋生。泽，水泽，这里指人体的津液。息，生息。 ⑤不问所发：不问发病的原因。

【译文】凡是诊治疾病，必须了解疾病的全部过程，同时还要察本而能知末。在切脉问证的时候，应注意到男女性别的不同，以及生离死别，情怀郁结，忧愁恐惧喜怒等因素，这些都能使五脏空虚，血气难以持守。如果医生不知道这些，还谈什么治疗技术！比如曾经富有之人，一旦失去财势，身心备受打击，以致筋脉的营养断绝，虽然身体还能行动，但津液不能滋生，过去形体的旧伤疼被引发，血气内结，迫于阳分，日久成脓，发生寒热。粗率的医生治疗时，多次刺其阴阳经脉，使病人的身体日见消瘦，难于行动，四肢拘挛转筋，死期已经不远了。而医生不能明辨，不问发病原因，只能说出哪一天会死，这也是粗率的医生。这是诊治上的第五种过失。

凡此五者，皆受术不通，人事不明也。故曰：圣人之治病也，必知天地阴阳，四时经纪，五脏六腑，雌雄表里①，刺灸砭石，毒药所主，从容人事，以明经道，贵贱贫富，各异品理②，问年少长，勇怯之理，审于分部，知病本始，八正九候，诊必副矣。

【注释】①雌雄表里：此指经脉而言。如六阴为雌，六阳为雄，阳脉行表，阴脉行里。 ②贵贱贫富，各异品理：指由于贵贱贫富的不同，其体质亦异。

【译文】以上所说的五种过失，都是由于所学医术不精深，又不懂得贵贱、贫富、苦乐人事的缘故啊！所以说，高明的医生治病，必须知道天地阴阳，四时经络，五脏六腑的相互关系，经脉的阴阳表里，刺灸、砭石、毒药所治疗的主要病证，联系人事的变迁，掌握诊治的常规。贵贱贫富及各自不同的体质，询问年龄的少长，分析个性的勇怯，再审查疾病的所属部分，就可以知道疾病的根本原因；然后参考八正的时节，九候的脉象，那么诊治就一定精确了。

治病之道，气内为宝①，循求其理，求之不得，过在表里。守数据治，无失俞理，能行此术，终身不殆。不知俞理，五脏菀热②，痈发六腑。

诊病不审，是谓失常，谨守此治，与经相明，《上经》《下经》，揆度阴阳，奇恒五中③，决以明堂④，审于终始，可以横行⑤。

【注释】①气内为宝：张介宾："气内，气之在内者，即元气也。"指察病人元气的强弱是治病的关键。 ②菀熟：郁热。 ③五中：即五脏，因脏腑在体内故也称五中。这里指五脏的气色。 ④明堂：明堂为古时朝廷议政之大堂，一般位居皇宫中央。因鼻位居面部中央，故以明堂喻鼻。这里泛指面部颜色。 ⑤终始：始为初病，终是现病。横行：遍行，自由行走。

【译文】治病的关键，在于深察病人元气的强弱，来寻求邪正变化的机理。假如不能切中，那么过失就在于对表里关系的认识了。治疗时，应该守数据治，不要搞错取穴的理法。能这样进行治疗，可以一生不发生医疗过错。若不知取穴的理法，妄施刺灸，就会使五脏郁热，六腑发生痈疡。

诊病不能审慎，叫作失去常规。谨守常规来治疗，自然就与经旨相合了。《上经》《下经》二书，都是研究揆度阴阳奇恒之道的。五脏之病，表现于气色，取决于颜色，能从望诊上了解病的终始，可以无往而不胜。

徵四失论篇第七十八

【题解】

徵，通"惩"。"徵四失"是"惩戒四种过失"的意思。本篇是讨论医生临证中易犯的四种过失，所以提出来做惩戒，故篇名叫作"微四失论"。

黄帝在明堂，雷公侍坐①。黄帝曰：夫子所通书受事众多矣，试言得失之意，所以得之，所以失之。

雷公对曰：循经受业，皆言十全，其时有过失者，请闻其事解也。

【注释】①侍坐：弟子或子女陪坐师傅或父母。

【译文】黄帝坐在明堂里，雷公在一旁侍坐。黄帝说：你研读医书接受医业已经很多了，试谈谈对治病成功失败的看法，治愈没有治愈的原因。

雷公回答说：我在研习医经、接受医业当中，听说可以得到十全的疗效，但常常还是没有治好的，希望听听其中的说法。

帝曰：子年少智未及邪？将言以杂合耶？夫经脉十二，络脉三百六十五，此皆人之所明知，工之所循用也。所以不十全者，精神不专，志意不理，外内相失，故时疑殆。诊不知阴阳逆从之理，此治之一失也。

【译文】黄帝道：你是因为年轻智力不够呢，还是由于杂合各家学说，缺乏一以贯之的独立见解呢？十二经脉，三百六十五络脉，这是人人都明白了解的，也是医工们所遵循使用的。之所以不能得到十全的疗效，是由于精神不能集中，思想上不加分析，又不能把外在的症状和内在的病机结合起来，因此时常产生疑问和困难。在诊治上，不懂得阴阳逆从的道理，这是治疗工作中的第一个失败原因。

受师不卒①，妄作杂术②，谬言为道，更名自功，妄用砭石，后遗身咎，此治之二失也。

【注释】①卒：结束，终结。这里指结束学业、毕业。所以，毕业也称卒业。　②杂术：没有一以贯之的思想理论指导的杂乱无章的技术。

【译文】从师学习尚未毕业，就胡乱地搞起庞杂的疗法，还荒谬地说是真理，或窃取别人成果而冠以己名，乱用砭石，结果给自己造成了罪过，这是治疗工作中第二个失败原因。

不适贫富贵贱之居，坐之薄厚①，形之寒温，不适饮食之宜，不别人之勇怯，不知比类，足以自乱，不足以自明，此治之三失也。

【注释】①坐之薄厚：居处环境的好坏。坐，古人席地而坐，这里指居处。

【译文】不理解贫富贵贱的状况，居处环境的好坏，形体的寒温，不理解适宜的饮食，不能区别性格的勇怯，不知道取象比类的分析方法。像这样，足以搞乱自己的头脑，而不能有清楚的认识。这是治疗工作中第三个失败原因。

诊病不问其始，忧患饮食之失节，起居之过度，或伤于毒，不先言此，卒持寸口①，何病能中②，妄言作名，为粗所穷，此治之四失也。

【注释】①卒（cù）：通"猝"，突然，贸然。 ②中（zhòng）：言中，说中。这里指作出正确诊断。

【译文】诊断疾病，不问发病的原因，是由于精神刺激，饮食不节制，生活起居违背常规，还是由于中毒？不先把这些问题搞清楚，就贸然诊察病人的脉息，怎能诊断出什么病呢？信口胡说，编造病名，就会因技术低劣，而陷于困境，这是治疗工作中的第四个失败原因。

是以世人之语者，驰千里之外，不明尺寸之论，诊无人事。治数之道，从容之葆，坐持寸口，诊不中五脉，百病所起，始以自怨，遗师其咎。是故治不能循理，弃术于市，妄治时愈，愚心自得。呜呼！窈窈冥冥，孰知其道？道之大者，拟于天地，配于四海，汝不知道之谕，受以明为晦。

【译文】有些医生说起话来，夸大到千里之外，却不明白尺寸诊法，论治疾病，也不考虑人事。诊病技术的原则，医生的从容和缓是最宝贵的，仅知诊察寸口，不能精确地诊察五脏之脉，就不知道百病发生的原因。医疗上出了问题，开始自怨所学不精，继则归罪于老师教得不好。所以治病如果不能遵循医学道理，就不会为人所信任，任意乱治，偶尔有治好的，就夸耀己功。唉！医学的道理是微妙高深的，有谁能够了解其中的道理！医学理论的远大，能和天地相比，能和四海相配，你不了解明白医理，即使名师传授明白的道理，也依然糊涂。

方盛衰论篇第八十（节）

【题解】

方，是比较的意思。本篇主要讨论阴阳之气的盛衰，而对阴阳盛衰的了解，都是从比较中来的，所以篇名"方盛衰论"。贯穿本篇的一个核心思想是要求医者在临证诊察时必须全面了解病人各个方面的情况，才能够成为独立应诊的合格医生。如果拘执于一个方面，即"持雌失雄，弃阴附阳"，"是为妄行"；只有全面诊察，才是"诊道乃具"而能"万世不殆"。

诊有十度①，度人脉度、脏度、肉度、筋度、俞度。阴阳气尽，人病自具。脉动无常，散阴颇阳②。脉脱不具，诊无常行③。诊必上下④，度民君卿。受师不卒，使术不明。不察逆从，是为妄行。持雌失雄，弃阴附阳⑤。不知并合，诊故不明。传之后世，反论自章⑥。

【注释】①十度：脉、脏、肉、筋、俞度，人体左右对称各有二，合为十度。 ②散阴颇阳：阴阳散乱而有偏颇。颇，不平，偏颇。 ③脉脱不具：脉象不明显。诊无常行：诊法上无固定的常规。 ④诊必上下：诊病时必须兼取上部人迎脉和下部趺阳脉。 ⑤持雌失雄：比喻偏于补阴而损阳。弃阴附阳：是说偏于补阳而耗阴。 ⑥章：通"彰"，彰显，暴露。

【译文】诊法有十度，可用来衡量病人。具体是脉度、脏度、肉度、筋度、腧度。诊察其阴阳虚实，对病情就可以全面地了解。脉息之动失去常规，或偏阴，或偏阳，或搏动并不明显，所以诊法也没有固定的常规。诊时必须兼取上部的人迎和下部的趺阳，又必考虑病人地位的高低，是普通百姓还是达官贵人。如果从师不能毕业，不明了医术，临证不能辨别顺逆，就胡乱施治。不是补阴伐阳，就是补阳耗阴。不知道综合上下内外，诊断就不会明确。这样的诊断方法，传给后人，错误的论断就会暴露出来。

至阴虚，天气绝；至阳盛，地气不足。阴阳并交，至人之所行。阴阳并交者，阳气先至，阴气后至。是以圣人持诊之道，先后阴阳而持之，《奇恒之势》乃六十首，诊合微之事，追阴阳之变，章五中之情①。其中之论，取虚实之要，定五度之事②，知此乃足以诊。是以切阴不得阳，诊消亡。得阳不得阴，守学不湛③，知左不知右，知右不知左，知上不知下，知先不知后，故治不久。知丑知善，知病知不病，知高知下，知坐知起，知行知止，用之有纪，诊道乃具，万世不殆。

【注释】①追阴阳之变：推究阴阳的变化。章五中之情：明辨五脏的病情。章，通"彰"，彰显，辨明。 ②定五度之事：根据五度加以判断。③守学不湛：学到的医疗技术不深，片面。湛，深湛，深刻。

【译文】至阴虚，则阳气绝而不降；至阳盛，则阴气微而不升。能使阴阳融合交通，这是高明医生的本事。阴阳之气融合交通，是阳气先至，阴气后至。所以高明的医生治病，诊脉要掌握阴阳的先后，参考《奇恒之势》六十首，综合从各种细微诊察所得的情况，推究阴阳的变化，搞清楚五脏的病情，参合其中的原则和虚实的纲要，再用五度加以判断。知道了这些，才可以诊病。所以只诊察其阴分而不能了解其阳分，这没有达到诊察目的；只了解其阳分而不能了解其阴分，说明所学的医道还不精深。知其左而不知其右，知其右而不知其左，知上而不知其下，知先而不知其后，这种治疗就不能长久。既要了解不好的，也要了解好的；既要了解有病的，也要了解无病的；既了解高，也了解下；既了解坐，也了解起；既了解行，也了解止。运用起来有纲纪，诊法才算全备，才永远不会有危险。

起所有余，知所不足①。度事上下，脉事因格。是以形弱气虚，死。形气有余，脉气不足，死。脉气有余，形气不足，生。

是以诊有大方，坐起有常，出入有行，以转神明②。必清必净，上观下观，司八正邪，别五中部，按脉动静，循尺滑涩，寒温之意，视其大小，合之病能，逆从以得，复知病名，诊可十全，不失人情③。故诊之，或视息视意，故不失条理，道甚明察，故能长久。不知此道，失经绝理，亡言妄期，此谓失道。

【注释】①起所有余，知所不足：举出有余的一面，就得知其不足的一面。　②出入有行：举动有规律。以转神明：头脑灵活清楚。神明，头脑的思考能力。　③不失人情：不违背人情。人情，指病人之情，傍人之情，医人之情。

【译文】举其有余，就知道其不足。考虑到病人的上下各部，诊脉的原理就可因此而穷究。因此，形弱气虚的，主死；形气太盛，脉气不足的，也主死；脉气太盛，形气不足的，主生。所以诊病有一定的大法，医生应该坐起有准则，举动有规律，头脑灵活。而且一定要内心虚静地观察上下，分别四时八节，观察邪气中于五脏的何部；诊察脉象动静，循摸尺肤滑涩寒温的概况；视其大小便的变化，参合病态，从而知道是逆是顺，又知道了病名，这样诊察疾病，就可以十不失一，也不会违背人情。所以诊病的时候，察其呼吸、看其精神，都能不失去条理。医理极高明了，所以能长久取得疗效。不知道这些道理，违反医学原理，乱谈病情，乱下结论，这叫违反医道。

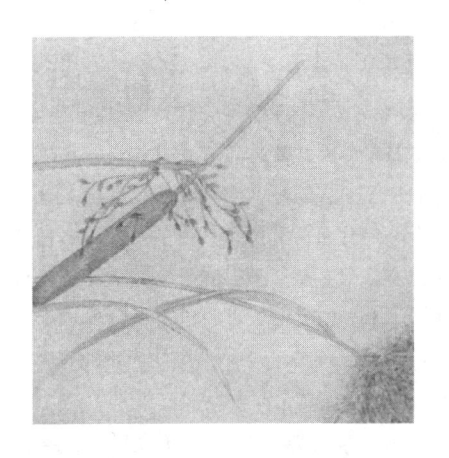

灵枢

九针十二原第一　　法天（节）

【题解】

九针，古代用来针治的九种针具，即镵针、员针、鍉针、锋针、铍针、员利针、毫针、长针、大针。针具何以为九种，这与古人的数字崇拜有关。古人在生产生活的实践中发现客观世界存在着数量关系，这种数量关系似乎是世界的本质，决定着万物的存在方式。数，不仅是单纯的计算数字，而且是自然规律的反映。于是产生了数理哲学，来指导人类的社会实践。《素问·三部九候论》云："天地之至数，始于一，终于九焉。"九为数之极，所以针具也有九种。十二原，指十二原穴。具体指五脏各二原穴，合膏之原、肓之原各一，共十二穴。原即源，本源之义。所以篇中云："五脏有疾也，应出十二原"，五脏之病在十二原穴上有反映，因此"五脏有疾也，当取十二原"。本篇主要内容有三部分，首先论述了针刺中经气的微妙变化及针刺的疾、徐、迎、随、开、阖等手法和补泻作用。其次，详论了九针之形制及各自适宜的主治病症。最后叙述了分布在肘、膝、胸、脐等处的十二个原穴及脏腑疾病分别取用十二原穴的道理。取其论述所及内容"九针"和"十二原"而名篇。

　　黄帝问于岐伯曰：余子万民，养百姓①，而收其租税。余哀其不给，而属有疾病②。余欲勿使被毒药③，无用砭石，欲以微针通其经脉，调其血气，营其逆顺出入之会。令可传于后世，必明为之法。令终而不灭，久而不绝，易用难忘，为之经纪④，异其章，别其表里，为之终始，令各有形，先立《针经》。愿闻其情。

【注释】①子万民：爱万民。子，这里是动词，以万民为子。百姓：百官。上古只有贵族有姓氏，平民无姓。而且姓氏较少，所谓"百姓"，后指百官。　②属（zhǔ）：连续。　③被：受。毒药：治病药物。古人以药能治病，谓之毒药。　④经纪：条理。

【译文】黄帝问岐伯说：我爱万民、养百官，而征收他们的租税，很怜悯他们不能终尽天年，还接连不断地生病。我想叫他们不服药，也不用砭石，只用细针，刺入肌肤，就能疏通经脉，调和气血，使气血运行，在经脉中逆来顺往出入会合。使这种疗法，可以传到后世，就必须明确地制定出针经大法。为使针法永远不会磨灭，历久相传而不断绝，在学习中，容易运用，难以忘记，这又必须制定出微针使用的准则。另外，更要辨章析句，辨别表里，讲明用针的终始之道，把九针的形状写清楚，首先编成一部《针经》，我希望听到实际内容。

岐伯答曰：臣请推而次之，令有纲纪，始于一，终于九焉。请言其道。小针之要①，易陈而难入②。粗守形，上守神③。神乎神，客在门④。未睹其疾，恶知其原？刺之微，在速迟。粗守关，上守机⑤。机之动，不离其空⑥，空中之机，清静而微，其来不可逢，其往不可追⑦。知机之道者，不可挂以发⑧；不知机道，叩之不发。知其往来，要与之期。粗之暗乎，妙哉！工独有之。往者为逆，来者为顺⑨，明知逆顺，正行无问。逆而夺之，恶得无虚？追而济之，恶得无实？迎之随之，以意和之，针道毕矣。

【注释】①小针：也叫微针，即今之毫针。 ②易陈而难入：简单的容易操作，精微的难以掌握。 ③粗守形，上守神：技术低下的医生拘泥于有形的刺法，而高明的医生却能够把握气血变化和精神而施针。 ④神乎神，客在门：人身气血精神的运行通道，也是客邪侵入人体的门户。 ⑤粗守关，上守机：粗工仅知道守着四肢关节附近的穴位施针，高明的医生等待经气的到来而施以补泻手法。 ⑥不离其空：经气的往来离不开腧穴。空，通"孔"，腧穴。 ⑦其来不可逢，其往不可追：当邪气正盛时，不可迎而补之；当邪气衰，正气未复时，不可用泻法。 ⑧不可挂以发：此处以发射弓弩的技术比喻针刺。"不可挂以发"诸家解释都认为是指针刺技术精深之义。但对其本意未有确解。"不可挂以发"与"叩之不发"意正相反。后者意为虽箭在弦上却不能射出。窃以为"不可挂以发"，意指不可将箭与弦挂得过紧则可较容易地把箭发出。 ⑨往者为逆，来者为顺：往，指经气去；来，指经气至。

【译文】岐伯答道：我愿意把所知道的按着次序来谈，这样才有条理的，从一到九，终始不乱。先谈谈针刺治疗的一般道理。小针的关键所在，说起来容易，可是达到精微的境界却很难啊！粗工拘守形体，仅知在病位上针刺，高明的医工却懂得根据病人的神气变化针治疾病，神啊！神啊！气血循行经脉，如出入有一定的门户一样，病邪可从门户侵入体内，医生看不出是什么病，哪能了解病变的原因呢？针刺的巧妙，在于如何运用疾徐手法。粗工拘守四肢关节的穴位治疗，高明的医工却能观察经气。经气的循行，离不开腧穴。邪气随着经气而流动，腧穴所体现的经气虚实变化是清静微妙的，必须仔细体验。当邪气盛时，不可迎而补之，在邪气衰时，不可追而泻之。懂得气机变化的道理，就不会有毫发的差失，不懂得气机变化的道理，就像箭扣弦上，不能射出一样，所以针刺必须掌握气的往来顺逆盛衰之机，才能确有疗效。粗工对此昏昧无知，这种妙处，只有高明的医工才能有。什么是逆顺呢？正气去叫作逆，正气来复叫作顺，明白逆顺之理，就可以放胆直刺，无须四顾询问了。那正气已虚，反而用泻法，怎么不会更虚呢？邪气正盛，反而用补法，怎么不会更实呢？必须迎其邪而泻，随其去而补，对于补泻手法，能用心体察，那么针刺之道，也就尽在其中了。

凡用针者，虚则实之，满则泄之，宛陈则除之①，邪胜则虚之。《大要》曰：徐而疾则实，疾而徐则虚②。言实与虚，若有若无③。察后与先，若存若亡④。为虚与实，若得若失⑤。虚实之要，九针最妙，补泻之时，以针为之。泻曰：必持内之，放而出之，排阳得针⑥，邪气得泄。按而引针，是谓内温⑦，血不得散，气不得出也。补曰：随之，随之，意若妄之，若行若按⑧，如蚊虻止，如留如还，去如弦绝。令左属右⑨，其气故止，外门以闭，中气乃实。必无留血，急取诛之。

持针之道，坚者为宝⑩，正指直刺，无针左右，神在秋毫，属意病者，审视血脉，刺之无殆。方刺之时，必在悬阳，及与两卫⑪，神属勿去，知病存亡。血脉者，在腧横居，视之独澄⑫，切之独坚。

【注释】①宛（yū）陈则除之：血气瘀滞日久，当排除之。　②徐而疾则实：进针慢，出针快，出针后急按针孔的刺法，属补法。疾而徐则虚：进针快，出针慢，出针后不闭针孔的刺法，属泻法。　③言实与虚，若有若无：针下有气为实，无气为虚。有气指针刺后在刺穴周围产生的酸麻胀痛之感，甚至沿经脉传导，在医生手下有紧滞感。无气则为针刺后没有感觉，医生下针如刺豆腐。气本无形，故云若有若无。　④察后与先：审察疾病的缓急，决定治疗先后的次序。若存若亡：根据气之虚实，而决定是否留针及留针的久暂。　⑤为虚与实，若得若失：形容针刺补泻手法的作用。实证，泻而取之，使患者若有所失；虚证，补而实之，使患者若有所得。　⑥放而出之：摇大针孔，使邪气得出。排阳得针：有三说。一、阳指皮肤浅表部位，排开浅表部位，使邪气随针外泄。二、阳指表阳，排开表阳，以去邪气。三、排阳，推扬，转针。　⑦内温：气血内蕴。温，同"蕴"。　⑧意若妄之：随意漫为，好像漫不经心。若行若按：行，行针导气。按，按压孔穴以下针。　⑨令左属右：右手出针，令左手急按针孔。　⑩坚者为宝：针刺时要紧固有力。　⑪悬阳：悬，举。阳，神气。凡刺时必举阳神气为主，故曰悬阳。两卫：卫气在阳，肌表之卫。脾气在阴，脏腑之卫。二者皆神气所居，不可伤犯。凡用针首宜顾此。　⑫视之独澄：看得很清楚。

【译文】凡是针刺时，正气虚用补法，邪气实用泻法，有瘀血的用破除法，邪气胜的用攻邪法。《大要》说：慢进针而快出针，急按针孔的为补法，快进针而慢出针，不按针孔的为泻法。说到针下有气感为实，针下无气感为虚，因为气本无形，所以似有似无。根据疾病的缓急及气的虚实来决定补泻的先后次序，根据气之虚实，而决定是否留针及留针的久暂。总的说来，如掌握得法，就能达到补虚泻实的目的，使患者感到补之若有所得，泻之若有所失。补虚泻实的要点，在于巧妙地使用九针。或补或泻，用针刺手法来解决。泻法的要领是：持针纳入，得气后，摇大针孔，转而出针，这可使邪气随针外泄。假如出针即按闭针孔，会使邪气蕴郁于内，瘀血不散，邪气不得外泄。补法的要领是：顺随经脉循行的方向进针，好像漫不经心地轻轻刺入。在行针引气，按穴下针时，像蚊虫叮咬一样似留似去的感觉。得气以后，急速出针像箭离弓弦一样快。右手出针，左手急闭针孔，经气因而留

黄帝内经

止,针孔已闭,中气就会充实了。如有皮下出血,应该速予除去。

持针的准则,以手下坚牢有力最可贵。对准腧穴,端正直刺,针不偏左偏右,行针者的精神要集中在针端,注意观察病人。仔细看其血脉,进针时避开它,这样,就不会发生危险了。要进针的时候,一定要注意病人的精神状态,而针者也须聚精会神,毫不疏忽,从而测知病气的存亡。血脉之所在,横布在腧穴周围,看起来显得很清楚,用手去摸按也会感到坚实。

九针之名,各不同形:一曰镵针①,长一寸六分;二曰员针,长一寸六分;三曰鍉针②,长三寸半;四曰锋针,长一寸六分;五曰铍针③,长四寸,广二分半;六曰员利针,长一寸六分;七曰毫针,长三寸六分;八曰长针,长七寸;九曰大针,长四寸。镵针者,头大末锐,去泻阳气;员针者,针如卵形,揩摩分间,不得伤肌肉,以泻分气;鍉针者,锋如黍粟之锐,主按脉勿陷,以致其气;锋针者,刃三隅,以发痼疾;铍针者,末如剑锋,以取大脓;员利针者,尖如氂④,且员且锐,中身微大,以取暴气;毫针者,尖如蚊虻喙,静以徐往,微以久留之而养,以取痛痹;长针者,锋利身长,可以取远痹;大针者,尖如梃⑤,其锋微员,以泻机关之水也。九针毕矣。

【注释】①镵(chán)针:镵,锐。因其针形尖锐,故名镵针。 ②鍉(shí,又音dí)针:鍉,箭镞。因其针形似箭而得名。 ③铍(pī)针:铍,两刃小刀。因其针锋如剑而得名。 ④氂(máo,又音lí):牦牛尾,也指马尾。 ⑤尖如梃:梃,植物之干。《说文·木部》:"梃,一枚也。从木,廷声。"朱骏声《通训定声》:"竹曰竿,艸曰茎,木曰梃。"《内经》以梃喻大针之尖。

【译文】九针的名称不同,形状也各异。第一种叫镵针,长一寸六分;第二种叫做员针,长一寸六分;第三种叫做鍉针,长三寸五分;第四种叫锋针,长一寸六分;第五种叫铍针,长四寸,宽二分半;第六种叫员利针,长一寸六分;第七种叫做毫针,长三寸六分;第八种叫做长针,长七寸;第九种叫大针,长四寸。镵针,针头大而针尖锐利,适于浅刺以泻皮肤之热;员针,针形如卵,用于按摩分肉之间,既不会损伤肌肉,又能够疏泄分肉的邪气;锟针,针尖像小米粒的微圆,用于按摩经脉,流通气血,但不能深陷肌肉之内,否则反伤正气;锋针,三面有刃,用以治疗积久难治之病;铍针,针尖像剑锋一样锐利,用以刺痈排脓;员利针,针尖像马尾,圆而锐利,针身稍粗,用于治疗急症;毫针,针尖像蚊虻的嘴,轻缓地刺入皮内,留针养神,可以治疗痛痹;长针,针锋锐利,针身薄而略长,可以治疗久痹证;大针,针身粗大而头尖,其锋稍圆,可用以泻去关节积水。所有九针的情况,大致完全了。

夫气之在脉也,邪气在上,浊气在中,清气在下①。故针陷脉则邪气出,针中脉则浊气出,针太深则邪气反沉②,病益。故曰:皮肉筋脉,各有所处,病各有所宜,各不同形,各以任其所宜。无实无虚,损不足而益有余,是谓甚病,病益甚。取五脉者死③,取三脉者恇④。夺阴者死,夺阳者狂。针害毕矣。

刺之而气不至,无问其数;刺之而气至,乃去之,勿复针。针各有所宜,各不同形,各任其所为。刺之要,气至而有效,效之信,若风之吹云,明乎若见苍天。刺之道毕矣。

【注释】①邪气在上:风热阳邪侵犯人体上部。浊气在中:寒温不适,饮食不节,浊气留于肠胃。浊气,饮食积滞之气。清气在下:清冷寒湿之邪,侵入人体必从足部开始。 ②针陷脉则邪气出:各经腧穴多在人体凹陷部位,驱寒邪,需刺各经陷脉,经气行,则邪气出,所以取阳邪在上部。针中脉则浊气出:中脉,中部阳明之合穴,即足三里穴。针三里可排除肠胃浊气。针太深则邪气反沉:应浅刺之病,深刺反会引邪深入。 ③五脉:五脏腧穴。 ④取三脉者恇(kuāng):三脉,手足三阳脉。泻手足三阳经穴,致形气虚弱。

【译文】邪气在人体经脉之内,风热之气常在上部,饮食积滞之气常停中部,寒湿之气常留下部,因而针刺部位也就不同了。刺上部各经腧穴可使风热之气外出;刺阳明之脉,可以排除胃肠积滞。病在浅表而针刺太深了,能够引邪入里,加重病势。因此说:皮肉筋脉各有它的部位,病证各有它的适应孔穴，情况不同，就应该随着病情慎重施针。不能实证用补法，虚证用泻法，这就是损不足而益有余，会加重病情。精气虚的病人，误泻五脏腧穴，会致人于死；阳气不足的病人，误泻三阳经的腧穴，可以致正气怯弱，神志错乱。总之，误泻阴经，耗伤了脏气，会致死；误泻阳经，损伤了阳气，会发狂证。用针不当的害处大致如此。

　　针刺时，需要候气，如刺后尚未得气，不应拘泥手法次数的多少，必须等待经气到来；如果针已得气，就可去针不再刺了。九针各有不同适用症，针形也不一样，在使用时，要根据病情分别选用。总之，针刺的关键，是要得气，针下得气，必有疗效，疗效显著的，就像风吹云散，可以看到明朗的天空那样，这些都是针刺的道理。

　　黄帝曰：愿闻五脏六腑，所出之处①。

　　岐伯曰：五脏五腧，五五二十五腧；六腑六腧，六六三十六腧②。经脉十二，络脉十五③。凡二十七气，以上下。所出为井，所溜为荥，所注为输，所行为经，所入为合④。二十七气所行，皆在五腧也。节之交，三百六十五会⑤。知其要者，一言而终；不知其要，流散无穷。所言节者，神气之所游行出入也，非皮肉筋骨也。

　　【注释】①五脏六腑，所出之处：脏腑各自联属的经脉脉气所出之处。　②二十五腧：每脏有井、荥、输、经、合之五腧穴，五脏共二十五穴。三十六腧：每腑有井、荥、输、原、经、合六腧，六腑共三十六腧穴。　③络脉十五：十二经各有一络脉，加任、督及脾之大络，共十五络。　④所出为井：古代以泉源出水之处为井。人之血气，出于四肢，故脉出处，为井。所溜为荥（xíng）：形容脉气流过的地方，像刚从泉源流出的小水流。《说文·水部》："荥，绝小水也"。所注为输：形容脉气流注到此后又灌注于彼。注，灌注。输，运输。脉注于此而舒于彼，其气渐盛。所行为经：脉气由此通过。经，通。所入为合：形容脉气汇合处。　⑤节之交，三百六十五会：节之交，人体关节等部交接处的间隙。这些间隙共有三百六十五个，为经脉中气血渗灌各部的汇合点。

【译文】黄帝说：我希望听到脏腑脉气所出之处的情况。

岐伯说：五脏经脉，各有井、荥、输、经、合五个腧穴，五五共二十五个腧穴；六腑经脉，各有井、荥、输、原、经、合六个腧穴，六六共三十六个腧穴，人体有十二经脉，每经各有一络，加上任督之脉各一络和脾之大络，共十五络，这二十七脉之气循行周身。脉气所出之处叫"井"，脉气流过之处叫"荥"，脉气灌注运输之处叫"输"，脉气通过之处叫"经"，脉气汇聚之处叫"合"。这二十七气出入于上下手足之间，它的脉气由始微而趋向正盛，最后入合于内。这二十七气流注运行都在这五腧之中，昼夜不息。人体关节等相交部位的间隙，共有三百六十五个会合处。知道这些要妙所在，就可以一言以蔽之，否则就散无边际了。这里所说的"节"，都是血气游行出入和络脉渗灌诸节的地方，不是指皮肉筋骨说的。

睹其色，察其目，知其散复；一其形，听其动静，知其邪正。右主推之，左持而御之，气至而去之①。凡将用针，必先诊脉，视气之剧易，乃可以治也。五脏之气已绝于内，而用针者反实其外，是谓重竭。重竭必死，其死也静。治之者辄反其气，取腋与膺。五脏之气已绝于外，而用针者反实其内，是谓逆厥。逆厥则必死，其死也躁。治之者反取四末。刺之害，中而不去，则精泄；害中而去，则致气。精泄则病益甚而恇，致气则生为痈疡。

【注释】①右主推之：指右手进针。张景岳："右主推之，所以入针也。"左持而御之：指用左手护持针身。张景岳："左持而御之，所以护持也。"气至而去之：得气之后即起针。张景岳："邪气去而谷气至，然后可以出针。"

【译文】在针刺时，注意察看患者的面色和眼神，可以了解血气的耗散与还复，从病人形态动静、声音变化，可以了解邪正虚实。然后右手推而进针，左手护持针身，等到针下得气，就可出针了。凡用针的时候，必先诊察脉象以了解脏气的和与不和，然后治疗。如五脏之气已绝于内，属阴虚，而用针反补在外的阳经，会使阳愈盛而阴愈虚，这叫"重竭"。重竭必死，死时安静。这是因为医生违反经气补泻原则,误取腋和胸的腧穴,使脏气虚竭所致。五脏之气已虚于外,属阳虚。而用针反补在内的阴经,阴愈盛而阳愈虚,引起四肢厥冷,这叫"逆厥",逆厥必死,死时烦躁。这是误取四肢末端穴位,使阳气愈竭而致。针刺的要害,刺已中病而不出针就会耗伤精气;不中病而出针,会使邪气留滞不散。伤经气会加重病情而使人虚弱,气滞很容易发生痈疡。

五脏有六腑,六腑有十二原,十二原出于四关①,四关主治五脏。五脏有疾,当取之十二原。十二原者,五脏之所以禀三百六十五节之会也。五脏有疾也,应出十二原,而原各有所出,明如其原,睹其应,而知五脏之害矣。

【注释】①四关:即两肘两膝之四个关节。

【译文】五脏联系在外的六腑,六腑之外有十二原穴联属,十二原穴出于四肢关节,四关原穴主治五脏病变。所以五脏有病,就应该取十二原穴。因为十二原穴,是五脏聚三百六十五节经气而集中的地方。因此五脏有了病变,就反应到十二原,而十二原也各有所属之内脏,了解原穴的性质,观察它的反应,就可知五脏的病情。

今夫五脏之有疾也,譬犹刺也,犹污也,犹结也,犹闭也。刺虽久,犹可拔也;污虽久,犹可雪也;结虽久,犹可解也;闭虽久,犹可决也。或言久疾之不可取者,非其说也。夫善用针者,取其疾也,犹拔刺也,犹雪污也,犹解结也,犹决闭也。疾虽久,犹可毕也。言不可治者,未得其术也。

【译文】五脏有病,好比肌肉扎刺,物体被污染,绳索打了结,河水淤塞一样。但是,扎了刺虽然日子长,还可以拔掉;污染日子虽久,还可以洗净;结拴了好久,还可以解开;河道淤塞时间虽然长些,还可以疏通。有人认为久病就不能治愈,这样说不对。善于用针的医生,就像拔刺、涤污、解扣、疏淤一样,疾病的时间虽然很长,还可以达到治愈效果。说久病不能治,是因为未掌握针刺技术。

邪气脏腑病形第四　　法时

【题解】

本篇主要论述了邪气中人的不同原因和部位，以及中阴中阳的区别；阐述了察色、按脉、问病、诊尺肤等诊法在诊断上的重要性，以及色与脉、脉与尺肤的相应情况；列举了五脏病变的缓、急、大、小、滑、涩六脉及其症状和针刺治疗原则；列举了六腑病变的症状和取穴法与针刺法。是论述邪气与脏腑及疾病症状关系的重要篇章。本篇的关键词是"邪气"，疾病的病因；"脏腑"，疾病伤及的部位；"病形"，疾病的表现症状。因此以"邪气脏腑病形"名篇。

黄帝问于岐伯曰：邪气之中人也奈何？

岐伯答曰：邪气之中人高也。

黄帝曰：高下有度乎？

岐伯曰：身半已上者，邪中之也；身半已下者，湿中之也。故曰：邪之中人也，无有常，中于阴，则溜于腑；中于阳，则溜于经①。

【注释】①溜：通"留"。

【译文】黄帝问岐伯说：外邪伤人的情况怎样呢？

岐伯回答说：邪气伤人会在人体的上下部。

黄帝又问说：部位的上下，有一定的常规吗？

岐伯说：上半身发病的，是受了风寒外邪所致；下半身发病的，是受了湿邪所致。因此说：外邪侵犯人体，没有固定部位。外邪侵犯阴经，会流传到六腑；外邪侵犯阳经，也可能流传在本经的通路而发病。

黄帝曰：阴之与阳也，异名同类①，上下相会，经络之相贯，如环无端。邪之中人，或中于阴，或中于阳，上下左右，无有恒常，其故何也？

【注释】①异名同类：人体三阴三阳之脉名虽然不同，但都由气血流行所贯通，故称"同类"。

【译文】黄帝说：经脉的阴和阳，名称虽然不同，其实同属于经络系统，上下互相会合，经络之间彼此联贯，如圆环没有开端。外邪伤人，有的侵入阴经，有的侵入阳经，或上，或下，或左，或右，没有固定部位，是什么道理呢？

岐伯曰：诸阳之会，皆在于面。中人也，方乘虚时，及新用力，若饮食汗出①，腠理开，而中于邪。中于面，则下阳明；中于项，则下太阳；中于颊，则下少阳；中于膺背两胁，亦中其经。

【注释】①若：或、或者。

【译文】岐伯说：手足的三阳经，都聚合到头面部。邪气伤人，往往趁着体虚之时，以及刚劳累用力后，或热饮热食出了汗，腠理开泄，而被邪气侵袭。邪气侵入面部，就会下行至足阳明胃经。邪气侵入项部，就会下行至足太阳膀胱经。邪气侵入颊部，就会下行至足少阳胆经。如果邪气侵入胸膺、脊背、两胁，也会分别下行它所属的阳明经、太阳经，少阳经。

黄帝曰：其中于阴，奈何？

岐伯曰：中于阴者，常从臂胻始①。夫臂与胻，其阴，皮薄，其肉淖泽②，故俱受于风，独伤其阴。

【注释】①胻（héng）：足胫。胻，从肉、从行，能行走的肉，即足胫小腿。 ②淖（nào）泽：润泽，在此作柔软解。

【译文】黄帝问道：如邪气侵入阴经是怎么样呢？

岐伯回答说：邪气侵入阴经，往往是从手臂或足胻开始的。因为手臂和足胻内侧的皮肤较薄、肌肉柔润，所以身体各部同样受了风邪，而这些部位最易受伤。

黄帝曰：此故伤脏乎？

岐伯答曰：身之中于风也，不必动脏。故邪入于阴经，则其脏气实，邪气入而不能客，故还之于腑。故中阳，则溜于经；中阴，则溜于腑。

【译文】黄帝又问道：这邪气也会伤及五脏吗？

岐伯回答说：人身感受风邪，不一定会伤及五脏。假若外邪侵入了阴经，而脏气充实，就是邪气入里也留不住，必定还归六腑。因此阳经受了邪，就流注于本经而发病；阴经受了邪，就会流注于六腑而发病。

黄帝曰：邪之中人脏，奈何？

岐伯曰：愁忧恐惧，则伤心。形寒寒饮，则伤肺①。以其两寒相感，中外皆伤，故气逆而上行。有所堕坠，恶血留内，若有所大怒，气上而不下，积于胁下，则伤肝。有所击仆，若醉入房，汗出当风，则伤脾。有所用力举重，若入房过度，汗出浴水，则伤肾。

黄帝曰：五脏之中风，奈何？

岐伯曰：阴阳俱感，邪气乃往。

黄帝曰：善哉。

【注释】①形寒寒饮，则伤肺：喻昌说："肺气外达皮毛，内行水道。形寒则外寒，从皮毛而入；饮冷则水冷从肺上溢，遏抑肺气，不令外扬下达，其治节不行，周身之气，无所禀仰而肺病矣。"

【译文】黄帝问：邪气伤及五脏是怎样的？

岐伯说：愁忧思虑会使心脏受伤。形体受寒，又喝了冷水，就会使肺脏受伤。因为两种寒邪交感，内外受伤，就会发生肺气上逆的病变。如从高处跌坠，瘀血留滞体内，又因大怒刺激，气上冲而不下，郁结胁下，就会伤肝。被人打击跌倒，或醉后行房，出汗冒风，就会伤脾。如用力举重，或房事过度，或出汗以后，浴于水中，就会伤肾。

黄帝又问：五脏为风邪所伤，为什么呢？

岐伯说：一定是内脏先伤再感受外邪，内外来之邪结合，风邪才能侵入内脏。

黄帝说：说得真好！

黄帝问于岐伯曰：首面与身形也，属骨连筋，同血合于气耳。天寒则裂地凌冰，其卒寒，或手足懈惰，然而其面不衣①，何也？

岐伯答曰：十二经脉，三百六十五络，其血气皆上于面而走空窍，其精阳气上走于目而为精，其别气走于耳而为听，其宗气上出于鼻而为臭，其浊气出于胃走唇舌而为味。其气之津液皆上熏于面②，而皮又厚，其肉坚，故热甚，寒不能胜之也。

【注释】①衣：动词，穿衣。 ②之："之"后省略了"与"。"气之津液"不是气的津液而是气与津液的意思。

【译文】黄帝问岐伯说：人的头面和全身形体，都是有筋骨支撑和联系起来的，由气血滋养。当天寒地裂、滴水成冰的时候，如突然感受寒气，手足就会瑟缩不伸，麻木不灵，可是面部却不用衣服御寒，这是什么缘故？

岐伯回答说：周身十二经脉和三百六十五络，所有血气都上行达到头面部，分别流入各个孔窍。那精阳之气上注于目，使眼睛能看。那旁行的经气上达于耳，使耳能听。那宗气上出于鼻，使鼻能嗅。那由胃生出来的谷气，上走唇舌，使唇舌有味觉。所有这些气和津液，都上行熏蒸于面部，面部的皮又厚，肌肉坚实，因此面上的阳热已极，就是天气极寒冷也能适应。

黄帝曰：邪之中人，其病形何如？

岐伯曰：虚邪之中身也①，洒淅动形；正邪之中人也微②，先见于色，不知于身，若有若无，若亡若存，有形无形，莫知其情。

黄帝曰：善哉。

【注释】①虚邪：四时反常的邪风，即虚邪贼风。 ②正邪：四时正常的风气，也能乘人之虚，侵袭人体而引起疾病。

【译文】黄帝说：外邪侵犯人体，发病的症状是怎样的呢？

岐伯说：虚邪伤了人，病人会战栗恶寒。正邪伤人发病比较轻微，先看到气色方面有点变异，身上没有什么感觉，像有病又像没有病，似有症状又似没有症状，不容易知道它的病情。

黄帝说：讲得好。

黄帝问于岐伯曰：余闻之，见其色，知其病，命曰明；按其脉，知其病，命曰神；问其病，知其处，命曰工。余愿闻见而知之，按而得之，问而极之，为之奈何？

岐伯答曰：夫色脉与尺之相应也，如桴鼓影响之相应也①，不得相失也。此亦本末根叶之殊候也，故根死则叶枯矣。色脉形肉不得相失也，故知一则为工，知二则为神，知三则神且明矣。

【注释】①桴（fú）鼓：比喻事物相应，就像用鼓槌击鼓而有声一样。桴，鼓槌。

【译文】黄帝问岐伯说：我听说医生看病人气色，就知道病情的叫明；按病人脉象，就知道病情的叫神；问病情，就知道病情的叫工。我希望听一下，闻声、望色就能知道病情，切脉就能得到病况，问病就可彻底了解病苦的所在，怎么做才能有如此水平呢？

岐伯回答说：病人的气色、脉象、尺肤都与疾病有相应关系，就像如响随鼓，如影随形一样，不会有差错。这也像树木的根本和枝末一样，根本衰败，枝叶必然枯槁。人的面色，脉象与皮肉外形的表现是不会不一致的。知其一就是工，知其二就是神，知其三就是神医了。

黄帝曰：愿卒闻之。

岐伯答曰：色青者，其脉弦也①；赤者，其脉钩也②；黄者，其脉代也③；白者，其脉毛也④；黑者，其脉石⑤也。见其色而不得其脉，反得其相胜之脉，则死矣⑥；得其相生之脉，则病已矣⑦。

【注释】①弦：弦脉端直以长，如张弓弦，为肝脉。②钩：钩脉来盛去衰，为心脉。③代：此处为脾之平脉，有更代的意思。④毛：毛脉轻虚而浮，为肺脉。⑤石：石脉沉濡而滑，为肾脉。⑥相胜之脉：相胜就是相克，如肝病见肺之毛脉，是金克木，这就是相胜之脉。　⑦相生之脉：如肝病见肾之石脉，是水生木，即为相生之脉。

【译文】黄帝说：希望听你详尽解释。

岐伯回答说：面色青的，脉象应弦；面色红的，脉象应钩；面色黄的，脉象应代；面色白的，脉象应毛；面色黑的，脉象应石。如果看到面色与脉象不合，反而诊得相克脉象，就会死亡。若能诊得相生脉象，疾病就会痊愈。

黄帝问于岐伯曰：五脏之所生，变化之病形，何如？

岐伯答曰：先定其五色、五脉之应，其病乃可别也。

黄帝曰：色脉已定，别之奈何？

岐伯曰：调其脉之缓急、小大、滑涩，而病变定矣。

【译文】黄帝问岐伯说：五脏所生疾病的变化和表现是怎样的？

岐伯回答说：必先确定五色和五脉的相应关系，疾病就可以区别。

黄帝说：气色和脉象已经确定了，怎么区别病情呢？

岐伯说：只要诊察出脉的缓、急、大、小、滑、涩，病变就确定了。

黄帝曰：调之奈何？

岐伯答曰：脉急者，尺之皮肤亦急；脉缓者，尺之皮肤亦缓；脉小者，尺之皮肤亦减而少；脉大者，尺之皮肤亦贲而起①；脉滑者，尺之皮肤亦滑；脉涩者，尺之皮肤亦涩。凡此变者，有微有甚。故善调尺者，不待于寸；善调脉者，不待于色。能参合而行之者，可以为上工，上工十全九②；行二者为中工，中工十全七；行一者为下工，下工十全六。

【注释】①贲（bēn）：怒起、胀起。　②全：保全，这里是治愈的意思。

【译文】黄帝说：诊察的方法如何呢？

岐伯回答说：脉急促的，尺肤的皮肤也紧急；脉徐缓的，尺肤的皮肤也弛缓；脉象小的，尺肤的皮肤也瘦小；脉象大的，尺肤的皮肤也大而突起；

脉象滑的，尺肤的皮肤也滑润；脉象涩的，尺肤的皮肤也涩滞。以上六种变化，有轻有重，所以善于诊察尺肤的，不必等诊寸口脉；善于诊察脉象的，不必等望色。能够察色、辨脉、观察尺肤三者配合起来而进行诊断的，称为上工，上工治愈十分之九；能够运用两种方法诊察的，称为中工，中工治愈十分之七；仅能运用一种方法进行诊察的，称为下工，下工治愈十分之六。

黄帝曰：病之六变，刺之奈何？

岐伯答曰：诸急者多寒①，缓者多热，大者多气少血，小者血气皆少，滑者阳气盛、微有热，涩者多血少气、微有寒。是故刺急者，深内而久留之；刺缓者，浅内而疾发针②，以去其热；刺大者，微泻其气，无出其血；刺滑者，疾发针而浅内之，以泻其阳气而去其热；刺涩者，必中其脉，随其逆顺而久留之，必先按而循之，已发针，疾按其痏③，无令其血出，以和其脉；诸小者，阴阳形气俱不足，勿取以针，而调以甘药也④。

【注释】①急：紧脉。　②深内：深刺。浅内：浅刺。内，通"纳"，指进针。　③痏（wěi）：泛指针孔。　④甘药：药性缓和的药物。中医认为甘味具有缓和的作用。

【译文】黄帝说：疾病出现六种脉象变化，怎样针刺呢？

岐伯回答说：凡是脉象紧的多属寒，脉象缓的多属热，脉象大的多属气有余而血不足，脉象小的多属气血都不足，脉象滑的属阳气盛而微有热，脉象涩的血少气少而微有寒。因此，在针刺急脉的病变，进针要深，留针时间要长。针刺缓脉的病变，进针应该浅，出针要快，以散其热。针刺大脉的病变，略微泻其气，不能出血。针刺滑脉的病变，应快出针，浅刺，以泻阳气，排除热邪。针刺涩脉的病变，必须刺中经脉，随着气行的逆顺方向行针，留针时间要长，还要先按摩经脉，使脉气舒缓。出针以后，赶快按住针孔，不使出血，以调和经脉。凡是脉象小的，阴阳形气都虚弱，不宜用针刺，而用缓和之药调治。

黄帝曰：余闻五脏六腑之气，荥输所入为合，令何道从入，入安连过①？愿闻其故。

岐伯答曰：此阳脉之别入于内，属于腑者也。

黄帝曰：荥输与合，各有名乎？

岐伯答曰：荥输治外经，合治内腑。

【注释】①入安连过：进入后和哪些脏腑经脉有联系。安，疑问代词，哪些，什么；连，连接；过，经过。

【译文】黄帝说：我听说五脏六腑的脉气，都出于井穴，从荥、输而进入合穴。这是从哪条经脉进入合穴的？进入后又和哪些脏腑经脉有联系呢？希望听听其中的缘故？

岐伯回答说：这就是手足阳经，由别络进入内部而又属于六腑的。

黄帝说：荥、输与合穴，在治疗上各有一定的作用吗？

岐伯说：荥、输的脉气浮浅，可以治外经的病，合的脉气深入，可以治疗内腑的病。

黄帝曰：治内腑，奈何？

岐伯曰：取之于合。

黄帝曰：合各有名乎？

岐伯答曰：胃合于三里，大肠合入于巨虚上廉，小肠合入于巨虚下廉，三焦合入于委阳，膀胱合入于委中央，胆合入于阳陵泉。

【译文】黄帝说：治疗体内的腑病，怎样取穴呢？

岐伯说：应取合穴。

黄帝说：合穴各有名称吗？

岐伯回答说：胃的合穴在三里，大肠的合穴在巨虚上廉，小肠的合穴在巨虚下廉，三焦的合穴在委阳，膀胱的合穴在委中，胆的合穴在阳陵泉。

黄帝曰：取之奈何？

岐伯答曰：取之三里者，低跗取之①；巨虚者，举足取之；委阳者，屈伸而索之；委中者，屈而取之；阳陵泉者，正竖膝②，予之齐，下至委阳之阳取之；取诸外经者，揄申而从之③。

【注释】①低跗（fū）：马莳说："取三里者，将足之跗面低下着地而取之，不使之举足。"跗，足背部。 ②正竖膝，予之齐：即正身蹲坐，竖起膝部，使两膝齐平。 ③揄（yú，又音 yáo）申而从之：周学海说："《骨空论》注云：揄，摇也。谓或摇或伸而寻之。"这里当读 yáo。

【译文】黄帝说：怎样取合穴呢？

岐伯回答说：取三里穴应足背低平，取巨虚穴应抬足，委阳穴应先屈后伸下肢取穴，委中穴应屈膝取穴，阳陵泉应正立竖膝使两膝齐平，至委中的外侧取穴。凡取治在外经脉的病变，应该用或摇或伸的方式取穴。

黄帝曰：愿闻六腑之病。

岐伯答曰：面热者，足阳明病；鱼络血者①，手阳明病；两跗之上脉坚陷者，足阳明病。此胃脉也。

【注释】①鱼络血者：是说手鱼的部位血脉郁滞或有淤斑。手的腕上大拇指下部位形如鱼，古人称手鱼。

【译文】黄帝说：希望听一下六腑的病变。

岐伯回答说：面部发热是足阳明的病变；手鱼部出现郁滞的血斑是手阳明的病变；足背的冲阳脉出现坚实而极隐伏的现象，也是足阳明的病变。这是胃的经脉。

大肠病者，肠中切痛而鸣濯濯①，冬日重感于寒即泄，当脐而痛，不能久立，与胃同候，取巨虚上廉。

【注释】①濯（zhuó）濯：肠鸣的声音。

【译文】大肠病，肠中痛如刀割，阵阵肠鸣，冬天再感受寒邪，就会泄泻，当脐部疼痛，痛时不能久立。肠与胃有密切联系，可取胃经的上巨虚穴治疗。

胃病者，腹䐜胀①，胃脘当心而痛，上支两胁，膈咽不通，食饮不下，取之三里也。

【注释】①䐜（chēn）：肉胀起。

【译文】胃病，会出现腹胀满，胃脘当心部位疼痛，支撑两胁，胸膈和咽喉间不通，饮食不下，可取足三里穴治疗。

小肠病者，小腹痛，腰脊控睾而痛，时窘之后①，当耳前热，若寒甚，若独肩上热甚及手小指次指之间热，若脉陷者，此其候也，手太阳病也，取之巨虚下廉。

【注释】①时窘之后：痛甚窘急，而欲大便。之，动词，去；后，大便的避讳语。

【译文】小肠病，小腹作痛，腰背牵引睾丸疼痛，大便窘急，觉得耳前发热，或发冷，或只是肩上很热，以及手小指与无名指间发热，若络脉虚陷不起，这就是小肠经病变的征候，可取下巨虚穴治疗。

三焦病者，腹气满，小腹尤坚，不得小便，窘急，溢则水，留即为胀，候在足太阳之外大络，大络在太阳少阳之间，亦见于脉，取委阳。

【译文】三焦病，腹部胀满，小腹胀得尤甚，小便不通，感到窘迫难受，水溢于皮下成为水肿，留在腹部为胀病。三焦病候也会呈现在足太阳外侧的大络上，这络脉在太阳经和少阳经之间，三焦有病，此处脉现异常，取委阳治疗。

膀胱病者，小腹偏肿而痛①，以手按之，即欲小便而不得，肩上热若脉陷，及足小指外廉及胫踝后皆热。若脉陷，取委中央。

【注释】①小腹偏肿：是说小腹部肿。中医以脐下三寸以下为小腹。

【译文】膀胱病，小腹部偏肿而痛，用手按揉痛处，就要小便，又尿不出来，肩部发热，或脉陷不起，以及足小指外侧，胫骨和足踝后都显有热象，若络脉虚陷不起，可取委中穴治疗。

胆病者，善太息，口苦，呕宿汁，心下澹澹恐人将捕之①，嗌中吤吤然[2]，数唾。在足少阳之本末，亦视其脉之陷下者，灸之；其寒热者，取阳陵泉。

【注释】①澹（dàn）澹：水波动貌。这里指心慌心跳。 ②嗌中吤（jiè）吤然：咽喉中如有物作梗，呕吐不舒。

【译文】胆病，经常叹气，口苦，呕出苦水，心跳不安，好像怕人逮捕他一样，咽喉里如物梗塞，频频咳嗽、吐唾沫。在足少阳经起点至终点的循行通路上，也可以出现络脉陷下的情况，可以用灸法治疗；如胆病而有寒热现象的，可取足少阳经的合穴阳陵泉刺治。

黄帝曰：刺之有道乎？

岐伯答曰：刺此者，必中气穴，无中肉节[1]。中气穴，则针游于巷[2]；中肉节，即皮肤痛。补泻反则病益笃，中筋则筋缓，邪气不出，与其真相搏，乱而不去，反还内著。用针不审，以顺为逆也。

【注释】①气穴：即腧穴。腧穴和经气相通，故称气穴。肉节：肌肉之间的节界。张景岳："肉有节界，是谓肉节。" ②针游于巷：即刺中穴位后，沿着经脉循行路线出现针感。张景岳："巷，道也。中其气穴，则针着脉道而经络通。"

【译文】黄帝说：针刺有一定的规律吗？

岐伯回答说：针刺这些穴位，一定要刺中气穴，不可刺中肉或刺中节。因为刺中气穴，则经气运行于脉道之内，经脉就通了。如果误中肉节，只能损伤好肉，使皮肤疼痛。如果补泻手法用反了，就会加重病情。如果误刺中筋，筋就会弛缓，邪气也出不去，与真气相争，由于邪气扰乱不去，反回到内里为病，这都是用针不审慎，反顺为逆的恶果。

寿夭刚柔第六　　法律（节）

【题解】

本篇主要论述人的体质有刚柔的不同，而刚和柔可以从形体的缓急、正气的盛衰、骨骼的大小、肌肉的坚脆、皮肤的厚薄等方面进行分辨。体质刚柔不但与发病和治疗密切相关，而且与人的寿命长短有着直接联系，因此观察形气是否相称也可以预测寿命的长短。由于文中内容以"寿夭刚柔"为主，故以此名篇。本篇特别详尽地论述了形与气的关系。形、气是中医学及中国哲学的一对重要范畴。中医和中国哲学认为事物包含形气两方面。形为事物的载体，气为事物生存的动力，形、气应该和谐相称。在两者之中，气是事物的本质，决定事物的性质和状态以及存亡。因此，中医学极为重视形气的相称、和谐。特别看重气对人体生命的意义，强调气对治疗和养生的意义。

黄帝问于少师曰①：余闻人之生也，有刚有柔，有弱有强，有短有长，有阴有阳，愿闻其方。

少师答曰：阴中有阴，阳中有阳，审知阴阳，刺之有方，得病所始，刺之有理，谨度病端②，与时相应，内合于五脏六腑，外合于筋骨皮肤。是故内有阴阳，外亦有阴阳。在内者，五脏为阴，六腑为阳；在外者，筋骨为阴，皮肤为阳。故曰病在阴之阴者③，刺阴之荥输；病在阳之阳者④，刺阳之合；病在阳之阴者⑤，刺阴之经；病在阴之阳者⑥，刺络脉。故曰病在阳者命曰风，病在阴者命曰痹，阴阳俱病命曰风痹。病有形而不痛者，阳之类也；无形而痛者，阴之类也；无形而痛者，其阳完而阴伤之也，急治其阴，无攻其阳；有形而不痛者，其阴完而阳伤之也，急治其阳，无攻其阴。阴阳俱动，乍有形，乍无形，加以烦心，命曰阴胜其阳，此谓不表不里，其形不久⑦。

【注释】①少师：相传为黄帝之臣，以擅长讨论人体体质而闻名于世。少师回答黄帝关于人有阴阳等问题时指出："天地之间，六合之内，不离于五，人亦应之。"少师对五种人的体质、性格、行为特点等进行了比较具体的叙述，少师之论点近世为朝鲜医学家发展为"四象医学"。　②谨度（duó）病端：意谓慎重地推测疾病发生的原因。度，推测、衡量。端，有"本""始"的含义。　③病在阴之阴者：指病变部位在脏。内为阴，五脏为阴中之阴。 ④病在阳之阳者：病变部位在皮肤。外为阳，皮肤为外之阳，故云阳之阳。 ⑤病在阳之阴者：病变部位在筋骨。外为阳，筋骨为外之阴。 ⑥病在阴之阳者：病变部位在腑。内为阴，六腑为阴中之阳。 ⑦其形不久：即预后不良。

【译文】黄帝问少师说：我听说人的先天禀赋，有刚柔、强弱、长短、阴阳的区别，希望听一下其中的道理。

少师回答说：就人体阴阳来说，阴当中还有阴，阳当中还有阳，只有了解了阴阳的规律，才能很好地运用针刺方法，了解疾病发生的情况，才能在针刺时作出适当的手法，同时要认真地揣度发病的经过与四时变化的相应关系。人体的阴阳，在内合于五脏六腑，在外合于筋骨皮肤，所以人体内有阴阳，体外也有阴阳。在体内的五脏为阴，六腑为阳；在体外的，筋骨为阴，皮肤为阳。因此，病在阴中之阴的，当刺阴经的荥输；病在阳中之阳的，当刺阳经的合穴；病在阳中之阴的，当刺阴经的经穴；病在阴中之阳的，当刺阳经的络穴。这是根据阴阳内外与疾病的关系，而选取针刺穴位的基本法则。阴阳也可以作为疾病的分类准则：病在阳经的叫风，病在阴经的叫痹，阴阳两经都有病的叫风痹。病有形态变化而不疼痛的，属于阳经一类；病无形态变化而疼痛的，属于阴经一类。没有形态变化而感到疼痛的，是阳经未受侵害，只是阴经有病，赶快在阴经取穴治疗，不要攻治阳经。有形态变化而不感觉疼痛的，是阴经未受侵害，只是阳经有病，赶快在阳经取穴治疗，不要攻治阴经。阴阳表里都有病，忽然有形态变化，忽然又没了，更加上心烦，叫阴病重于阳，这是所说的病不表不里，预后不良。

黄帝问于伯高曰①：余闻形气，病之先后，外内之应奈何？

伯高答曰：风寒伤形，忧恐忿怒伤气。气伤脏，乃病脏。寒伤形，乃应形。风伤筋脉，筋脉乃应。此形气外内之相应也。

【注释】①伯高：相传为黄帝之臣。

【译文】黄帝问伯高说：我听说形气与发病有先后内外的相应关系，是什么道理？

伯高回答说：风寒外袭，先伤形体；忧恐愤怒的精神刺激，先伤内气。气逆伤了五脏之和，就会使五脏有病。寒邪侵袭形体，就会使肌表皮肤发病。风邪伤了筋脉，就会使筋脉发病。这就是形气与疾病外内相应的关系。

黄帝曰：刺之奈何？

伯高答曰：病九日者，三刺而已。病一月者，十刺而已。多少远近，以此衰之①。久痹不去身者②，视其血络，尽出其血。

黄帝曰：外内之病，难易之治奈何？

伯高答曰：形先病而未入脏者，刺之半其日，脏先病而形乃应者，刺之倍其日。此外内难易之应也。

【注释】①以此衰之：意谓按比数递减。马元台："人之感病不同，日数各有多少远近，以此大略，病三日而刺一次者之法，等而杀之。"衰之，在此有"减少"的含义。　②久痹不去身：病邪内闭，经久不愈。去，离去、离开。

【译文】黄帝说：怎样针刺治疗呢？

伯高回答说：病九天的，刺三次可以好；病一个月的，刺十次可以好。病程时日的多少远近，都可以根据三日一刺的标准来计算。经久不愈的痹证，根据血络变化，尽力去掉瘀血。

黄帝又说：人体在内在外的疾病，针刺难易的情况怎样呢？

伯高回答说：形体先有病还未传入内脏的，针刺的次数，可以根据已病的日数减半计算；内脏先有病而形体也有反应的，针刺的日数就要加倍。这就是疾病有内外、针治有难易的对应关系。

黄帝问于伯高曰：余闻形有缓急，气有盛衰，骨有大小，肉有坚脆，皮有厚薄，其以立寿夭，奈何？

伯高答曰：形与气相任则寿①，不相任则夭。皮与肉相裹则寿，不相裹则夭。血气经络胜形则寿②，不胜形则夭。

【注释】①相任：相当、相称。　②胜形：血气经络不但与外形相称，而且要比外形更为强盛才能长寿。

【译文】黄帝问伯高说：我听说人的外形有缓有急，正气有盛有衰，骨骼有大有小，肌肉有坚有脆，皮肤有厚有薄，从这些怎样来确定人的寿夭呢？

伯高回答说：外形与正气相称的多长寿，不相称的多夭亡；皮肤与肌肉结合紧密的多长寿，不紧密的多夭亡；血气经络充盛胜过外形的多长寿，血气经络衰弱不能胜过外形的多夭亡。

黄帝曰：何谓形之缓急？

伯高答曰：形充而皮肤缓者则寿，形充而皮肤急者则夭。形充而脉坚大者顺也，形充而脉小以弱者气衰，衰则危矣。若形充而颧不起者骨小，骨小则夭矣。形充而大肉䐃坚而有分者肉坚①，肉坚则寿矣；形充而大肉无分理不坚者肉脆，肉脆则夭矣。此天之生命，所以立形定气而视寿夭者。必明乎此立形定气，而后以临病人，决死生。

【注释】①䐃（jùn）：肌肉突出处。囷（qūn），古代的圆形粮仓。囷与月（肉）组合为"䐃"字，表示肌肉的突出处。因为圆形粮仓顶部的半"圆"看起来就是突出的。菌字也从"囷"。菌类就是蘑菇，是从草中生出的，故从"艹"（cǎo），大多是半圆的伞盖形。

【译文】黄帝说：什么叫作形体的缓急？

伯高回答说：形体充实而皮肤柔软的人，多长寿；形体充实而皮肤坚紧的人，多短寿。形体充实而脉气坚大的为顺；形体充实而脉气弱小的属于气衰，气衰是危险的。如果形体充实而面部颧骨不突起的人，骨骼必小，骨骼小的多短寿。形体充实而臂腿臀部肌肉突起坚实而有肤纹的，称为肉坚，肉坚的人多长寿。形体充实而臂腿臀部肌肉没有肤纹的，称为肉脆，肉脆的人多短寿。这是自然界赋予人生命所形成的形体与生气的自然状态，可据此来判断人的寿命长短。医者，必须了解形体与生气的状态，然后可以临床治病，判断死生。

黄帝曰：余闻寿夭，无以度之。

伯高答曰：墙基卑，高不及其地者①，不满三十而死；其有因加疾者，不及二十而死也。

黄帝曰：形气之相胜，以立寿夭奈何？

伯高答曰：平人而气胜形者寿；病而形肉脱，气胜形者死，形胜气者危矣。

【注释】①墙基卑，高不及其地：这是以比喻的方法来说明面部形态。基，是地基，墙角。《说文·土部》："基，墙始也。从土，其声。"王筠句读："今之垒墙者，必埋石地中以为基。""其"篆文似墙，意或指墙下之土为"基"。引申其意指一切事物之基础。"墙"作为建筑的地上部分与地基相对。"基"与"墙"就构成了一对相对的范畴。墙基，在此指耳边下部。地，指耳前肌肉。大意是说面部肌肉陷下，四周骨骼显露。

【译文】黄帝说：我听说人有寿夭，但无法推测。

伯高回答说：衡量人的寿夭，凡是面部肌肉陷下，而四周的骨骼显露，不满三十岁就会死的。如再加上疾病影响，不到二十岁，就可能死亡。

黄帝说：从形与气的相胜，怎样用它去确定寿命长短呢？

伯高回答说：健康人，正气胜过形体的可以长寿；有病的人，形体肌肉很消瘦，即使其气胜过形体，也是要死的。即使形体尚可，但元气已衰，也很危险。

本神第八　　法风

【题解】

"本"，这里是动词，探究本原、本质的意思。"神"，一般指精神活动，是心的主要功能，并主宰着整个人体的生命活动。广义的神，还包括肝、肺、脾、肾等脏所主的魂、魄、意、志，以及思、虑、智、忆等精神思维活动在内。本篇对于精神活动的产生、变化，与五脏的关系，以及发病后的症状表现等等，都一一作了阐述，特别提出"凡刺之法，先必本于神"的论点，故以"本神"名篇。

黄帝问于岐伯曰：凡刺之法，先必本于神①。血、脉、营、气、精、神，此五脏之所藏也，至其淫泆离脏则精失②，魂魄飞扬③，志意恍乱④，智虑去身者，何因而然乎？天之罪与？人之过乎？何谓德气生精、神、魂、魄、心、意、志、思、智、虑⑤？请问其故。

【注释】①神：这是广义的神，概括了人体整个生命活动现象。包括下文所讲"血、脉、营、气、精、神"等生理活动的内容。 ②淫泆（yì）：指七情过度，任性恣纵。泆，恣纵。 ③魂魄：魂，是精神活动之一。魄，是先天的本能，如感觉、运动等。《左传·昭公七年》孔颖达疏："形气既殊，魂魄各异，附形之灵为魄，附气之神为魂也。附形之灵者，谓初生之时，耳目心识，手足运动，啼呼为声，此则魄之灵也；附气之神者，谓精神性识，渐有所知，此则附气之神也。" ④志意恍乱：思想混乱，茫然无主。 ⑤德气：古代哲人认为万物由天之气、地之形和合化生。《管子·内业》："凡人之生也，天出其精，地出其形，合此以为人。"有时天气也称为"天德"，包括上文所提到的精、神、魂、魄等。人死后，精、神、魂、魄又回到了天上，所以古人祭祀祖先，是相信祖先的灵魂在天上存在。现在的很多注家把德理解为四时气候以及日光、雨露等自然界的正常变化。这样理解虽然有其合理性，但与古人原意并不符合。

【译文】黄帝问岐伯说：针刺的法则，必须先研究病人的精神状态。因为血、脉、营、气、精、神，这都是五脏所藏的。至其失了正常，离开所藏之脏，五脏精气走失，魂魄也飞扬了，志意也烦乱了，智慧和思考能力离开了自身，为什么会这样呢？是上天的惩罚呢，还是人为的过失呢？什么叫德、气、精、神、魂、魄、心、意、志、思、智、虑？希望听到其中的道理。

岐伯答曰：天之在我者德也，地之在我者气也，德流气薄而生者也①。故生之来谓之精，两精相搏谓之神②，随神往来者谓之魂，并精而出入者谓之魄，所以任物者谓之心③，心之所忆谓之意，意之所存谓之志，因志而存变谓之思，因思而远慕谓之虑，因虑而处物谓之智。

【注释】①德流气薄：在天之气下流与在地之气结合。薄，迫近、附着。　②两精相搏：搏，结合。张景岳："两精者，阴阳之精也。搏，交结也。"即男女交媾，两精结合。　③任：负担、主持。

【译文】岐伯回答说：天赋予我们人类的是德，地赋予我们人类的是气，由于天德下流与地气上交，阴阳相结合，使万物化生成形，人才能生存。所以，人体生命的原始物质，叫精；阴阳两精相结合产生的生命活动，叫神；随着神的往来活动而出现的知觉机能，叫魂；跟精气一起出入而产生的运动机能，叫魄；可以支配外来事物的，叫心；心里有所忆念而留下的印象，叫意；意念所在，形成了认识，叫志；根据认识而反复研究事物的变化，叫思；因思考而有远的推想，叫虑；因思虑而能定出相应的处理事物方法，叫智。

故智者之养生也，必顺四时而适寒暑，和喜怒而安居处，节阴阳而调刚柔，如是则僻邪不至，长生久视①。

【注释】①长生久视：是寿命延长，不易衰老之意。《吕氏春秋》有"莫不欲长生久视"，注云："视，活也"。《老子·五十九章》有"是谓深根固柢，长生久视之道"。

【译文】因此，智者养生必定顺着四时来适应寒暑的气候，调和喜怒而安定起居，节制房事，调和刚柔。这样，虚邪贼风就不能侵袭人体，自然可以延寿，不易衰老了。

是故怵惕思虑者则伤神①，神伤则恐惧，流淫而不止②。因悲哀动中者，竭绝而失生③。喜乐者，神惮散而不藏④。愁忧者，气闭塞而不行。盛怒者，迷惑而不治⑤。恐惧者，神荡惮而不收⑥。

【注释】①怵（chù）惕：恐惧的样子。怵，恐惧。惕，敬畏。　②流淫而不止：张景岳："流淫谓流泄淫溢。如下文所云恐惧而不解则伤精，精时自下者是也。"　③竭绝而失生：张景岳："悲则气消，悲哀太甚则胞络绝，故至失生。竭者绝之渐，绝则尽绝无余矣。"　④神惮（dàn）散而不藏：张景岳："喜发于心，乐散在外，暴喜伤阳，故神气惮散而不藏。惮，惊惕也。"意谓神气耗散而不能归藏于心。　⑤迷惑而不治：张景岳："怒则气逆，甚者心乱，故至昏迷惶惑而不治。不治，乱也。"　⑥荡惮而不收：张景岳："恐惧则神志惊散，故荡惮而不收。上文言喜乐者，神惮散而不藏，与此稍同。但彼云不藏者，神不能持而流荡也；此云不收者，神为恐惧而散失也。所当详辨。"

【译文】所以过分的恐惧忧思，就会损伤心神，使阴精流失不止。悲哀过度伤了内脏，会使气机竭绝，丧失生命。喜乐过度，会致喜极气散不能收藏。愁忧过度，就会使气机闭塞，不能流畅。大怒，会使神志昏迷，失去常态。恐惧过度，就会由于精神动荡而精气不能收敛。

心，怵惕思虑则伤神，神伤则恐惧自失，破䐃脱肉，毛悴色夭，死于冬。

【译文】心过度恐惧忧思，就会伤神，神伤，就会时时恐惧不能自控，时间久了，肌肉消瘦，毛发憔悴，面色异常，死在冬季。

脾，愁忧不解则伤意，意伤则悗乱①，四肢不举，毛悴色夭，死于春。

【注释】①悗（mán）乱：悗，闷也，胸膈苦闷。乱，烦乱。

【译文】脾过度忧愁不能解除，就会伤意，意伤，就会苦闷烦乱，手足乏力，不能抬起来，进而毛发憔悴，面色异常，死在春季。

肝悲哀动中则伤魂，魂伤则狂忘不精，不精则不正，当人阴缩而挛筋，两胁骨不举，毛悴色夭，死于秋。

【译文】肝过度悲哀影响内脏，就会伤魂，魂伤，会出现精神紊乱症状，导致肝脏失去藏血作用，使人阴器萎缩，筋脉挛急，两胁不能舒张，进而毛发憔悴，面色异常，死在秋季。

肺喜乐无极则伤魄，魄伤则狂，狂者意不存人，皮革焦，毛悴色夭，死于夏。

【译文】肺过度喜乐,就会伤魄,魄伤,会形成狂病,狂者思维混乱,不识旧人,皮肤枯槁,进而毛发憔悴,面色异常,死在夏季。

肾盛怒而不止则伤志,志伤则喜忘其前言,腰脊不可以俯仰屈伸,毛悴色夭,死于季夏。

【译文】肾大怒不能遏止,就会伤志,志伤,就容易忘记自己说过的话,腰脊不能随意俯仰,进而毛发憔悴,面色异常,死在季夏。

恐惧而不解则伤精,精伤则骨酸痿厥,精时自下。是故五脏主藏精者也,不可伤,伤则失守而阴虚,阴虚则无气,无气则死矣。是故用针者,察观病人之态,以知精神魂魄之存亡,得失之意,五者已伤,针不可以治之也。

【译文】过度恐惧而解除不了,就会伤精,精伤,就会发生骨节酸痛和痿厥,并常有遗精。所以五脏是主藏精气的,不可被损伤;伤了,就会使精气失守,形成阴虚,阴虚则阳气的化源断绝,离死就不远了。所以运用针刺的人,必定要观察病人的形态,以了解他的精、神、魂、魄等精神活动的旺盛或衰亡,如果五脏精气已经损伤,就不能用针刺治疗了。

肝藏血,血舍魂①,肝气虚则恐,实则怒。脾藏营,营舍意,脾气虚则四肢不用,五脏不安,实则腹胀经溲不利②。心藏脉,脉舍神,心气虚则悲,实则笑不休。肺藏气,气舍魄,肺气虚则鼻塞不利,少气,实则喘喝,胸盈仰息。肾藏精,精舍志,肾气虚则厥,实则胀,五脏不安。必审五脏之病形,以知其气之虚实,谨而调之也。

【注释】①血舍魂:舍,有住宿、寄居的含义。血舍魂,意即魂的功能凭依于血。 ②经溲不利:大小便不利。经,《甲乙经》作"泾"。《素问·调经论》王冰注:"经,大便;溲,小便也。"

【译文】肝贮藏血,魂依附血液。肝气虚,会恐惧;肝气盛,容易发怒。脾贮藏营气,意念依附营气。脾气虚,会使四肢运用不灵,五脏不能调和；脾气壅实，会使腹部胀满，大小便不利。心藏神，神寄附在血脉中。心气虚，会悲伤；心气太盛，会笑而不止。肺藏气，魄依附在肺气中。肺气虚，会感到鼻塞，呼吸不便，气短；肺气壅实，会大喘，胸满，甚至仰面而喘。肾藏精，意志依附精气。肾气虚，会手足厥冷，肾有实邪，会腹胀，并连及五脏不能安和。因此说：治病必须审察五脏病的症状，以了解元气虚实，从而谨慎地加以调治。

终始第九　　法野（节）

【题解】

本篇以《终始》名篇，来组织有关材料，对临床医家有重要的提示作用。本篇的中心内容，是从脉口、人迎的脉象对比，来诊察十二经气血阴阳的变化；根据病证情况，以确定针刺治疗的原则和方法。篇首以"明知终始，五藏为纪"开端，篇末以六经终绝的症状结尾，前后呼应，层次分明，以示读者掌握这些自始至终的规律，所以篇名"终始"。

凡刺之道，毕于终始。明知终始，五脏为纪①，阴阳定矣。阴者主脏，阳者主腑。阳受气于四末，阴受气于五脏②。故泻者迎之，补者随之。知迎知随，气可令和。和气之方，必通阴阳。五脏为阴，六腑为阳。传之后世，以血为盟③。敬之者昌，慢之者亡。无道行私，必得天殃④。

【注释】①五藏为纪：纪，总要。意谓"终始"的内容，以五脏为纲领。　②阳受气于四末，阴受气于五藏：四末，即四肢。马元台："阳在外，受气于四肢；阴在内，受气于五脏。"　③以血为盟：是古人盟誓时一种极其郑重的仪式。即宰杀牲畜取血，由参加订盟的人共同吸饮或涂于口旁，以此表示决不背信弃约。　④无道行私，必得天殃：张景岳："不明至道，而强不知以为知，即无道行私也。"天殃，夭折死亡的祸害。

【译文】大凡针刺的法则，全在《终始》篇里。明确了解终始的意义，就可以确定阴经阳经的关系。阴经是与五脏相通，阳经是与六腑相通。阳经承受四肢的脉气，阴经承受五脏的脉气。所以泻法是迎而夺之，补法是随而济之。知道迎随补泻的方法，可以使脉气调和。而调和脉气的关键，必定要明白阴阳的规律。五脏在内为阴，六腑在外为阳。要将刺法流传于后世，必须严肃认真地对待，如同"以血为盟"一样。重视此法会使它发扬光大，忽视此法能使其散失消亡。如果不懂装懂，一定会危害人的生命。

  谨奉天道，请言终始。终始者，经脉为纪。持其脉口人迎，以知阴阳。有余不足，平与不平。天道毕矣。所谓平人者，不病。不病者，脉口人迎应四时也，上下相应而俱往来也，六经之脉不结动也，本末之寒温之相守司也，形肉血气必相称也。是谓平人。少气者，脉口人迎俱少而不称尺寸也。如是者，则阴阳俱不足。补阳则阴竭，泻阴则阳脱。如是者，可将以甘药；不可饮以至剂。如是者，弗灸。不已者，因而泻之，则五脏气坏矣。

  【译文】慎重地遵循天地阴阳变化规律，让我谈谈针刺的终始意义吧！所谓终始，是以十二经脉为纲纪，从脉口、人迎两部的脉象了解阴经阳经是否平衡。这样，阴阳变化就大致掌握了。所谓平人，就是没有病的人，无病人的脉口和人迎的脉象是和四时相应的；脉口，人迎互相呼应，往来不息；六经之脉搏动不止。人体上下内外，在寒温不同的环境里能够保持平衡，形肉和血气也能够协调一致，这就是没有病的人。气虚的人，脉口、人迎的脉象细小，而尺肤和脉象不相称。这是阴阳都不足的象征。补阳就会使阴气衰竭，泻阴就会使阳气亡脱。这样的病人，只可以用缓剂补养，不能用峻猛的药物攻泻。这种病证也不能用灸法。因为病未愈，而用泻法，那就会败坏五脏真气。

  凡刺之道，气调而止。补阴泻阳，音气益彰，耳目聪明。反此者，血气不行。

  【译文】大凡针刺的原则，阴阳之气调和了，就要停针。要注意阴阳补泻，这样才会有语音清朗，耳聪目明的效果。相反，血气就不能正常运行。

所谓气至而有效者①，泻则益虚。虚者，脉大如其故而不坚也。坚如其故者，适虽言故，病未去也。补则益实。实者，脉大如其故而益坚也。夫如其故而不坚者，适虽言快，病未去也。故补则实，泻则虚。痛虽不随针，病必衰去。必先通十二经脉之所生病，而后可得传于终始矣。故阴阳不相移，虚实不相倾，取之其经。

【注释】①气至而有效：中医以针刺治病取效的关键在于得气，即"气至"。人体生命活动的关键在于气血的畅通周流，疾病之所以发生就是因为气血出了问题，治疗时也是以调动和恢复气血的功能为目标。所以只有"气至"，即有了酸麻胀痛及循经感传的现象，才会有疗效。

【译文】所谓针下气至而获得疗效，是说实证用了泻法，就会由实转虚。这虚的脉象仍旧大，却不坚实。如果脉象坚实照旧，虽说一时觉得舒服，其实病情并没有减轻。虚证用了补法，就会由虚转实，这实的情况，是脉象仍旧大些，并且更坚实了。如果脉象大虽照旧而并不坚实，虽说一时觉得舒服，其实病情并没有减轻。所以准确地运用补法，会使正气充实；准确地运用泻法，会使病邪衰退。即使病不随着针立即除去，但病势必定减轻。必须先明白十二经脉与各种疾病的关系，然后才可以做到有始有终。阴经和阳经是不会互相改变的，虚证和实证也是不会相反的，所以针治疾病，就要取其所属的经脉。

凡刺之属，三刺至谷气①。邪僻妄合②，阴阳易居。逆顺相反，沉浮异处③。四时不得④，稽留淫泆。须针而去。故一刺则阳邪出，再刺则阴邪出，三刺则谷气至，谷气至而止。所谓谷气至者，已补而实，已泻而虚，故以知谷气至也。邪气独去者，阴与阳未能调，而病知愈也。故曰：补则实，泻则虚。痛虽不随针，病必衰去矣。

【注释】①三刺：指针刺皮肤、肌肉、分肉三种深浅不同的刺法。 ②邪僻妄合：指不正之气，即邪气与血气混合。 ③沉浮异处：脉气当沉而反浮之在表，当浮而反沉之在里。杨上善："春脉或沉，冬脉或浮，故曰异处。" ④四时不得：脉气不能与四时顺应。张志聪："四时不得者，不得其升降浮沉也。"

【译文】大凡针刺所应该注意的是采用三刺法使正气徐徐而来。那邪僻不正之气与血气混合，使阴阳失其常位而逆乱。气血运行逆顺颠倒，脉象沉浮异常。脉气与四时不相应合，患者或血气留滞，或血气妄行。所有这许多病变，都有待用针刺去排除。因此要注意三刺法：初刺能使阳分的病邪排出，再刺会使阴分的病邪排出，三刺就会使正气徐徐而来，这时就应该出针了。所谓谷气至，是说已经用了补法，就觉得气充实些；已经用了泻法，就觉得病邪衰退些。从这些表现就知道谷气已至。起初，仅是邪气排除了，阴与阳之间的血气还没有调和，但是已能知道病要痊愈了。所以说用补法而能使正气充实，用泻法而能使邪气衰退，病痛虽未能随针立即消除，但病势必会减轻。

阴盛而阳虚，先补其阳，后泻其阴而和之。阴虚而阳盛，先补其阴，后泻其阳而和之。

【译文】阴经邪气盛，阳经正气虚，先补阳经正气，后泻阴经邪气，从而调和有余和不足。阴经正气虚，阳经邪气盛，先补阴经正气，后泻阳经邪气，从而调合有余和不足。

三脉动于足大指之间①，必审其实虚。虚而泻之，是谓重虚。重虚，病益甚。凡刺此者，以指按之。脉动而实且疾者疾泻之，虚而徐者则补之。反此者，病益甚。其动也，阳明在上，厥阴在中，少阴在下。膺腧中膺，背腧中背。肩膊虚者，取之上②。重舌，刺舌柱以铍针也③。手屈而不伸者，其病在筋；伸而不屈者，其病在骨。在骨守骨，在筋守筋。

【注释】①三脉：指足阳明、足厥阴、足少阴三脉。马元台："阳明动于大指次指之间，凡厉兑、陷谷、冲阳、解溪，皆在足跗上也。厥阴动于大指次指之间，正以大敦、行间、太冲、中封，在足跗内也。少阴则动于足心，其穴涌泉，乃足跗之下也。" ②膺腧中膺……取之上：张景岳："凡肩髆之虚软而痛者，病有阴经阳经之异。阴经在膺，故治阴病者，当取膺腧而必中其膺；阳经在背，故治阳病者，当取背腧而必中其背。病在手经，故取之上。上者，手也。如手太阴之中府、云门，手厥阴之天池，皆膺腧也。手少阳之肩髎、天髎，手太阳之天宗、曲垣、肩外俞，皆背腧也。咸主肩髆虚痛等病。" ③重舌：舌下的血脉胀起，形如小舌，似为两舌相重，故称重舌。舌柱：即舌下的筋，像柱一样，故称舌柱。

【译文】足阳明经、足厥阴经、足少阴经三条经脉，都有动脉散布于足大指之间，在针刺时，必须审察它是属于虚证，或是属于实证。假如虚证误用了泻法，这叫重虚，虚而更虚，病就更厉害了。大凡针刺这些病证时，先用手指去按动脉，脉的搏动实而快的就用泻法，脉的搏动虚而缓的就用补法。如所用的补泻之法，与此相反，那么病就会更加重。至于动脉的所在，足阳明经在足跗之上，足厥阴经在足跗之内，足少阴经在足跗之下。取胸部腧穴必中其胸。取背部腧穴，必中其背。肩髆出现酸胀麻木的虚证，应取上肢经脉的腧穴。对于重舌的患者，应该用铍针，刺舌下根柱，使之出血。手指弯曲而不能够伸直，那病在筋上；伸直了而不能够弯曲，那病在骨上。病在骨，应该求之于主骨的各个穴位去治疗；病在筋，应求之于主筋的各个穴位去治疗。

泻一方实，深取之，稀按其痏①，以极出其邪气；补一方虚，浅刺之，以养其脉，疾按其痏②，无使邪气得入。邪气来也紧而疾，谷气来也徐而和。脉实者，深刺之，以泄其气；脉虚者，浅刺之，使精气无得出，以养其脉，独出其邪气。刺诸痛者，其脉皆实。

【注释】①稀按其痏（wěi）：杨上善："希，迟也。迟按针伤之处，使气泄也。"痏，针孔。 ②疾按其痏：杨上善："按针伤之处，急关其门，使邪气不入，正气不出也。"

【译文】补泻的大法，在于泻的时候要注意脉气之实，深刺，出针后，缓按针孔，以尽量泄去邪气；补的时候要注意脉气之虚，浅刺，以保养所取的经脉，出针后，急按针孔，不叫邪气侵入。邪气来了，针下会感到拘急；谷气来了，针下会感到徐和。脉气盛实的，深刺；脉气虚弱的，浅刺，使精气不外泄，以养其经脉，而仅让邪气排出。对于各种疼痛的病症，要一律深刺，因为疼证的脉象都是实的。

故曰：从腰以上者，手太阴阳明皆主之；从腰以下者，足太阴阳明皆主之。病在上者，下取之；病在下者，高取之；病在头者，取之足；病在腰者，取之腘。病生于头者，头重；生于手者，臂重；生于足者，足重。治病者，先刺其病所从生者也。

【译文】所以说：腰以上的病，都在手太阴肺经、手阳明大肠经的主治范围；腰以下的病，都在足太阴脾经、足阳明胃经的主治范围。病在上部的，可以取下部的穴位；病在下部的，可以取上部的穴位；病在头部的，可取足部的穴位；病在腰部的，可取腘部的穴位。病患于头部的，头必觉得重；病患于手部的，臂必觉得重；病生于足部的，足必觉得重。治疗这些病证，应当先针刺疾病开始发生的部位。

春，气在毛；夏，气在皮肤；秋，气在分肉；冬，气在筋骨。刺此病者各以其时为齐①。故刺肥人者，以秋冬之齐；刺瘦人者，以春夏之齐。病痛者，阴也；痛而以手按之不得者，阴也；深刺之②。痒者，阳也；浅刺之③。病在上者，阳也；病在下者，阴也。

【注释】①齐：通"剂"。在此可理解为"标准"。 ②病痛者……深刺之：张景岳："凡病痛者，多由寒邪滞逆于经，及深居筋骨之间，凝聚不散，故病痛者为阴也。按之不得者，隐藏深处也，是为阴邪，故刺亦宜深。然则痛在浮浅者，由属阳邪可知也。但诸痛属阴者多耳。" ③痒者，阳也，浅刺之：张景岳："痒者，散动于肤腠，故为阳。"

【译文】春天，邪气在毫毛；夏天，邪气在皮肤；秋天，邪气在分肉；冬天，邪气在筋骨。治疗这些与时令有关的病证，针刺的浅深，应该根据季节而变化。刺胖人，要用适于秋冬的深刺法；刺瘦人，就用适于春夏的浅刺法。感到疼痛的病人，多属阴证。疼痛时用手按压，不能缓解的，也是属于阴证。要深刺。患者身上发痒，是病邪在外属阳，要浅刺。病在上部的属阳，病在下部的属阴。

病先起阴者，先治其阴而后治其阳；病先起阳者，先治其阳而后治其阴。刺热厥者，留针，反为寒；刺寒厥者，留针，反为热。刺热厥者，二阴一阳；刺寒厥者，二阳一阴。所谓二阴者，二刺阴也；一阳者，一刺阳也。久病者，邪气入深。刺此病者，深内而久留之，间日而复刺之。必先调其左右，去其血脉，刺道毕矣。

【译文】病先起于阴经的，应该先治疗阴经，然后再治疗阳经；病先起于阳经的，应该先治疗阳经，然后再治疗阴经。针刺热厥，留针可以由热转寒。针刺寒厥，留针可以由寒转热。针刺热厥，当刺阴经二次，刺阳经一次；针刺寒厥，当刺阳经二次，阴经一次。所谓二阴的意思，就是在阴经针刺二次；一阳的意思，就是在阳经针刺一次。患病的时间长了，病邪深入脏腑。针治这类宿疾，应该深刺并且长时间地留针，每隔一日，再继续针刺。还要首先察明病邪在左在右的偏盛现象，去掉血脉中的瘀滞。针刺的原则无非就是这些。

凡刺之法，必察其形气。形肉未脱，少气而脉又躁，躁疾者，必为缪刺之[①]。散气可收，聚气可布[②]。深居静处，占神往来。闭户塞牖，魂魄不散。专意一神，精气之分。毋闻人声，以收其精。必一其神，令志在针。浅而留之，微而浮之。以移其神，气至乃休。男内女外，坚拒勿出。谨守勿内，是谓得气。

【注释】①缪（jiū）刺：即病在左而取之右，病在右而取之左的针刺方法。缪与谬都从"翏"。谬，是谬误；缪，有交错之意。缪刺即交叉针刺。
②散气可收，聚气可布：杨上善："缪刺之益，正气散而收聚，邪气举而可散也。"

【译文】大凡针刺的法则，必须诊察患者的形气。形肉虽然不显消瘦，但是气短，脉又躁动而快，出现了躁而且快的脉象，就应当采用缪刺法。使耗散的真气可以收住，积聚的邪气可以散去。在针刺时，医生就好像深居静处，只有与神往来，又像闭户塞窗，意识不乱，念头单纯，心神一贯，精气不分，听不到旁人的声音，从而使精神内守，专一地集中在针刺上。浅刺留针，或微捻提针，以转移病人的精神紧张，直到针下得气为止。针刺之时，男子浅刺候气于外，女子深刺候气于内，坚拒正气不使之出。严防邪气不使之入，这叫作得气。

经脉第十（节）

【题解】

本篇详细叙述了十二经脉的起止点、循行部位、发病征候及治疗原则，并分别说明十五络脉的循行和病候，五阴经气绝所出现的特征和预后。因篇中重点是论述十二经脉，篇首即着重指出经脉在决死生、处百病、调虚实等方面的重要作用，故以"经脉"名篇，是中医经络学说的重要文献。篇幅所限，本书仅选录其论十二经脉循行部分的内容。

雷公问于黄帝曰：禁服之言，凡刺之理，经脉为始。营其所行，制其度量。内次五脏，外别六腑。愿尽闻其道。

黄帝曰：人始生，先成精，精成而脑髓生；骨为干，脉为营，筋为刚，肉为墙；皮肤坚而毛发长。谷入于胃，脉道以通，血气乃行。

雷公曰：愿卒闻经脉之始生。

黄帝曰：经脉者，所以能决死生，处百病，调虚实，不可不通。

【译文】雷公问黄帝说：《禁服》篇说过，针刺的道理，从研究经脉开始，揣度它的运行，知道它的长短，向内联系五脏，在外联系六腑，希望详细地听听其中的道理。

黄帝说：人最初生成，首先形成于精，由精发育而生脑髓，此后就逐渐形成人体。以骨为支柱，以经脉作为营运气血的通道，以坚劲的筋来约束骨骼，肌肉像墙一样卫护肌体，到皮肤坚韧、毛发生长，人形即成。出生以后，水谷入胃，化生精微，脉道内外贯通，血气即可在脉中运行不止。

雷公说：我希望听到经脉最初发生的情况。

黄帝说：经脉的作用，可以决断死生，处理百病，察明虚实。作为医生，不可不明白。

肺手太阴之脉，起于中焦①，下络大肠②，还循胃口③，上膈属肺④，从肺系横出腋下⑤，下循臑内⑥，行少阴心主之前，下肘中，循臂内，上骨下廉⑦，入寸口，上鱼，循鱼际⑧，出大指之端；其支者，从腕后直出次指内廉，出其端。

【注释】①中焦：指中脘部位。　②络：联络。凡萦绕于本经、与本经相表里的脏腑均称络。　③还：指经脉循行去而复回。循：沿着。胃口：指胃上口贲门与下口幽门。　④属：隶属。凡经脉连于其本经的脏腑均称属。　⑤肺系：指与肺连接的气管、喉咙等组织。　⑥臑（nào）：上臂。　⑦廉：边缘。　⑧鱼：手大指本节后掌侧肌肉隆起处，形状如鱼，故名。鱼际："鱼"的边缘为鱼际。

【译文】肺手太阴的经脉，从中焦腹部起始，下绕大肠，返回循着胃的上口，上膈膜，属于肺。再从气管横走而出腋下，沿着上臂内侧，行在手少阴与手厥阴两经的前面，下至肘内，沿着臂的内侧和掌后高骨下缘，入寸口，沿着鱼际，出拇指尖端。它的支脉，从手腕后，直出食指尖端内侧，与手阳明大肠经相接。

大肠手阳明之脉，起于大指次指之端，循指上廉，出合谷两骨之间①，上入两筋之中②，循臂上廉，入肘外廉，上臑外前廉，上肩，出髃骨之前廉③，上出于柱骨之会上④，下入缺盆络肺⑤，下膈属大肠；其支者，从缺盆上颈贯颊，入下齿中，还出挟口，交人中，左之右，右之左，上挟鼻孔。

黄帝内经

【注释】①两骨之间：即第一、二掌骨之间，俗名虎口，又名合谷。②两筋之中：指手腕背侧，拇长伸肌腱与拇短伸肌腱两筋间陷中，有穴名叫阳溪。③髃（yú）骨：为肩胛骨与锁骨相连接的地方，即肩髃穴处。④柱骨之会上：肩胛骨上，颈骨隆起处，即大椎穴处。因诸阳脉会于大椎，故称会上。⑤缺盆：即锁骨窝。

【译文】大肠手阳明的经脉，起始于食指尖端，沿食指上侧，出合谷穴拇指、食指歧骨之间，上入腕上两筋凹陷处，沿前臂上方，入肘外侧，再沿上臂外侧前缘，上肩，出肩端的前缘，上出于肩胛上，与诸阳经会合于大椎。向下入缺盆络肺，下贯膈膜，会属于大肠；它的支脉，从缺盆上走颈部，通过颊部，下入齿缝中，回转来绕至上唇，左右两脉交会于人中，左脉向右，右脉向左，上行挟于鼻孔两侧，与足阳明胃经相接。

胃足阳明之脉，起于鼻之交頞中①，旁纳太阳之脉，下循鼻外，入上齿中，还出挟口，环唇，下交承浆，却循颐后下廉②，出大迎，循颊车，上耳前，过客主人，循发际，至额颅③；其支者，从大迎前下人迎，循喉咙，入缺盆，下膈，属胃，络脾；其直者，从缺盆下乳内廉，下挟脐，入气街中④；其支者，起于胃口，下循腹里，下至气街中而合，以下髀关，抵伏兔，下膝膑中，下循胫外廉，下足跗，入中指内间；其支者，下廉三寸而别，下入中指外间；其支者，别跗上，入大指间，出其端。

【注释】①頞（è）：鼻梁。②颐：在口角的外下方，腮的前下方。③额颅：即前额骨部，在发下眉上处。④气街：在少腹下方，毛际两旁。又叫"气冲"。

【译文】胃足阳明的经脉，起于鼻孔两旁的迎香穴，旁入足太阳的经脉，下沿鼻外侧，入上齿缝中，回来环绕口唇，下交于承浆穴处，再沿腮下后方，出大迎穴，沿颊车穴，上至耳前，通过客主人穴，沿发际，至额颅部；它的支脉，从大迎穴的前面，向下至人迎穴，沿喉咙入缺盆，下贯膈膜，会于胃腑，与脾脏联系；它另有一支直行经脉，从缺盆下至乳房的内侧，再向下挟脐，入毛际两旁气街部；另一支脉，起胃下口，下循腹里，至气街前与直行的经脉相合，循髀关穴，至伏兔部，下至膝盖，沿胫骨前外侧，下至足背，入中指内侧；另一支脉，从膝下三寸处别行，下至足中指外侧；它的另一支脉，从足背面，进入足大指，直出大指尖端，与足太阴脾经相接。

　　脾足太阴之脉，起于大指之端，循指内侧白肉际①，过核骨后②，上内踝前廉，上踹内③，循胫骨后，交出厥阴之前，上膝股内前廉，入腹属脾络胃，上膈，挟咽，连舌本④，散舌下；其支者，复从胃，别上膈，注心中。

　　【注释】①白肉际：又称赤白肉际，是手足两侧阴阳界面的分界处。阳面赤色，阴面白色。　②核骨：是足大趾本节后内侧凸出的圆骨。形如果核，故名。　③踹（chuài）：小腿肚。　④舌本：舌根。

　　【译文】脾足太阴的经脉，起于足大指尖端，沿着大指内侧白肉处，经过核骨，上行至内踝前面，再上小腿肚，沿胫骨后方，与厥阴肝经交叉出于其前，上行膝股内侧前缘，入腹，属脾，络胃，上过膈膜，挟行咽喉部，连于舌根，并散布于舌下；它的支脉，又从胃腑分出，注入心中，与手少阴心经相接。

　　心手少阴之脉，起于心中，出属心系①，下膈络小肠；其支者，从心系上挟咽，系目系②；其直者，复从心系却上肺，下出腋下，下循臑内后廉，行手太阴心主之后，下肘内，循臂内后廉，抵掌后锐骨之端③，入掌内后廉，循小指之内出其端。

　　【注释】①心系：指心脏与其他脏器相联系的脉络。张景岳：“心当五椎之下，其系有五，上系连肺，肺下系心，心下三条，连脾肝肾，故心通五脏之气而为之主也。”　②目系：眼球内连于脑的脉络。　③锐骨：指掌后小指侧的高骨。

　　【译文】心手少阴的经脉，起于心脏里，出属于心的脉络，下贯膈膜，联络小肠；它的支脉，从心系的脉络上行，挟于咽喉，关联到目珠连于脑的脉络；它另有直行的经脉，又从心脏的脉络上行于肺部，向下横出腋下，再向下沿上臂内侧的后缘,行于手太阴肺经和手厥阴心包络经的后面,下行肘内,沿着前臂内侧的后缘,到在掌后小指侧高骨的尖端,入掌内后侧,沿着小指的内侧至指端。

小肠手太阳之脉,起于小指之端,循手外侧上腕,出踝中①,直上循臂骨下廉,出肘内侧两筋之间,上循臑外后廉,出肩解②,绕肩胛,交肩上,入缺盆络心,循咽下膈,抵胃属小肠;其支者,从缺盆循颈上颊,至目锐眦③,却入耳中;其支者,别颊上䪼抵鼻④,至目内眦⑤,斜络于颧。

【注释】①踝:此处指手腕后方小指侧的高骨。 ②肩解:即肩后骨缝。 ③目锐眦:眼外角。 ④䪼(zhuō):眼眶的下方,包括颧骨内连及上牙床的部位。䪼,字从出、从页,即突出之骨,颧骨。《广韵·薛韵》:"(䪼),面秀骨。"杨上善注:"䪼谓面颧秀高骨也。"清沈彤《释骨》卷四:"目下之起骨曰䪼。 ⑤目内眦:眼内角。

【译文】小肠手太阳的经脉,起于手小指尖端,循行手外侧,上入腕部,出小指侧的高骨,直上沿前臂骨的下缘,出肘内侧两筋之间,再向上沿上臂外侧后缘,出肩后骨缝,绕行肩胛部,交于肩上,入缺盆,联络心脏,再沿咽下穿横膈膜,至胃,再向下属于小肠;它的支脉,从缺盆沿头颈上抵颊部,至眼外角,回入耳中;另有支脉,从颊部上眼眶下,至鼻,再至眼内角,斜行络于颧骨部,与足太阳经相接。

膀胱足太阳之脉,起于目内眦,上额交巅①;其支者,从巅至耳上角②;其直者,从巅入络脑,还出别下项,循肩髆内③,挟脊抵腰中,入循膂④,络肾属膀胱;其支者,从腰中下挟脊贯臀,入腘中;其支者,从髆内左右,别下,贯胛,挟脊内,过髀枢⑤,循髀外,从后廉下合腘中,以下贯腨内,出外踝之后,循京骨⑥,至小指外侧。

【注释】①巅:指头顶正中最高点,当百会穴处。 ②耳上角:即耳壳的上部。 ③肩髆:即肩胛骨。 ④膂(lǚ):挟脊两旁的肌肉。 ⑤髀

(bì）枢：指股骨上端的关节，即环跳穴处，为髀骨所嵌入的地方，有转枢作用，故称髀枢。髀，即股骨。因股骨位居人体下部，故"髀"字从"卑"。　⑥京骨：足外侧小趾本节后突出的半圆骨，又穴名。京，本意为高地、高处。

【译文】 膀胱足太阳的经脉，起于眼内角，向上过额部，会于头顶之上；它的支脉，从头顶至耳上角；它的直行经脉，从头顶入络于脑，还出，另下行过项，沿肩胛骨内侧，夹脊椎两旁，直至腰部，沿脊肉深入，联系肾脏，会于膀胱；它另有支脉，从腰中，会于后阴，通过臀部，直入膝腘窝中；它又有支脉，从左右肩胛骨内侧，另向下行，穿过脊肉，过髀枢部，沿大腿外侧后缘，向下行合于膝弯内，又向下通过小腿肚，出外踝骨的后边，沿着京骨，至小指外侧尖端，与足少阴肾经相接。

肾足少阴之脉，起于小指之下，邪走足心①，出于然谷之下，循内踝之后，别入跟中，以上踹内，出腘内廉，上股内后廉，贯脊，属肾，络膀胱；其直者，从肾上贯肝膈，入肺中，循喉咙，挟舌本；其支者，从肺出络心，注胸中。

【注释】 ①邪：通"斜"。

【译文】 肾足少阴的经脉，起于足小指之下，斜向足掌心，出于然谷穴之下，沿着内踝骨的后方，另入足跟，上小腿肚内侧，出腘内侧，上行股部内侧后缘，穿过肾脏，与膀胱联系；其直行的经脉，从肾脏向上经过肝和横膈膜，进入肺脏，沿着喉咙，归结于舌根；它的支脉，从肺联系心脏，注于胸中，与手厥阴心包经相接。

心主手厥阴心包络之脉，起于胸中，出属心包络，下膈，历络三焦①；其支者，循胸出胁，下腋三寸，上抵腋，下循臑内，行太阴少阴之间，入肘中，下臂行两筋之间，入掌中，循中指出其端；其支者，别掌中，循小指次指出其端。

【注释】 ①历络三焦：自胸至腹依次联络上中下三焦。

【译文】 心主手厥阴的经脉，起于胸中，出属于心包络，下穿膈膜，依次地联系胸腹的上中下三焦；它的支脉，循行胸中横出胁下，当腋缝下三寸处，又向上行至腋部，沿着上臂内侧，行于手太阴肺经与手少阴心经的中间，入肘中，下循臂，行掌后两筋之间，沿着中指，至指端；它另有支脉，从掌内分出，沿无名指直达指端，与手少阳三焦经相接。

三焦手少阳之脉，走于小指次指之端，上出两指之间，循手表腕①，出臂外两骨之间，上贯肘，循臑外，上肩，而交出足少阳之后，入缺盆，布膻中，散络心包，下膈，循属三焦；其支者，从膻中上出缺盆，上项，系耳后直上，出耳上角，以屈下颊至䪼；其支者，从耳后入耳中，出走耳前，过客主人前，交颊，至目锐眦。

【注释】①手表腕：指手与腕的背面。

【译文】三焦手少阳的经脉，起于无名指、次指尖端，上出两指之间，沿着手背，出前臂外侧两骨的中间，向上穿过肘，沿上臂外侧，上肩，而交出于足少阳胆经之后，入缺盆，分布于膻中，散布络于心包，下过膈膜，依次会属于上中下三焦；它的支脉，从膻中上出缺盆，上颈项，夹耳后，直上出耳上角，由此屈而下行额部，至眼眶下；它另有支脉，从耳后进入耳中，再出走耳前，通过客主人穴的前方，与前支脉会于颊部，而至眼外角，与足少阳胆经相接。

胆足少阳之脉，起于目锐眦，上抵头角，下耳后，循颈行手少阳之前，至肩上，却交出手少阳之后，入缺盆；其支者，从耳后入耳中，出走耳前，至目锐眦后；其支者，别锐眦，下大迎，合于手少阳，抵于䪼，下加颊车，下颈合缺盆，以下胸中，贯膈络肝属胆，循胁里，出气街，绕毛际①，横入髀厌中②；其直者，从缺盆下腋，循胸过季胁，下合髀厌中，以下循髀阳③，出膝外廉，下外辅骨之前，直下抵绝骨之端④，下出外踝之前，循足跗上，入小指次指之间；其支者，别跗上，入大指之间，循大指歧骨内出其端，还贯爪甲，出三毛⑤。

【注释】①毛际：耻骨部生阴毛之处。　②髀厌：就是髀枢，即环跳部。　③髀阳：髀，大腿部。阳，指外侧。髀阳，就是大腿的外侧。　④绝骨：在外踝直上三寸许腓骨的凹陷处。腓骨至此似乎绝断，故称绝骨。　⑤三毛：足大趾爪甲后生毛处。

【译文】胆足少阳的经脉，起于眼外角，上至额角，向下绕至耳后，沿颈部，行于手少阳三焦经的前面，至肩上，又交叉到手少阳三焦经的后面，而进入缺盆；它的支脉，从耳后进入目中，再到耳前，到眼外角后面；它的支脉，另从眼外角，下行至大迎穴附近，与手少阳三焦经相合，至眼眶下，向颊车，下颈，与前入缺盆的支脉相合，然后下行胸中，贯膈，络肝，属胆，沿着胁内，出少腹两侧的气街，绕过阴毛际，横入环跳部；它的直行经脉，从缺盆下走腋，沿胸部过季胁，与前支脉合于环跳部，再下沿髀部外侧，出阳陵泉，下行于腓骨之前，直下抵阳辅穴，下出外踝之前，沿着足背，出足小指与第四指之间；它的另一支脉，由足背走向足大指间，沿着大指的骨缝，到它的尖端，又返回穿入爪甲，出三毛与足厥阴肝经相接。

肝足厥阴之脉，起于大指丛毛之际①，上循足跗上廉，去内踝一寸，上踝八寸，交出太阴之后，上腘内廉，循股阴入毛中，过阴器，抵小腹，挟胃属肝络胆，上贯膈，布胁肋，循喉咙之后，上入颃颡，连目系，上出额，与督脉会于巅；其支者，从目系下颊里，环唇内；其支者，复从肝别贯膈，上注肺。

【注释】①丛毛：即上文"三毛"。

【译文】肝足厥阴的经脉，起于足大指丛毛上的大敦穴，沿着足背上侧，至内踝前一寸处，向上至踝骨上八寸处，交叉于足太阴脾经的后方，上腘内缘，沿阴股，入阴毛中，环绕阴器一周，至小腹，夹行于胃的两旁，属肝，络胆，上通膈膜，散布于胁腹部，沿喉咙的后侧，入喉咙的上孔，联系眼球深处的脉络，与督脉会合于巅顶的百会；它的支脉，从眼球深处脉络，向下行于颊部内侧，环绕口唇之内；它另有一支脉，又从肝脏通过膈膜，上注于肺脏与手太阴肺经相接。

经脉十二者，伏行分肉之间，深而不见；其常见者，足太阴过于外踝之上①，无所隐故也。诸脉之浮而常见者，皆络脉也。六经络手阳明少阳之大络，起于五指间，上合肘中。饮酒者，卫气先行皮肤，先充络脉，络脉先盛，故卫气已平，营气乃满，而经脉大盛。脉之卒然动者，皆邪气居之，留于本末；不动则热，不坚则陷且空，不与众同，是以知其何脉之动也。

【注释】①足太阴过于外踝之上：张景岳："足太阴当作手太阴，经脉深而直行，故手足十二经脉，皆伏行分肉之间，不可得见。其有见者，惟手太阴一经，过于手外踝之上，因其骨露皮浅，故不能隐。下文云：'经脉者，常不可见也，其虚实也，以气口知之'，正谓此耳。"张氏之说可从。

【译文】十二经脉，隐伏在体内而行于分肉之间，其深不能看到。经常可以见到的，只是手太阴肺经在经过手外踝之上气口部分，这是由于该处骨露皮浅无所隐蔽的缘故。其他各脉在浅表而经常可见到的，都是络脉。在手足六经络脉中，手阳明大肠经，手少阳三焦经的大络，分别起于手五指之间，上合于肘中。饮酒的人，它的酒气随着卫气行于皮肤，充溢络脉，首先使络脉满盛，就会使卫气均平，营气满盛，那经脉也就很充盛了。人的经脉突然充盛，这都是邪气侵袭于内，留在脏腑经脉里；聚而不动，可以化热。如浮络不现坚实，就是病邪深入，经气虚空，不与一般相同，所以知道哪条经脉发病了。

雷公曰：何以知经脉之与络脉异也？

黄帝曰：经脉者常不可见也，其虚实也以气口知之，脉之见者皆络脉也。

雷公曰：细子无以明其然也。

黄帝曰：诸络脉皆不能经大节之间，必行绝道而出①，入复合于皮中，其会皆见于外。故诸刺络脉者，必刺其结上②。甚血者虽无结，急取之以泻其邪而出其血，留之发为痹也。凡诊络脉，脉色青则寒且痛，赤则有热。胃中寒，手鱼之络多青矣；胃中有热，鱼际络赤。其暴黑者，留久痹也；其有赤有黑有青者，寒热气也；其青短者，少气也。凡刺寒热者皆多血络。必间日而一取之，血尽而止，乃调其虚实。其小而短者少气，甚泻之则闷，闷甚则仆，不得言。闷则急坐之也。

【注释】①绝道：指经脉不到的间道（偏僻的小路）。 ②结上：络脉有血液瘀结之处。

【译文】雷公说：怎样能够知道经脉和络脉的不同呢？

黄帝说：经脉在平常是看不到的，它的虚实从气口切脉可知。显露在外的脉，都是络脉。

雷公说：我不明白这种区别？

黄帝说：所有络脉，都不能经过大关节之间，而行于经脉所不到之处，出入流注，再结合皮部的浮络，共同会合而显现在外面。所以针刺所有络脉的病变，必须刺其聚结之处。若血聚过多，虽然没有显现瘀结之络，也应该急刺，泻去病邪，放出瘀血。如果瘀血留内，会发为痹证。凡是察看络脉：脉现青色，是寒邪凝滞并有疼痛；脉现赤色，是有热。胃里有寒，手鱼部的络脉多现青色；胃里有热，鱼际的络脉会出现赤色。鱼际络脉出现黑色的，是日久不愈的痹病。如兼有赤、黑、青三色出现的，是寒热错杂的病变。如青色而短，属于气弱。凡是针刺胃里或寒或热的病，都是多刺血络。必须间日一刺，把瘀血泻完为止，然后察明病证的虚实。如脉现青色而短，是气衰的病人，过用泻法，就会使病人感到心里烦乱，烦乱极了，就会跌倒，不能说话。对于这种烦乱的病人，赶快扶他坐下，施行急救。

营气第十六

【题解】

营气源于饮食，为人体的主要营养物质。饮食入胃，经脾化生为精微之气以后，上传于肺，通过经脉，营运于周身，终而复始，构成了经脉的整体循环。本篇重点说明了营气在十四经脉中的循行概况，所以称为"营气"。正如马元台说："此篇论营气运行，故名篇。"

黄帝曰：营气之道，内谷为宝①。谷入于胃，乃传之肺，流溢于中，布散于外。精专者行于经隧②，常营无已，终而复始，是谓天地之纪③。故气从太阴出注手阳明④，上行注足阳明，下行至跗上，注大指间，与太阴合⑤，上行抵髀。从脾注心中，循手少阴，出腋下臂，注小指，合手太阳，上乘腋出项内，注目内眦，上巅下项，合足太阳，循脊下尻，下行注小指之端，循足心注足少阴，上行注肾，从肾注心，外散于胸中。循心主脉，出腋下臂，出两筋之间，入掌中，出中指之端，还注小指次指之端，合手少阳；上行注膻中，散于三焦，从三焦注胆，出胁注足少阳，下行至跗上，复出跗，注大指间，合足厥阴，上行至肝，从肝上注肺，上循喉咙，入颃颡之窍，究于畜门⑥。其支别者，上额循巅下项中，循脊入骶，是督脉也。络阴器，上过毛中，入脐中，上循腹里，入缺盆，下注肺中，复出太阴。此营气之所行也，逆顺之常也。

【注释】①内谷为宝：内，同"纳"。内谷，进食。张景岳："营气之行，由于谷气之化，谷不入则营气衰，故云：'内谷为宝'。" ②精专者：饮食中纯而精微的部分。经隧：经脉。 ③天地之纪：自然规律。 ④注：传注、流注、转输之意。 ⑤合：本篇对阴阳表里手足上下之经交接处，都称为"合"。 ⑥颃（háng）颡（sǎng）：上腭内二孔，又称鼻之内窍。畜门：在颃颡之上，为通脑之门。

【译文】黄帝说：营气运行周身，以受纳饮食谷物为最可贵。水谷入胃，它化生的精微，传到肺脏，流溢于内，营养脏腑；布散于外，滋养形体。其精华部分流行于经脉之中，常常营运而不休止，终而复始，这是自然的规律。营气先从手太阴肺经出发，流注于手阳明大肠经，上行流注于足阳明胃经，下行到足背，流注足大指间，与足太阴脾经相合；上行抵达脾经，从脾的支脉，上注于心中，由此沿着手少阴心经，出腋窝，下沿臂内侧后缘，流注到手小指之端，与手太阳小肠经相合，由此上行越过腋外，出于眼眶下的内侧，流注到眼内角，然后再上至巅顶，下行于颈项，与足太阳膀胱经相合；又沿脊柱向下经尻部，下行流注于足小指之端，再沿着足心，流注到足少阴肾经，循经上行而注入肾脏，从肾注于心包络，外散于胸中。再沿心包络脉，出腋窝，下行前臂，入两筋的中间，入掌中，直出手中指之端，再转回来流注到无名指的尖端，与手少阳三焦经相合；由此上行注于膻中，散布于上中下三焦，再从三焦流注到胆腑，出胁部，注于足少阳胆经，下行到足背，又从足背流注到足大指间，与足厥阴肝经相合，循肝经上行至肝脏，再从肝脏上注于肺中，向上沿喉咙后面，入上额之窍，深入于鼻内通脑之处。其分支别行的，上行额部，沿头顶中央，下行项中，沿脊柱，入骶骨部，这是督脉。由此再通过任脉，络绕阴器，上过毛际，入于脐中，向上沿腹内，入缺盆，复向下流注到肺中，又从手太阴肺经开始循环周流，这就是营气运行的径路，无论上行下行，都循此常道而不变。

营卫生会第十八

【题解】

营卫来源于水谷，生成于脾胃，分为两条道路：清纯的为营气，行于脉中；慓悍的为卫气，行于脉外。一昼夜之间，两者各行于阳二十五周次，行于阴亦二十五周次，当黎明与日落的时候，交相出入，至半夜大会于手太阴。由于本篇主要论述营卫的生成和会合，故命名"营卫生会"。

黄帝问于岐伯曰：人焉受气？阴阳焉会？何气为营？何气为卫？营安从生？卫于焉会？老壮不同气，阴阳异位，愿闻其会。

岐伯答曰：人受气于谷，谷入于胃，以传于肺。五脏六腑，皆以受气。其清者为营，浊者为卫①。营在脉中，卫在脉外。营周不休，五十而复大会。阴阳相贯，如环无端。卫气行于阴二十五度，行于阳二十五度，分为昼夜。故气至阳而起，至阴而止。故曰：日中而阳陇为重阳②，夜半而阴陇为重阴。故太阴主内，太阳主外。各行二十五度，分为昼夜。夜半为阴陇，夜半后而为阴衰。平旦阴尽，而阳受气矣。日中为阳陇，日西而阳衰。日入阳尽,而阴受气矣。夜半而大会,万民皆卧,命曰合阴。平旦阴尽而阳受气。如是无已,与天地同纪。

【注释】①清者为营,浊者为卫:张景岳:"谷气出于胃,而气有清浊之分。清者,水谷之精气也;浊者,水谷之悍气也。诸家以上下焦言清浊者皆非。清者属阴,其性精专,故化生血脉,而周行于经隧之中,是为营气;浊者属阳,其性慓疾滑利,故不循经络,而直达肌表,充实于皮毛分肉之间,是为卫气。" ②陇(lǒng):通"隆",盛的意思。

【译文】黄帝问岐伯说:人的精气来自哪里?阴和阳在哪会合?什么叫作营气?什么叫作卫气?营卫之气是从哪里产生的?卫营之气在哪会合?老年人和壮年人气的盛衰不同,昼夜气行的位置各异,我希望听听会合的道理。

岐伯回答说:人的精气,来源于饮食。当饮食入胃,它的精微就传给了肺脏,五脏六腑都因此接受了营养。其中清的称为营气,浊的称为卫气。营气运行于脉中,卫气运行于脉外。在周身运行不休,营卫各运行五十周次又会合。阴阳相互贯通,如环周一样没有开头。卫气行于阴分二十五周次,又行于阳分二十五周次,昼夜各半。所以卫气的循行,从属阳的头部起始,到手足阴经为止。所以说,卫气行于阳经,中午阳气最盛,称为阳陇;夜半行于阴经,阴气最盛,夜半以后阴气渐衰,黎明阴气衰退而阳气继起。中午阳气最盛,日落而阳气衰退。当日入黄昏,阳气已尽而阴气继起。到夜半,营卫之气始相会合。这时人们都在入睡,这叫合阴。到黎明阴气衰尽,而阳气又继起了。如此循行不止,和自然界日月运行的道理一致。

黄帝曰:老人之不夜瞑者,何气使然?少壮之人不昼瞑者,何气使然?

岐伯答曰:壮者之气血盛,其肌肉滑,气道通,营卫之行,不失其常,故昼精而夜瞑①。老者之气血衰,其肌肉枯,气道涩,五脏之气相搏,其营气衰少而卫气内伐②,故昼不精,夜不瞑。

【注释】①精:此指神清气爽,精神饱满。 ②伐:衰败。

【译文】黄帝说:老人往往夜里入睡困难,是什么气使他这样呢?青壮人白天往往不睡觉，是什么气使他这样呢？

岐伯回答说：壮年人的气血充盛，肌肉滑润，气道通畅，营气卫气的运行不失常规，所以白天神气清爽，夜里睡得香。老人的气血衰退，肌肉消瘦，气道涩滞，五脏之气损耗，营气衰少，卫气内乏，所以白天神不清爽，夜里也不易入睡。

黄帝曰：愿闻营卫之所行，皆何道从来？

岐伯答曰：营出于中焦，卫出于下焦①。

黄帝曰：愿闻三焦之所出。

岐伯答曰：上焦出于胃上口，并咽以上，贯膈而布胸中，走腋，循太阴之分而行，还至阳明，上至舌，下足阳明。常与营俱行于阳二十五度，行于阴亦二十五度，一周也。故五十度而复大会于手太阴矣②。

黄帝曰：人有热饮食下胃，其气未定，汗则出，或出于面，或出于背，或出于身半，其不循卫气之道而出，何也？

岐伯曰：此外伤于风，内开腠理，毛蒸理泄，卫气走之，固不得循其道。此气慓悍滑疾，见开而出，故不得从其道，故命曰漏泄。

【注释】①营出于中焦，卫出于下焦：张景岳："营气者，由谷入于胃，中焦受气取汁，化其精微，而上注于肺，乃自手太阴始，周行于经隧之中，故营气出于中焦。卫者，出其悍气之慓疾，而先行于四末分肉皮肤之间，不入于脉，故于平旦阴尽，阳气出于目，循头项下行，一始于足太阳膀胱经，而行于阳分，日西阴尽，则始于足少阴肾经，而行于阴分，其气自膀胱与肾由下而出，故卫气出于下焦。" ②大会于手太阴：张景岳："上焦之气，常与营气俱行于阳二十五度，阴亦二十五度。阳阴者，言昼夜也。昼夜周行五十度，至次日寅时，复会于手太阴肺经，是为一周，然则营气虽出于中焦，而施化则由于上焦也。"

【译文】黄帝说：我希望听到营卫二气的运行都是从哪发出来的道理？

岐伯回答说：营气发于中焦，卫气发于上焦。

黄帝说：希望听一下发于上焦的情况。

岐伯回答说：上焦之气从胃上口发出，并食道上行，穿过膈膜，散布胸中，横走腋下，沿手太阴肺经范围下行，返回到手阳明大肠经，上行至舌，又下流注于足阳明胃经，常与营气运行于阳分二十五周，运行于阴分二十五周，这是昼夜一周的大循环。所以卫气五十周次行遍全身，再与营气大会于手太阴肺经。

黄帝说：人在有热时，就会饮食刚入胃，其精微之气还未化成，汗就先出来了。或出于面，或出于背，或出于半身，并不沿着卫气运行的道路而出，是什么道理呢？

岐伯说：这是为风邪所伤，以致腠理舒张，皮毛为风热所蒸，腠理开泄，卫气行至肌表疏松的地方，就不沿着它的流行道路走了。卫气的性质慓悍滑利，见到开泄的地方就走，所以不能从它正常运行之道而出，这叫漏泄。

黄帝曰：愿闻中焦之所出。

岐伯答曰：中焦亦并胃中，出上焦之后。此所受气者，泌糟粕，蒸津液，化其精微，上注于肺脉，乃化而为血。以奉生身，莫贵于此。故独得行于经隧，命曰营气。

黄帝曰：夫血之与气，异名同类，何谓也？

岐伯答曰：营卫者，精气也；血者，神气也。故血之与气，异名同类焉。故夺血者无汗，夺汗者无血。故人生有两死，而无两生①。

【注释】①人生有两死，而无两生：人体夺血会致死亡，夺汗也会致死亡，所以说"有两死"。血与汗两者缺一则不能生，所以说"无两生"。

【译文】黄帝说：希望听到中焦的出处。

岐伯回答说：中焦的部位与胃并列，在上焦之后。这里主化生水谷之味，泌去糟粕，蒸腾津液，向上传注于肺脉，再化生而为血液，奉养周身，没有比它更宝贵的了。所以独能行于经脉之内，叫作营。

黄帝说：血和气，名称虽不一样，而其实却是同类，这是为什么？

岐伯回答说：卫和营都是水谷精气化成，因此血和气，名虽不同，却属于同类。凡失血过多的人，其汗也少；出汗过多的人，其血亦少。所以说人体夺血或夺汗均可死亡，而血与汗缺一则不能生存。

黄帝曰：愿闻下焦之所出。

岐伯答曰：下焦者，别回肠，注于膀胱，而渗入焉。故水谷者，常并居于胃中，成糟粕而俱下于大肠，而成下焦。渗而俱下，济泌别汁，循下焦而渗入膀胱焉。

黄帝曰：人饮酒，酒亦入胃，谷未熟而小便独先下，何也？

岐伯答曰：酒者，熟谷之液也，其气悍以清，故后谷而入，先谷而出焉。

黄帝曰：善。余闻上焦如雾，中焦如沤，下焦如渎，此之谓也。

【译文】黄帝说：我希望听到下焦的出处。

岐伯回答说：下焦可另将糟粕输送到回肠，又将水液渗透注入膀胱。所以水谷一类，常并存在胃中，经过消化，形成的糟粕，向下输送到大肠，成为下焦的主要功能。至于水液，也都是向下渗灌，排去其水，保留清液。其中浊秽部分，就沿着下焦而渗入膀胱。

黄帝说：人喝酒，酒入胃中，谷物还未腐熟，而酒液先从小便排泄，这是什么缘故？

岐伯回答说：酒是谷类发酵而酿成的液体，其气慓悍清纯，所以比食物后入，反比食物先从小便排出。

黄帝说：很对。我听说，上焦像雾一样，中焦像沤物池一样，下焦像水沟一样，说的就是这些。

师传第二十九（节）

【题解】

本篇首先强调了医生临床思维方法的重要性，提出了"顺"与"便"

两个对临证具有一般指导意义的范畴。认为无论治国与治家，还是治身都必须以"顺"为最高的原则。这一思想是老子"道法自然""无为而无不为"思想在医学上的发挥。老子认为依道而生的自然万物包括人类，都依照道的法则自然生化发展，人类作为有智慧的存在，虽然有自由行动的能力，但人类的行动必须因顺道的自然法则，才能成功，否则必然失败。这就是"无为而无不为"。"无为"不是无所作为，而是不以人的私意妄为，而是因顺外物变化之道而为。在医学上就要求医家认真研究病人的人情和疾病的自然规律，顺之而为，以获十全之功。本篇对"顺"和"便"的认识非常全面深刻而富于辩证精神，认为这些知识和智慧，来源于前人的经验积累，因此必须从临床实践中，接受先师传授下来的宝贵经验，故以"师传"名篇。

黄帝曰：余闻先师，有所心藏，弗著于方①。余愿闻而藏之，则而行之②。上以治民，下以治身，使百姓无病。上下和亲，德泽下流。子孙无忧，传于后世。无有终时，可得闻乎？

岐伯曰：远乎哉问也。夫治民与自治，治彼与治此，治小与治大，治国与治家，未有逆而能治之也，夫惟顺而已矣。顺者，非独阴阳脉论气之逆顺也③，百姓人民皆欲顺其志也。

【注释】①方：方版，古代书写用的木板。 ②则：动词，取则，效法。 ③论：衍文，多出的文字。

【译文】黄帝说：我听说先师有许多心得，没记载在书籍中，我希望听听这些心得而珍藏起来，作为准则，上以治民，下以治身，使百姓无病。上下和美亲善，恩德教泽在民间流行。子孙无病可虑，传于后代，永无终止。所有这些，可以使我听到吗？

岐伯说：问得广泛啊。治民和治己，治彼和治此，治小和治大，治国和治家，从来没有用逆行的方法而能治理好的，只有采取顺行的方法。但所说的顺，不仅是指阴阳经脉营卫的逆顺，对待人民也顺，要顺着他们的意愿。

黄帝曰：顺之奈何？

岐伯曰：入国问俗，入家问讳，上堂问礼，临病人问所便①。

黄帝曰：便病人奈何？

岐伯曰：夫中热消瘅则便寒，寒中之属则便热。胃中热则消谷，令人悬心善饥。脐以上皮热，肠中热，则出黄如糜。脐以下皮寒，胃中寒，则腹胀。肠中寒，则肠鸣飧泄。胃中寒，肠中热，则胀而且泄。胃中热，肠中寒，则疾饥，小腹痛胀。

【注释】①便：可理解为病者"喜爱"或"相宜"的意思。张景岳："便者，相宜也。有居处之宜否，有动静之宜否，有阴阳之宜否，有寒热之宜否，有性情之宜否，有味气之宜否。临病人而失其宜，施治必相左矣。故必问病人之所便，是皆取顺之道也。"

【译文】黄帝说：所谓的顺着他，是怎样做呢？

岐伯说：进入一个国家，要问明当地的风俗；进入人家，要问明他家的忌讳；登堂更要问明人家的礼节；医生临证也要问病人怎样觉得舒适。

黄帝说：使病人觉得舒适怎样呢？

岐伯说：人内热患了消瘅病，适宜于寒治法；寒中病适于热治法。胃中有热，谷物消化得就快，人心如悬，总有饿感。脐以上的皮肤发热，是胃中有寒，就会腹胀。肠中有热，排出的粪便如糜粥。脐以下的皮肤觉寒，是胃中有寒，就会腹胀，是肠中有寒，会肠鸣飧泄。胃中有寒，肠中有热，会出现腹胀腹泻。胃中有热，肠中有寒，出现易饿，小腹痛胀。

黄帝曰：胃欲寒饮，肠欲热饮，两者相逆，便之奈何？且夫王公大人，血食之君，骄恣从欲，轻人，而无能禁之。禁之则逆其志，顺之则加其病，便之奈何？治之何先？

【译文】黄帝说：胃热宜于寒饮，肠寒宜于热饮，二者寒热相反，治疗应该怎样呢？尤其像王公大人，肉食之君，都骄傲纵欲，轻视别人，无法劝阻他们。劝阻就违背他们的意志，如顺着他们的意志，就会加重病情。像这样，治疗时先从哪着手呢？

岐伯曰：人之情，莫不恶死而乐生，告之以其败，语之以其善，导之以其所便，开之以其所苦，虽有无道之人，恶有不听者乎？

【译文】岐伯说：人之常情，没有不怕死的，也没有不爱活的。告诉他哪些对人有害处，哪些对人有好处，用适宜的方式指导他，解开他心中的苦痛。就是不太懂理的人，怎么会不听劝告呢？

黄帝曰：治之奈何？

岐伯曰：春夏先治其标，后治其本；秋冬先治其本，后治其标。

【译文】黄帝说：怎样治疗呢？

岐伯说：春夏，先治在外的标病，后治在内的本病；秋冬，先治其在内的本病，后治在外的标病。

黄帝曰：便其相逆者①，奈何？

岐伯曰：便此者，食饮衣服，亦欲适寒温，寒无凄怆②，暑无出汗。食饮者，热无灼灼，寒无沧沧。寒温中适，故气将持，乃不致邪僻也。

【注释】①便其相逆：张景岳："谓于不可顺之中，而复有不得不委曲，以便其情者也。" ②凄怆：形容寒冷很重。

【译文】黄帝说：怎样从病人的喜爱来适应其病情呢？

岐伯说：顺应这样的病人，在饮食衣服方面，应注意使他寒温适中。天寒时，多加衣服，不要着凉；天热时，要少穿，不要热得出汗。在饮食上不要过热过凉，应寒温合适。这样，真气就能内守，外邪就不能侵入体内。

决气第三十

【题解】

"决"的本意是打开缺口，引导水流，这里是分析、辨别的意思。本篇以"一气"分为精、气、津、液、血、脉六气，并从它们各自的生理功能和病变特征上进行了论述，故以"决气"名篇。最后所说"五谷与胃为大海"是说水谷精微于脾胃消化吸收，乃是六气化生的源泉。

黄帝曰：余闻人有精、气、津、液、血、脉，余意以为一气耳，乃辨为六名，余不知其所以然。

岐伯曰：两神相搏①，合而成形，常先身生，是谓精。

何谓气？

岐伯曰：上焦开发，宣五谷味②，熏肤，充身泽毛，若雾露之溉，是谓气。

何谓津？

岐伯曰：腠理发泄，汗出溱溱③，是谓津。

何谓液？

岐伯曰：谷入气满，淖泽注于骨，骨属屈伸，泄泽④，补益脑髓，皮肤润泽，是谓液。

何谓血？

岐伯曰：中焦受气取汁，变化而赤，是谓血。

何谓脉？

岐伯曰：壅遏营气⑤，令无所避，是谓脉。

【注释】①两神相搏：张景岳："两神，阴阳也。搏，交也。"指男女交媾。 ②宣五谷味：将五谷所化生的精微布散到周身。宣，布散。 ③溱(zhēn)溱：汗出貌。 ④泄泽：渗出而滋润。 ⑤壅遏：张景岳："壅遏者，堤防之谓，犹道路之有封疆，江河之有涯岸。俾营气无所回避，而必行其中者，是谓脉。"

【译文】黄帝说：我听说人身有精、气、津、液、血、脉，我本来以为它是一气，现在却分为六种名称，我不知道为什么要这样分？

岐伯说：男女交媾，合而结成新的形体，这种产生形体的物质在形体之先，叫作精。什么叫作气呢？岐伯说：从上焦开发，发散五谷精微，温和皮肤，充实形体，润泽毛发，像雾露滋润草木一样，叫气。

什么叫津呢?

岐伯说:腠理发泄,出的汗很多,叫作津。

什么叫作液呢?

岐伯说:谷物入胃,气充满全身,湿润的汁液渗到骨髓,使骨骼关节屈伸自如。渗出的部分,在内补益脑髓,在外润泽皮肤,叫液。

什么叫血呢?

岐伯说:中焦脾胃纳受食物,吸收汁液的精微,经过变化而成红色的液质,叫血。

什么叫脉呢? 岐伯说:像设堤防一样限制着气血,使它无所回避和妄行,叫脉。

黄帝曰:六气者,有余不足,气之多少,脑髓之虚实,血脉之清浊,何以知之?

岐伯曰:精脱者,耳聋①;气脱者,目不明②;津脱者,腠理开,汗大泄③;液脱者,骨属屈伸不利,色夭,脑髓消,胫酸,耳数鸣;血脱者,色白,夭然不泽;脉脱者,其脉空虚,此其候也。

【注释】①精脱者,耳聋:肾藏精,开窍于耳,所以精脱则耳聋。 ②气脱者,目不明:张志聪:"目之精明五色,气之华也,故气脱者目不明。" ③津脱者,腠理开,汗大泄:汗为阳津,腠理疏泄而不能固密,则大汗不止。

【译文】黄帝说:六气在人体的有余不足,如精气的多少,脑髓的虚实,血脉的清浊,怎样才知道呢?

岐伯说:精虚的,会耳聋;气虚的,会目不明;津虚的,会腠理开,大量出汗;液虚的,会骨节屈伸不利,面色无华,脑髓不充,小腿发酸,常耳鸣;血虚的,肤色苍白,晦暗无光;脉虚的,脉象空虚无神。这就是六气有余不足的主要表现。

黄帝曰:六气者,贵贱何如?

岐伯曰:六气者,各有部主也①,其贵贱善恶,可为常主,然五谷与胃为大海也。

【注释】①各有部主：张景岳："部主，谓各部所主也。如肾主精，肺主气，脾主津液，肝主血，心主脉也。"

【译文】黄帝说：六气的主次是怎样的呢？

岐伯说：六气各有它所主的脏器，其主次主要是从它们发挥的作用来划分的。但六气的来源都是以五谷和脾胃作为资生的源泉。

平人绝谷第三十二

【题解】

本篇对正常人体肠胃的长度与容量等作了详细的测量和说明。在此基础上重点论述了正常人断绝饮食后死亡的日期及其机理，故以"平人绝谷"名篇。该篇反映了古代医家尊重事实的科学实践精神。其中关于平人七日不食而死的计算依据是胃中容纳的水谷总量为三斗五升，常人每日排出便尿五升，七天彻底排空，故得出"不食水谷七日死"的结论。此说只可作为参考。其总的精神在于说明饮食营养对人体的重要性，所以原文最后说："故平人不食饮七日而死者，水谷精气津液皆尽故也。"

黄帝曰：愿闻人之不食，七日而死，何也？

伯高曰：臣请言其故。胃大一尺五寸，径五寸，长二尺六寸，横屈受水谷三斗五升。其中之谷常留二斗，水一斗五升而满。上焦泄气，出其精微，慓悍滑疾，下焦下溉诸肠。小肠大二寸半，径八分分之少半，长三丈二尺，受谷二斗四升，水六升三合合之大半。回肠大四寸，径一寸寸之少半，长二丈一尺，受谷一斗，水七升半。广肠大八寸，径二寸寸之大半，长二尺八寸，受谷九升三合八分合之一。肠胃之长，凡五丈八尺四寸，受水谷九斗二升一合合之大半，此肠胃所受水谷之数也。

【译文】黄帝说：希望听听人不饮食七天而死的道理？

伯高说：让我说明它的缘故。胃的周长一尺五寸，直径五寸，长二尺六寸，纡曲屈伸的容量，可以受纳水谷三斗五升。其中经常留着食物二斗，水液一斗五升，而充满胃中。通过上焦的宣发作用，输出食物的精微，随着慓悍滑疾之气营养全身，在下焦下面，起着清涤作用，泄于小肠。小肠大二寸半，直径八分又一分的三分之一，长三丈二尺，它的容量能受纳食物二斗四升，水液六升三合又一合的三分之二。回肠周长四寸，直径一寸又三分之一，长二丈一尺，它的容量能受纳食物一斗，水液七升半。广肠周长八寸，直径二寸又三分之二，长二尺八寸，受纳水谷的糟粕九升三合八分又一合的八分之一。肠胃的长度，总共五丈八尺四寸，可以受纳水谷九斗二升一合又一合的三分之二，这是肠胃装满水谷容量的总数。

平人则不然，胃满则肠虚，肠满则胃虚。更虚更满，故气得上下，五脏安定，血脉和利，精神乃居。故神者，水谷之精气也。故肠胃之中，当留谷二斗，水一斗五升。故平人日再后①，后二升半，一日中五升，七日五七三斗五升而留水谷尽矣。故平人不食饮七日而死者，水谷精气津液皆尽故也。

【注释】①日再后：一日两次大便。

【译文】平人就不这样，因为胃里充满食物，肠中是空的；肠中充满来自胃中的食物，胃里就已空虚。肠胃只有更虚更满，体内气机才能升降正常，五脏安定，血脉和利，精神安宁。所以说人的神气，主要有水谷精气所化生。因此肠胃里，经常存留谷物二斗，水液一斗五升。所以平人每天排便两次，每次排便二升半，一天里排便五升，七天五七三斗五升，所有留存于肠胃中的水谷就会竭尽。所以平人不吃不喝七天而死，是因为水谷津液都已竭尽。

海论第三十三

【题解】

古人在人身小宇宙、宇宙大人体、天人相应哲学观念指引下，认为人与自然界无论是在结构形态还是在生理功能上都有着相通相应的关系，可以用自然界的形态功能来比拟说明人体的形态结构和功能。由此而导出了"取类比象"或曰"取象比类"的基本方法。自然界有十二经水，人体有十二经脉与之相应。自然界的十二经水，有东、西、南、北四海为之调节。人体十二经脉中营卫气血的生成和运行，同样有四海作为汇聚之所。本篇详论髓海（脑）、血海（冲脉）、气海（膻中）、水谷之海（胃）的生理，以及有余不足的病理，因而以"海论"名篇。

黄帝问于岐伯曰：余闻刺法于夫子，夫子之所言，不离于营卫血气。夫十二经脉，内属于腑脏，外络于肢节，夫子乃合之于四海乎？

岐伯答曰：人亦有四海、十二经水①。经水者，皆注于海，海有东西南北，命曰四海。

黄帝曰：以人应之奈何？

岐伯曰：人有髓海，有血海，有气海，有水谷之海，凡此四者，以应四海也。

【注释】①四海：古人认为海为江河之水汇聚之处，海有四。人身髓、气、血以及饮食物也有其所汇聚之处，故类比称为"四海"。

【译文】黄帝问岐伯说：我听你讲过刺法，你所讲的离不开营卫气血。十二经脉，在内连属于五脏六腑，在外网络于四肢关节，怎么把它和四海相配合呢？

岐伯回答说：人体也有四海、十二经水。十二经水的流行，都从四方会合注入大海，海有东西南北，所以叫四海。

黄帝说：人体怎样和四海相应呢？

岐伯说：人体有髓海、血海、气海、水谷之海，以上四者，所以和四海相应。

黄帝曰：远乎哉，夫子之合人天地四海也，愿闻应之奈何？

岐伯答曰：必先明知阴阳表里荥输所在①，四海定矣。

【注释】①荥输：在此作流转、输注解。

【译文】黄帝说：讲得真深远啊！先生把人体和天地四海配合起来了。希望再听听它们是怎样才相应的？

岐伯说：必先明确知道经脉的阴阳表里荥输的部位，就可以确定髓、血、气、水谷这四海了。

黄帝曰：定之奈何？

岐伯曰：胃者，水谷之海①，其输上在气街，下至三里；冲脉者，为十二经之海②，其输上在于大杼，下出于巨虚之上下廉；膻中者，为气之海③，其输上在于柱骨之上下④，前在于人迎；脑为髓之海，其输上在于其盖⑤，下在风府。

【注释】①胃者，水谷之海：胃能容纳饮水食物，故称"水谷之海"。水谷为五脏六腑所需营养物质的根本来源，因此《灵枢·动输》及《素问·太阴阳明论》《素问·痿论》等，又称胃（阳明）为五脏六腑之海。 ②冲脉者，为十二经之海：即上文所说的"血海"。张景岳："此即血海也。冲脉起于胞中，其前行者，并少阴之经，夹脐上行，至胸中而散，其后行者，上循背里，为经络之海，其上行者出于颃颡，下行者出于足，故其输上在于足太阳之大杼，下在于足阳明之巨虚上下廉。" ③膻中者，为气之海：膻中，在此系指胸中部位。张景岳："膻中，胸中也，肺之所居。诸气者，皆属于肺，是为真气，亦曰宗气。宗气积于胸中，出于喉咙，以贯心脉，而行呼吸，故膻中为之气海。" ④柱骨之上下：指项后的哑门与大椎二穴。柱骨，亦称"天柱骨"，系指全部颈椎。 ⑤脑为髓之海：张景岳："凡骨之有髓，惟脑为最巨，故诸髓皆属于脑，而脑为髓之海。"盖：指脑盖骨。张景岳："盖，脑盖骨也。即督脉之囟会、风府，亦督脉穴，此皆髓海之上下前后输也。"

【译文】黄帝说：究竟是怎样确定呢？

岐伯说：胃是水谷之海，它的输注要穴，上在气冲，下在三里穴；冲脉是十二经之海，也就是血海，它的输注要穴，上在大杼，下在上巨虚和下巨虚穴；膻中是气海，它的输注要穴，在柱骨上的哑门，柱骨下的大椎，前在人迎穴；脑是髓海，它的输注要穴，上在百会，下在风府穴。

黄帝曰：凡此四海者，何利何害？何生何败？

岐伯曰：得顺者生，得逆者败；知调者利，不知调者害。

【译文】黄帝说：关于人身的四海，怎样会有益？怎样会有害？怎样会生机旺盛？怎样会衰退？

岐伯说：人身的四海顺乎生理规律的就生机旺盛，反之就会衰退；懂得调养四海的就有益于身体，否则就有害。

黄帝曰：四海之逆顺奈何①？

岐伯曰：气海有余者，气满胸中，悗息面赤；气海不足，则气少不足以言。血海有余，则常想其身大，怫然不知其所病②；血海不足，亦常想其身小，狭然不知其所病③。水谷之海有余，则腹满；水谷之海不足，则饥不受谷食。髓海有余，则轻劲多力，自过其度④；髓海不足，则脑转耳鸣，胫痠眩冒，目无所见，懈怠安卧。

【注释】①逆顺：保持正常，或虽有病而趋向好转者为顺；发生病变，甚至逐渐恶化的为逆。　②怫（fú）然：郁闷貌。不知其所病：形容病势进展缓慢，自己不觉得有病。　③狭然：狭小貌。张景岳："狭，隘狭也，索然不广之貌。"　④自过其度：超过常人一般的水平。四海之有余不足共八条，惟有"髓海有余"而见"轻劲多力，自过其度"一条，诸家都认为是无病之象。

【译文】黄帝说：四海的逆顺情况怎样呢？

岐伯说：气海有余，是邪气盛，就会气满胸中，呼吸急促，面赤；不足，就会气短，说话无力；血海有余，因为血多脉盛，就会想象身体似大起来，虽然心情怫郁，而说不出病来；不足，就会经常感觉身体轻小，虽然心情不舒，也说不出病来。水谷之海有余，就会腹部胀满；不足，就会觉得饥饿而不想吃东西。髓海有余，就会使身体轻劲多力，耐劳超过常度；不足，就会脑似旋转，耳鸣，小腿发酸，眩晕，眼睛看不见东西，懈怠，嗜睡。

黄帝曰：余已闻逆顺，调之奈何？

岐伯曰：审守其输①，而调其虚实，无犯其害。顺者得复，逆者必败。

黄帝曰：善。

【注释】①审守其输：审察和掌握四海所流注部位的输穴。

【译文】黄帝说：我已听到逆顺的情况，怎样调治呢？

岐伯说：精确掌握那些与四海相通的上下输穴，来调治。依据虚则补之，实则泻之的法则，不犯虚虚实实的错误。能这样做，病人就会安康；否则，病人就会衰败。

黄帝说：说得好。

五阅五使第三十七

【题解】

五官分属于五脏，在生理上两者有着密切的联系，因此当患病以后，从五官的气色变化可以测知内脏病变情况。所谓"阅"，《说文》云："察也"。本篇主要叙述从五官以观察五气的变化，而五气又是属五脏所使。正如马元台说："内有五阅以观五气，及五气为五脏之使，故名。"

黄帝问于岐伯曰：余闻刺有五官五阅，以观五气①。五气者，五脏之使也，五时之副也②。愿闻其五使当安出？

岐伯曰：五官者，五脏之阅也。

黄帝曰：愿闻其所出，令可为常③。

岐伯曰：脉出于气口，色见于明堂④。五色更出，以应五时。各如其常。经气入脏⑤，必当治理。

【注释】①五官：指目、鼻、口、舌、耳。它们各有一定的功能职守，故称"官"。张景岳："官者，职守之谓，所以司呼吸、辨颜色、纳水谷、别滋味、听声音也。"五阅：指观察到的五脏的内在变化。张景岳："阅，外候也，五脏主于中，五官见于外，内外相应，故为五脏之阅。"五气：肝青、心赤、脾黄、肺白、肾黑五种气色。 ②五藏之使：奉令出行叫"使"。五脏之使，是说面部五官的气色属于五脏所使出。副：在此有配合、相应的含义。 ③令可为常：意谓使它成为常行的方法。 ④明堂：古时朝廷讲明政教之所叫"明堂"，位于四围正中。而鼻居面部中央，故借"明堂"以喻鼻。 ⑤经气：在此指经脉中的邪气。马元台："外经邪气入藏，必当从里以治之。"

【译文】黄帝问岐伯说：我听说刺法里有通过五官反映的五脏之气的外在表现的"五阅"，来观察五种气色。五气是五脏功能的外在表现，是与五时相配合的。希望听听五使从哪里反映出来呢？

岐伯说：五官是五脏的外候。

黄帝说：希望听到五官表现五脏变化的情况，以作为察病的常规。

岐伯说：五脏的脉色可从气口反映出来，气色可从鼻部反映出来。五色交替出现，和五时相应，各如常规。如果邪气从经脉传入内脏，就要治内。

帝曰：善。五色独决于明堂乎？

岐伯曰，五官已辨，阙庭必张①，乃立明堂。明堂广大，蕃蔽见外，方壁高基，引垂居外②。五色乃治，平博广大，寿中百岁。见此者，刺之必已，如是之人者，血气有余，肌肉坚致，故可苦以针。

【注释】①阙庭：《灵枢·五色》："阙者，眉间也"，"庭者，颜也"。古代官庙及墓门所立双柱叫"阙"，以此喻面部的两眉之间。庭，即庭院，以此喻人的面部。 ②蕃蔽：《灵枢·五色》："蕃者，颊侧也。蔽者，耳门也。"蕃，本意为草木茂盛。茂盛之草木可成为人的屏障保护。蔽，遮蔽，隐蔽。蕃蔽，有屏障之义。颊侧、耳门为面部之保护，故喻称为"蕃蔽"。方壁高基：马元台："耳四周之壁既方，地角之基又高。"

【译文】黄帝说：说得好。观察五色仅是决定于鼻吗？

岐伯说：五官之色，已经分明，天庭的部位必定明显，才可决定明堂的测候。明堂广大，颊侧和耳门部位显露于外，面部方正、丰厚，齿龈的本肉在外护着牙齿。五色正常，五官的位置平正开阔。这样的人，其寿命应活到百岁。针刺这样的人一定能治好病。因为这样的人，血气有余，肌肉坚实，可以急用针刺治疗。

黄帝曰：愿闻五官。

岐伯曰：**鼻者，肺之官也；目者，肝之官也；口唇者，脾之官也；舌者，心之官也；耳者，肾之官也。**

【译文】黄帝说：希望听听五官的职能。

岐伯说：鼻是肺之官，目是肝之官，口唇是脾之官，舌是心之官，耳是肾之官。

黄帝曰：以官何候？

岐伯曰：**以候五脏。故肺病者，喘息鼻张；肝病者，眦青；脾病者，唇黄；心病者，舌卷短，颧赤；肾病者，颧与颜黑。**

【译文】黄帝说：从五官诊察什么呢？

岐伯说：可以诊察五脏。所以肺脏有了病，可见喘息急促，鼻孔扇动；肝脏有了病，可见眼角发青；脾脏有了病，可见口唇发黄；心脏有了病，可见舌短，两颧发红；肾脏有了病，可见两颧和额部色黑。

黄帝曰：五脉安出，五色安见，其常色殆者如何？

岐伯曰：**五官不辨，阙庭不张，小其明堂，蕃蔽不见，又埤其墙**①**，墙下无基，垂角去外。如是者，虽平常殆，况加疾哉。**

【注释】①埤（bēi）：同"卑"，低小。

【译文】黄帝说：有人五脉正常，五色也正常，其气色与常人一样，而一旦有病就危险极了，这是什么道理呢？

岐伯说：五官分野不清，天庭不开阔，鼻子很小，颊侧和耳门瘦削不饱满，耳周及耳下的肌肉不厚，耳垂和下颏像削去了一部分。这样的人，虽在平时无病，但已有短寿的征象，何况再加上疾病呢？

黄帝曰：**五色之见于明堂。以观五脏之气，左右高下，各有**

形乎?

岐伯曰:府脏之在中也,各以次舍,左右上下,各如其度也。

【译文】黄帝说:五色表现在鼻部,可以观察五脏之气,其中左右上下,各有一定形象吗?

岐伯说:五脏在胸腹腔之内,各有位置,它反映在面部的五色,左右上下也各有常度。

逆顺肥瘦第三十八（节）

【题解】

逆顺是中国哲学和中国医学的重要范畴。所谓"逆"即与自然之势相逆反,"顺"即与自然之势相顺应。《易传》说:"数往者顺,知来者逆"。逆顺成为中国古代哲人考察自然之道的重要范畴之一。《内经》以"逆顺"名篇者就有《素问·四时刺逆从论》（逆从即逆顺）、《灵枢·逆顺》和本篇。逆顺作为医学和中国哲学的范畴更是贯穿于《内经》的主要思想线索之一。逆顺运用于疾病预后,指顺证、逆证。所谓"顺证",指预后良好的疾病,而逆证则是预后较差或可能死亡的病症。就本篇来说,逆顺指十二经脉走向与气血运行的逆顺规律。此外,本篇探讨了针刺的深浅、快慢、次数,必须根据人体的胖瘦以及年龄大小、皮肤黑白、体质强弱等来酌量决定。因以"逆顺肥瘦"名篇。

黄帝问于岐伯曰:余闻针道于夫子,众多毕悉矣。夫子之应若失①,而据未有坚然者也②。夫子之问学熟乎③,将审察于物而心生之乎?

岐伯曰:圣人之为道者,上合于天,下合于地,中合于人事。必有明法,以起度数、法式检押④,乃后可传焉。故匠人不能释尺寸而意短长,废绳墨而起平木也;工人不能置规而为圆,去矩而为方。知用此者，固自然之物⑤，易用之教，逆顺之常也。

【注释】①失：当作"矢"，形似而误。矢，箭；形容疗效如箭中的。②坚然：固定不变。　③熟：当作"孰"，形似声近而误。孰，谁。孰下脱"得"字，孰得，和谁学的。　④法式：方式、方法。检押：规则。　⑤固：当作"因"，顺应。

【译文】黄帝问岐伯说：我听夫子讲针道，知道很多了。夫子的针刺悬挂，好像如箭中的，而所依据是没有固定的。先生是向前辈的先生询问继承的呢？还是从审察事物中而发明的呢？

岐伯说：圣人所作针刺的道理，符合于天地自然之道和社会人事。一定有明确的法则，以立尺度长短，模式规矩，然后才可传于后世。所以匠人不能丢掉尺寸而妄揣短长，放弃绳墨而求平直，工人不能丢开规而去画圆，去了矩而去画方。知道运用这一法则的，是顺应了自然的物理，是便于应用的教法，也是衡量逆顺的常规。

黄帝曰：愿闻自然，奈何？

岐伯曰：临深决水，不用功力，而水可竭也；循掘决冲，而经可通也①。此言气之滑涩，血之清浊，行之逆顺也。

【注释】①循掘决冲：沿着窟处来开要塞之意。掘，通"堀"。"堀"同"窟"；"窟"，洞穴。经：路径。"循掘"下《甲乙经》有"不顾坚密"四字，与上文"不用功力"相对，应据此而补。

【译文】黄帝说：希望听听自然之道是怎样的。

岐伯说：到深河那里放水，不用多大功力，就可以把水放完。从洞穴里开地道，不管多么坚密，直行的小道很容易通开。这是说人身的气有滑有涩，血有清有浊，气血的运行有逆有顺。治疗时应该顺其自然。

黄帝曰：愿闻人之白黑肥瘦少长，各有数乎？

岐伯曰：年质壮大，血气充盈，肤革坚固，因加以邪。刺此者，深而留之，此肥人也。广肩腋项，肉薄厚皮而黑色，唇临临然①，其血黑以浊，其气涩以迟。其为人也，贪于取与。刺此者，深而留之，多益其数也。

【注释】①唇临临然：形容口唇肥厚下垂。《广雅·释诂》："临，大也。"大，引申有厚意。

【译文】黄帝说：我希望听听人的白黑肥瘦少长，在针刺时，是否有不同呢？

岐伯说：壮年而体质强壮的人，血气充足旺盛，皮肤坚密。在感受病邪时，针刺这种人，应该深刺、留针，这是刺肥壮人的标准。另有一种人，肩腋很开阔，颈项肉薄、皮厚、色黑，唇厚，血色黑浊，气行涩迟。这种人，贪图便宜，追求利益。针刺时应该深刺，留针，多增加针刺的次数。

黄帝曰：刺瘦人，奈何？

岐伯曰：瘦人者，皮薄色少，肉廉廉然①，薄唇轻言。其血清气滑，易脱于气，易损于血。刺此者，浅而疾之。

【注释】①肉廉廉然：形容肌肉瘦薄。

【译文】黄帝说：针刺瘦人用什么针法呢？

岐伯说：瘦人皮薄颜色淡，肌肉消瘦，唇薄，语声低，他的血清稀而气滑利。像这样，气、血都容易虚脱、损耗。针刺时应该浅刺、急速出针。

黄帝曰：刺常人，奈何？

岐伯曰：视其白黑，各为调之，其端正敦厚者，其血气和调，刺此者，无失常数也。

【译文】黄帝说：针刺普通人用什么针法呢？

岐伯说：观察他的肤色白黑，分别配合针刺深浅的标准。属于端正纯厚的人，它的血气和调，针刺时依据正常的针法标准。

黄帝曰：刺壮士真骨者，奈何？

岐伯曰：刺壮士真骨①，坚肉缓节监监然②，此人重则气涩血浊。刺此者，深而留之，多益其数。劲则气滑血清，刺此者，浅而疾之。

【注释】①真骨：坚固的骨骼。 ②坚肉：结实的肌肉。缓节：筋骨坚强，关节舒缓。监监然：形容坚强有力。

【译文】黄帝说：针刺壮士用什么针法呢？

岐伯说：壮士骨骼坚固、肌肉丰厚，关节坚大。这样的人，性情稳重的，气涩血浊，针刺就当深刺、留针，并且增加针刺次数；而性情好动的，气滑血清，针刺就当浅刺而急速出针。

黄帝曰：刺婴儿，奈何？

岐伯曰：婴儿者，其肉脆血少气弱。刺此者，以毫针，浅刺而疾发针，日再可也。

【译文】黄帝说：针刺婴儿用什么针法呢？

岐伯说：婴儿肉软、血少、气弱。针刺时用毫针浅刺，进针要快，一天针刺两次就够了。

黄帝曰：临深决水，奈何？

岐伯曰：血清气浊，疾泻之，则气竭焉。

黄帝曰：循掘决冲，奈何？

岐伯曰：血浊气涩，疾泻之，则经可通也。

【译文】黄帝说：临深决水，运用于针刺上是怎样的？

岐伯说：血清气浊的人，用疾泻的针法，就会使真气衰竭。

黄帝说：循掘决冲，运用于针刺上是怎样的？

岐伯说：血浊气涩的人，用疾泻的针法，会使真气通畅。

阴阳清浊第四十

【题解】

本篇从所受饮食物"质"的区别，分析其所化生的精气有清有浊，并根据经脉的属性，说明阴经中是清气，阳经中是浊气。但进一步分析，清中还有清浊，浊中也有清浊。如果清浊混淆，上下异位，便会形成乱气致病。篇中以阴阳经与清浊气为主题，故名为"阴阳清浊"。

黄帝曰：余闻十二经脉，以应十二经水者①，其五色各异，清浊不同，人之血气若之，应之奈何？

岐伯曰：人之血气，苟能若一，则天下为一矣，恶有乱者乎？

黄帝曰：余问一人，非问天下之众。

岐伯曰：夫一人者，亦有乱气，天下之众，亦有乱人，其合为一耳。

【注释】①十二经水：地上的十二大河流，包括清、渭、海、湖、汝、渑、淮、漯、江、河、济、漳等十二水。张景岳说："经水者，受水而行于地也。人之五脏者，所以藏精神魂魄者也。六腑者，所以受水谷，化其精微之气，而布扬于内外者也。经脉犹如江河也，血犹水也，江河受水而经营于天下，经脉受血而运行于周身，合经水之道以施治，则其源流远近，固自不同，而刺之浅深，灸之壮数，亦当有所辨也。"

【译文】黄帝说：我听说人体的十二经脉，和地上的十二经水相应。那十二经水五色不同，清浊也不同，而人体的血气如一，说它和十二经水相应，是怎么回事呢？

岐伯说：人体的血气，如果能够如一，那么，天下的一切，就都可以为一，怎么会发生混乱呢？

黄帝说：我问的是一个人的经脉血气，不是问天下众人的事情。

岐伯说：在一个人身体内也有乱气，天下的众人，也有乱气，道理是一个。

黄帝曰：愿闻人气之清浊。

岐伯曰：受谷者浊，受气者清①。清者注阴，浊者注阳。浊而清者，上出于咽；清而浊者，则下行。清浊相干，命曰乱气。

【注释】①受谷者浊，受气者清：接受饮食所化生的稠厚精气称

"浊",稀薄精气称"清"。另外,张景岳认为浊气指谷气,清气指天气。

【译文】黄帝说:我希望听听人体内的清气和浊气。

岐伯说:人吃的谷物是浊气,吸的空气是清气。清气注入肺,浊气注入胃,由水谷浊气化生的清气,上出于咽喉;在清气内的浊气则下行。若清浊升降失常,互相干扰,就叫乱气。

黄帝曰:夫阴清而阳浊,浊者有清,清者有浊,清浊别之,奈何?

岐伯曰:气之大别,清者上注于肺,浊者下走于胃。胃之清气,上出于口;肺之浊气,下注于经,内积于海。

【译文】黄帝说:阴清阳浊,浊中有清气,清中有浊气,怎样区别呢?

岐伯说:气的大致区别是:清气向上注入肺脏,浊气向下流入胃腑。胃中化生的清气,上出于口;肺中所含的浊气,向下注入经脉,在内积聚在气海中。

黄帝曰:诸阳皆浊,何阳浊甚乎?

岐伯曰:手太阳独受阳之浊,手太阴独受阴之清。其清者上走空窍,其浊者下行诸经。诸阳皆清,足太阴独受其浊。

【译文】黄帝说:诸阳经都是浊气所在,哪个阳腑浊气最多呢?

岐伯说:手太阳小肠接受的浊气最多,手太阴肺接受的清气最多。清气上走于孔窍,浊气下行于各经脉。五脏受纳的都是清气,只有足太阴脾接受胃中之浊气。

黄帝曰:治之奈何?

岐伯曰:清者其气滑,浊者其气涩,此气之常也。故刺阴者,深而留之;刺阳者,浅而疾之;清浊相干者,以数调之也。

【译文】黄帝说:清浊之气,应怎样调治呢?

岐伯说:清气滑利,浊气涩滞,这是气的正常情况。因此,针刺阴脏的病,深刺而留针;针刺阳腑的病,浅刺而快出针。如果清浊之气互相干扰,根据情况,进行调治。

病传第四十二

【题解】
　　本篇论述疾病由外而内逐步入侵脏腑的情况，说明了脏腑疾病的传变规律以及不同的传变方式对疾病预后的影响。故以"病传"名篇。本篇名言："道，昭乎，其如日醒；窘乎，其如夜瞑。"疾病的发生无声无形如夜瞑，而对疾病阴阳变化之道的把握只有昭如日醒，才能获得十全疗效。提示医者，必须深研医理，通晓天地变化之道，才符合医道的要求。

　　黄帝曰：余受九针于夫子，而私览于诸方。或有导引行气①，乔摩、灸、熨、刺、焫、饮药，之一者可独守耶②，将尽行之乎？
　　岐伯曰：诸方者，众人之方也，非一人之所尽行也。
　　【注释】①导引行气：凡人自摩自捏，伸缩手足，除劳去烦，名为导引。通过导引，以达到行气活血，养筋壮骨的目的，故曰"导引行气"。②之：代词，这。
　　【译文】黄帝说：我从夫子那里学到了九针知识，自己又看了记载其他疗法的方书，又有导引行气、按摩、灸、熨、刺、烧、饮药。在治疗时，是只用其中一种方法呢？还是导引等法都综合使用呢？
　　岐伯说：多样的治疗方法，是适应于众人疾病的，不是每一个人都需要使用的。

　　黄帝曰：此乃所谓守一勿失，万物毕者也①。今余已闻阴阳之要，虚实之理，倾移之过，可治之属。愿闻病之变化，淫传绝败而不可治者，可得闻乎？
　　岐伯曰：要乎哉问。道，昭乎其如日醒，窘乎其如夜瞑。能被而服之，神与俱成。毕将服之，神自得之。生神之理，可著于竹帛，不可传于子孙。
　　【注释】①万物毕者也：马元台："诸方虽行于众病，而医工当知乎守一。守一者,合诸方而尽明之,各守其一而勿失也。庶于万物之病,可以毕治而无误矣。"

【译文】黄帝说:这就是所谓坚守一个总的原则,而不放弃,就能解决各种复杂病情。现在我已听到阴阳的要领,虚实的道理,腠理不固与正气不足的病变,以及病还有可治的机会等。此外,希望再听一下疾病的变化,淫邪传递,正气绝败,以致不可治疗,可以听到吗?

岐伯说:你问的是非常重要的。道,它的明显就像"日醒"一样,它的迫切就像"夜瞑"一样。能按照去做,时刻不离于身,心领神会,就会与道合一,始终运用它,自然就会得到神妙。这种"生神"的医理,可以刻在竹帛上,传于后世,不可自私地传给子孙。

黄帝曰:何谓日醒?
岐伯曰:明于阴阳,如惑之解,如醉之醒。
黄帝曰:何谓夜瞑?
岐伯曰:瘖乎其无声,漠乎其无形。折毛发理,正气横倾。淫邪泮衍①,血脉传溜。大气入藏,腹痛下淫②。可以致死,不可以致生。

【注释】①淫邪:指偏胜的病邪。泮衍:扩散、蔓延。 ②大气入藏:此谓严重病邪入侵于内脏。张景岳:"大气,大邪之气也。"下淫:下焦脏气逆乱。淫,乱。

【译文】黄帝说:什么叫"日醒"?
岐伯说:明白了阴阳的规律,好像解开疑惑,又像醉酒醒过来一样。
黄帝说:什么叫"夜瞑"?
岐伯说:外邪侵害身体,既没有声响,也没有形迹,只是在不知不觉中毛发折断,腠理开泄,正气随时耗散,淫邪散溢肌体,邪气传留血脉之中。因之流入内脏,腹部作痛,下焦脏气逆乱。可以致死,而不可以使人再活下去。

黄帝曰:大气入藏,奈何?

岐伯曰：病先发于心，一日而之肺，三日而之肝，五日而之脾。三日不已，死。冬夜半，夏日中。

【译文】黄帝说：邪气入脏，是怎样传变呢？

岐伯说：疾病开始发于心脏，过了一日，就传到肺脏，过了三日，又传到肝，过了五日，又传到脾脏。如果再过三日，病还不好，就会死的。冬季死在半夜，夏季死在中午。

病先发于肺，三日而之肝，一日而之脾，五日而之胃。十日不已，死。冬日入，夏日出。

【译文】疾病开始发于肺脏的，过了三日，就传到肝脏，再过一日，就传到脾脏，过了五日，就传到胃腑。如果再过十日，病还不好，就会死的。冬季死在日落的时候，夏季死在日出的时候。

病先发于肝，三日而之脾，五日而之胃，三日而之肾。三日不已，死。冬日入，夏早食。

【译文】疾病开始发于肝脏的，过了三日，就传到脾脏，过了五日，就会传到胃腑，再过三日，就传到肾脏。如再过三日，还不好，就会死。冬季死在日落的时候，夏季死在早饭的时候。

病先发于脾，一日而之胃，二日而之肾，三日而之膀胱。十日不已，死。冬人定，夏晏食。

【译文】疾病开始发生在脾脏的，一日就传到胃腑，过了二日，就传到肾脏，经过三日，就会传到膀胱。如再过十日，还不好，就会死。冬季死在人定的时候，夏季死在晚饭的时候。

病先发于胃，五日而之肾，三日而之膀胱，五日而上之心。二日不已，死。冬夜半，夏日昳①。

【注释】①日昳（dié）：约当未时。未时，相当于13～15时。马元台："夏之日昳在未，土气正衰，故夏死于昳也。"

【译文】疾病开始发生于胃的,过了五日,就传到肾脏,再过三日,就传到了膀胱,再经过五日,就向上传到心脏。如再过二日,还不好,就会死。冬季死在夜半,夏季死在午后。

病先发于肾,三日而之膀胱,三日而上之心,三日而之小肠。三日不已,死。冬大晨,夏晏晡①。

【注释】①大晨:早晨天光大亮,约当寅末卯初,即早5时左右。马元台:"冬之大晨在寅末。"晏晡(bū):晚7~9时。张景岳:"晏晡,戌时也。"

【译文】疾病开始发生于肾的,过了三日,就传到膀胱,再过三日,向上传到心脏,再三日传到小肠。如再过三日,还不好,就会死。冬季死在黎明,夏季死在夜间。

病先发于膀胱,五日而之肾,一日而之小肠,一日而之心。二日不已,死。冬鸡鸣,夏下晡①。

【注释】①下晡:下午1~3时。张景岳:"夏之下晡在未。"

【译文】疾病开始发生在膀胱的,过了五日,就传到肾脏,再过一日,就传到小肠,再过一日,就传到心脏。如再过二日,还不好,就会死。冬季死在夜半后鸡叫时分,夏季死在午后未时。

诸病以次相传,如是者,皆有死期,不可刺也!间一藏及至三四藏者①,乃可刺也。

【注释】①间一藏及至三四藏:间一脏,是间隔一脏相传的意思。间脏传是传其所生。如《难经·五十三难》说:"假令心病传脾,……是子母相传。"这是按火、水、土、木、金的顺序,五行配五脏,间一脏便属母子之间相传,如心病传脾,脾病传肺,肺病传肾等,便属传及二、三、四脏了。

【译文】各种疾病都是按着一定的次序相互传变的。像这样的传变,都可预期死亡,不能用针刺治疗。如果疾病的传变次序是间隔一脏或间隔三脏、四脏的,才可以用针刺治疗。

顺气一日分为四时第四十四（节）

【题解】

本篇论述了一日可分为四时，以应春、夏、秋、冬，而疾病有旦慧、昼安、夕加、夜甚的变化及其原理；同时也说明有些疾病不按上述规律发生变化的原因。此外，谈到脏、色、时、音、味等五变的意义，以及五变主病与刺治五输的相应关系，所以称为"顺气一日分为四时"。

黄帝曰：夫百病之所始生者，必起于燥湿、寒暑、风雨、阴阳、喜怒、饮食、居处。气合而有形，得脏而有名①，余知其然也。夫百病者，多以旦慧昼安，夕加夜甚，何也？

岐伯曰：四时之气使然。

【注释】①气合而有形，得脏而有名：气合，指邪气和正气相搏。有形，指发病后有脉证的表现。得藏，指邪气入脏。有名，指各种疾病都有一定的名称。

【译文】黄帝说：百病开始发生，一定起于燥湿寒暑风雨等外感，或是由于男女喜怒饮食居处等内伤。邪气侵入体内，就会有症状表现出来，邪入内脏，也有不同的病名，这些我已知道了。很多疾病，多是早晨清爽、白天安静，傍晚加重，夜里更重，这是什么原故呢？

岐伯说：这是因为四时气候使它这样的。

黄帝曰：愿闻四时之气。

岐伯曰：春生夏长，秋收冬藏，是气之常也，人亦应之。以一日分为四时，朝则为春，日中为夏，日入为秋，夜半为冬。朝则人气始生，病气衰，故旦慧；日中人气长，长则胜邪，故安；夕则人气始衰，邪气始生，故加；夜半人气入藏，邪气独居于身，故甚也。

【译文】黄帝说：希望听一下四时之气的问题。

岐伯说：春生、夏长、秋收、冬藏，这是四时气候变化的规律，人体也与此相应。把一天分为四时：早晨是春天，中午是夏天，日落是秋天，半夜是冬天。早晨人体正气如春气的生发，病邪衰退，病者会感觉清爽；中午人体正气如夏气的盛大，盛大胜邪，所以病者安静；傍晚人体正气如收敛的秋气，邪气开始生发，所以病势加重；夜半人体正气如闭藏的冬气，邪气独居休内，所以病势更加严重。

外揣第四十五（节）

【题解】

中国文化认为事物的外在形态是其内在本性的表现，而内在本性一定在外部有所表现。同样，中医学也认为人体脏腑经脉气血的生理和病理的变化也会在人的外部表现出来。内外的关系就如同形影声响一样不可分离。正如篇中所云："昭昭之明不可蔽。""若清水明镜之不失其形也。"本篇强调阴阳内外的密切联系与相互影响，说明从外以知内的道理。从而启发人们重视外在客观的临床表现，作为诊断疾病的依据。医生临床时，从病人的声、色等进行揣摩，可以了解病因、病机和病位等概况，故以"外揣"名篇。

黄帝曰：余闻九针九篇，余亲受其词①，颇得其意。夫九针者，始于一而终于九②，然未得其要道也。夫九针者，小之则无内，大之则无外，深不可为下，高不可为盖，恍惚无穷，流溢无极。余知其合于天道、人事、四时之变也。然余愿杂之毫毛，浑束为一，可乎？

岐伯曰：明乎哉问也，非独针道焉，夫治国亦然。

【注释】①亲受其词：亲身接受他的智慧和方略。　②始于一而终于九：指九针的理论和各种针具的名称。因为叙述这些理论以及各种类型针具的使用，都要有条理和次序，所以称为"始于一而终于九"。此说原出《九针十二原》篇。

【译文】黄帝说：我听过九针九篇，亲自领略它智慧的理论，深得其意。这九针，是从一到九，道理深刻，可是还没有完全懂得其中的主要道理。九针的道理，小到不能再细，大到不能再大，深到不能再深，高到无盖可盖。它的奥妙恍惚无穷，它的运用流溢不尽。以上种种，我知道它是合于天道人事四时变化的，我希望把这像毫毛一样细的东西，归纳成为一个总纲，这可以吗？

岐伯说：你问得高明极了，不仅是针道要有一个总纲，就是治国也是这样的。

黄帝曰：余愿闻针道，非国事也。

岐伯曰：夫治国者，夫惟道焉。非道，何可小大深浅，杂合而为一乎？

【译文】黄帝说：我希望听的是针道，并不是国事。

岐伯说：治国事，就是要有一个一以贯之的"道"。没有"道"，怎么能把小、大、深、浅的许多复杂的事务，综合为一个总纲呢？

黄帝曰：愿卒闻之。

岐伯曰：日与月焉，水与镜焉，鼓与响焉。夫日月之明，不失其影，水镜之察，不失其形，鼓响之应，不后其声，动摇则应和，尽得其情。

【译文】黄帝说：希望详尽地听一下。

岐伯说：这可用日和月，水和镜，鼓和响来比喻。日月照明，物影立现；水镜之光，容颜不失；击鼓作响，其声紧随。所以形与影，声与响是相互应和的，明白了这些，就能够掌握针刺的法则了。

黄帝曰：窘乎哉！昭昭之明不可蔽。其不可蔽，不失阴阳也。合而察之，切而验之，见而得之，若清水明镜之不失其形也。五音不彰，五色不明，五脏波荡。若是则内外相袭①，若鼓之应桴，响之应声，影之似形。故远者司外揣内②，近者司内揣外。是谓阴阳之极，天地之盖。请藏之灵兰之室③，弗敢使泄也。

【注释】①相袭：相互影响。②司外揣内：观察外表，可以推测内脏病变。司，主事为司。揣，推测。③灵兰之室：传说中黄帝藏书的地方。王冰："灵兰室，黄帝之书府也。"

【译文】黄帝说：这个问题说起来真困难啊！尽管困难，但深刻的真理之光，是不可遮蔽的。它之所以不可遮蔽，是由于不失去阴阳相对的道理。在临证时，综合病人的情况而观察它，切诊来验证脉象，望诊来得到外部情况，这就像清水明镜之不失真一样。人的声音色泽，是内脏功能的反应，如果五音不响亮，五色不鲜明，五脏动摇，像这样内外相因，就像鼓与槌相和，影与形相类一样。因此说：从远看，观察在外的声音色泽，可以测知内脏的征候；从近看，观察在内的脏腑，可以测知声音色泽的变化。这可说是阴阳变化的极点，天地所包的道理也尽在其中。希望把它藏在灵兰之室，不敢使它散失。

五变第四十六（节）

【题解】

本篇主要讨论疾病和体质的关系。文中列举了风、痹、消瘅、寒热、积聚五种病证患者的不同体质类型及其发病机制，并以刀斧伐木的五种变化情况作比喻，来说明内因、外因之间的关系。发病的内因在于"骨节皮肤腠理之不坚固"，因而外邪易于侵入，提示人们积极养生，以使骨节坚固、腠理致密，邪不得入。篇末有"五变之纪"为结束语，实即以"五变"作为论述的纲要，故以"五变"名篇。

黄帝问于少俞曰：余闻百疾之始期也，必生于风雨寒暑，循毫毛而入腠理。或复还，或留止，或为风肿汗出，或为消瘅，或为寒热，或为留痹，或为积聚。奇邪淫溢，不可胜数，愿闻其故。夫同时得病，或病此，或病彼，意者天之为人生风乎，何其异也？

少俞曰：夫天之生风者，非以私百姓也。其行公平正直，犯者得之，避者得无殆①，非求人而人自犯之。

【注释】①得：可能是衍文。"避者无殆"与"犯者得之"正相对应，"得"可能是蒙上之"得"而衍。

【译文】黄帝问少俞说：我听说各种疾病开始时，必定有风雨寒暑外感引起，邪气沿着毫毛而进入腠理。或传变，或留止，或形成风肿而出汗，或发为消瘅、或寒热往来、或成为久痹，或形成积聚。不正的邪气散漫于体内，以致病证难以尽数，希望听听其中的缘故。至于同时得病，有的生这种病，有的生那种病，我认为是自然界气候对人的影响不同，否则，为什么发生的病变各不相同呢？

少俞说：自然界发生的风，不会偏私某个人，它普遍吹动，公平正直，触犯它、就会得病；避开它，就没有危险。不是风邪找人，是人自己去触犯它，才生病的。

黄帝曰：一时遇风，同时得病，其病各异，愿闻其故。

少俞曰：善乎哉问！请论以比匠人。匠人磨斧斤，砺刀削，斫材木。木之阴阳，尚有坚脆。坚者不入，脆者皮弛。至其交节，而缺斤斧焉。夫一木之中，坚脆不同。坚者则刚，脆者易伤。况其材木之不同，皮之厚薄，汁之多少，而各异耶。夫木之早花先生叶者，遇春霜烈风，则花落而叶萎。久曝大旱，则脆木薄皮者，枝条汁少而叶萎。久阴淫雨，则薄皮多汁者，皮溃而漉。卒风暴起，则刚脆之木，枝折杌伤①。秋霜疾风，则刚脆之木，根摇而叶落。凡此五者，各有所伤，况于人乎。

【注释】①杌（wù）：张景岳："木之无枝者也。"此指树干。

【译文】黄帝说：同一时候遇到风，又同时得了病，可是病情不一样，希望听一下其中的原因。

少俞说：问得很好。让我拿匠人来比喻吧。匠人磨斧、磨刀，砍削木材。树木的阴面阳面，有坚硬与脆薄的区别。坚者不易砍入，脆者容易裂开，遇到结节，能够损坏刀斧。就木材说，坚脆不一样，坚硬的就强，脆薄的易折。何况木材种类不同，外皮的厚薄，内含汁液的多少，也各不相同呢！像那早开花先生叶的，遇到春霜烈风，就会花落而叶萎。或久经暴晒，大旱，脆弱皮薄的木材，枝条中含的水分少了，而致树叶枯萎。或久经阴天，阴雨连绵，木材薄皮而多含水分的，就会树皮溃烂渗水。或遭到狂风暴起，就会使刚脆的树木、树枝折断，树干损伤。或遇到秋霜疾风，就会使刚脆的树木，树根摇动，树叶零落。以上这五种木材的情况，分别有不同的伤损，何况人呢？

黄帝曰：以人应木，奈何？

少俞答曰：木之所伤也，皆伤其枝。枝之刚脆而坚，未成伤也。人之有常病也，亦因其骨节皮肤腠理之不坚固者，邪之所舍也，故常为病也。

【译文】黄帝说：将人和树木相比，是怎样的？

少俞回答说：树木所受的损伤，都是树枝受伤。如果树枝刚硬坚实，就未必受到损伤。人经常有病，也是因为它的骨节皮肤腠理不坚固，往往是病邪所留止的地方，所以经常有病。

黄帝曰：人之善病风厥漉汗者①，何以候之？

少俞答曰：肉不坚，腠理疏，则善病风。

黄帝曰：何以候肉之不坚也？

少俞答曰：䐃肉不坚，而无分理。理者粗理，粗理而皮不致者，腠理疎。此言其浑然者。

【注释】①漉：汗出貌。

【译文】黄帝说：人有常患风厥病，汗出不止，应该怎样诊察呢？

少俞回答说：肌肉不坚实，腠理疏松，就会常感受风病。

黄帝说：怎样来诊察肌肉不坚实呢？

少俞回答说：那是肩、肘、髀、膝等处的肌肉不坚实，又没有肤纹的。由于肌肉不坚实，肤粗，皮亦不致密。因此，腠理疏松，就容易感受风邪。这仅说是大致如此吧。

本脏第四十七

【题解】

本,动词,探求本源之意,"本脏"的字面意思就是探求五脏的本源。本篇首先概要指出了血气精神、卫气经脉、五脏六腑的生理功能。其次,从小大、高下、坚脆、端正偏斜、长短、厚薄、结直、缓急方面详论了五脏六腑的形态特点及其与疾病发生的关系。认为脏腑的大小形态位置结构与人体健康与否存在着直接的关系,而且不同形态结构的脏腑在体表对应有不同的形态结构。由此认为人的身体禀赋的强弱以五脏六腑为本,人体外在组织的强弱,也是渊源于内在的脏腑。本文认为人体发病与否的关键不于外邪的侵袭,而在于人的体质的强弱。这是对"邪之所凑,其气必虚"与"正气存内,邪不可干"的具体说明。基于对生理功能的这种认识,所以在发病时,可以"视其外应,以知其内脏,则知所病矣"。这些成为中医诊断学"有诸内,必形诸外"及"从外以知内"的基本观点的理论来源。可见脏腑是健康与疾病的根本,故以"本脏"名篇。

黄帝问于岐伯曰:人之血气精神者,所以奉生而周于性命者也①。经脉者,所以行血气而营阴阳,濡筋骨,利关节者也。卫气者,所以温分肉,充皮肤,肥腠理,司开合者也②。志意者,所以御精神,收魂魄,适寒温,和喜怒者也。是故血和则经脉流行,营复阴阳,筋骨劲强,关节清利矣。卫气和则分肉解利,皮肤调柔,腠理致密矣。志意和则精神专直③,魂魄不散,悔怒不起,五脏不受邪矣。寒温和则六腑化谷,风痹不作,经脉通利,肢节得安矣。此人之常平也。五脏者,所以藏精神血气魂魄者也。六腑者,所以化水谷而行津液者也。此人之所以具受于天也,无愚智贤不肖,无以相倚也④。然有其独尽天寿,而无邪僻之病,百年不衰,虽犯风雨卒寒大暑,犹有弗能害也;有其不离屏蔽室内⑤,无怵惕之恐,然犹不免于病,何也?愿闻其故。

【注释】①奉生：养生。周：全、合。 ②司开合：主管皮肤腠理之开合。 ③精神专直：精神专一而正。《易传·系辞》："其静也专，其动也直。" ④倚：异，不同。 ⑤屏蔽：屏风。

【译文】黄帝问于岐伯说：人体的血气精神，是养生而使性命存续的物质。人的经脉是运行血气，转输清浊之气，濡润筋骨，滑利关节的。人的卫气是温养肌肉，充养皮肤，肥盛腠理，管理皮肤腠理开合的。人的志意是驾驭精神，收聚魂魄，适应寒温变化，调节情绪的。所以血脉调和则经脉流行，营养周身内外，筋骨强劲，关节滑利；卫气调和则肌肉感到舒畅滑利，皮肤和柔，腠理致密。志意和顺则精神专一，魂魄不散漫，悔怒不妄起，五脏不受邪气侵袭。适应气候的寒温变化，则六腑能正常运化水谷物，不致发生风痹，四肢关节活动正常。这些都是人体协调的常态。五脏是储藏精神血气魂魄的；六腑是运化谷物而布散津液的。这些都是人天然的禀受，不论愚智贤不肖，没有不同的。但有的人独享大寿，未发生过什么疾病，直到百岁，身体不衰，虽然遇到了风雨、暴冷、大暑的气候，也不能损害其健康。还有的人从不离开屏风、室内，也没遭到惊恐害怕的事，但仍然免不了生病，这是为什么？希望听一下其中的缘故。

岐伯对曰：窘乎哉问也！五脏者，所以参天地，副阴阳，而连四时，化五节者也①。五脏者，固有大小高下坚脆端正偏倾者；六腑亦有小大长短厚薄结直缓急。凡此二十五者②，各不同，或善或恶，或吉或凶。请言其方。

【注释】①副：本意为助理，此作配合、符合解。化五节：张景岳："化五节者，应五行之节序而为之变化也。"也就是五脏各与五季（春、夏、长夏、秋、冬）的五行变化相应。 ②二十五者：指五脏各有大小、坚脆、高下、端正、偏倾等不同情况，合计为二十五种。

【译文】岐伯回答说：你问的很难回答啊！五脏，与天地相参，阴阳相配，与四时五季的变化相应。五脏本来有小大、高下、坚脆、端正、偏倾等不同；六腑也有小大、长短、厚薄、曲直、缓急等差异。这二十五种变化，各不相同，或善或恶，或吉或凶，请让我说说它的道理吧。

心小则安，邪弗能伤，易伤以忧；心大则忧不能伤，易伤于邪。心高则满于肺中，悗而善忘，难开以言；心下则脏外①，易伤于寒，易恐以言。心坚则脏安守固；心脆则善病消瘅热中。心端正则和利难伤；心偏倾则操持不一，无守司也。

【注释】①心下则脏外：心脏低则心阳涣散。外，疏。《礼记·大学》："外本内末。"孔疏："外，疏也。"引申为疏散、涣散。

【译文】心脏小的，则心气安定，外邪不能伤害，但易被内忧所伤；心脏大的，不致被内忧所伤，但易为外邪所伤。心脏位置高，则充满肺部，多烦闷，好忘事，很难用言语开导他；心脏位置低，则脏气不紧密，易为寒邪所伤，又容易用言语去恐吓他。心脏坚实的，则所藏的神气安定，内守固密；心脏脆弱的，则多患消瘅热中。心脏位置端正，则脏气和谐，外邪难以伤害；心脏位置偏倾不正，则操持各种事物不能如一，这是精神不能内守约束。

肺小则少饮，不病喘喝；肺大则多饮，善病胸痹喉痹逆气。肺高上气肩息咳；肺下则居贲迫肺，善胁下痛。肺坚则不病咳上气；肺脆则苦病消瘅易伤。肺端正则和利难伤；肺偏倾则胸偏痛也。

【译文】肺脏小的，就饮水少，也不患喘的病；肺脏大的，就饮水多，容易患胸痹、喉痹、逆气等证。肺脏位置高的，就会气逆向上、肩息、咳嗽等证；肺脏位置低的，就会逼迫胸膈，多胁下痛。肺脏坚实的，就不会患咳嗽，气逆向上的病；肺脏脆弱的，就会患消瘅病，容易感受外邪。肺脏位置端正，则肺气和利，外邪难以伤害；肺脏位置偏倾不正，就会影响胸胁偏痛。

肝小则脏安，无胁下之病；肝大则逼胃迫咽，迫咽则苦膈中，且胁下痛。肝高则上支贲切，胁悗，为息贲①；肝下则逼胃，胁下空，胁下空则易受邪。肝坚则脏安难伤；肝脆则善病消瘅易伤。肝端正则和利难伤；肝偏倾则胁下痛也。

【注释】①上支贲切：张景岳："上支贲切，谓肝经上行之支脉，贲壅迫切，故胁为悗冈，为息贲喘息也。"

【译文】肝脏小的，则脏气安定，没有胁下作痛的病；肝脏大的，就会逼近胃部，上迫咽喉，胸中膈塞不通，并且胁下疼痛。肝脏位置高的，就会上支胸膈，并且胁下拘急，发为息贲；肝脏位置低的，则胃部安和，胁下空虚，因为空虚就容易感受外邪。肝脏坚实，则脏气安定，外邪难以伤害；肝脏脆弱，则多患消瘅，而易被外邪所伤。肝脏的位置端正，则肝气和利，不易为外邪伤害；肝脏的位置偏倾的，则胁下也会偏痛的。

脾小则脏安，难伤于邪也；脾大则苦湊胁而痛①，不能疾行。脾高则胁引季胁而痛②；脾下则下加于大肠，下加于大肠则脏苦受邪。脾坚则脏安难伤；脾脆则善病消瘅易伤。脾端正则和利难伤，脾偏倾则善满善胀也。

【注释】①湊：湊的异体字，充聚。胁（miǎo）：胁下空软处。　②季胁：相当于侧胸第十一、十二肋软骨处。此处为肋骨之末端，故称季胁。

【译文】脾脏小的，则脏气安定，外邪难以伤害；脾脏大的，就会经常影响腋下胸上空软部分作痛，走路不快。脾脏位置高的，胁下空软处会牵引季胁作痛；脾脏位置低，就向下加于大肠之上，常受邪气伤害。脾脏坚实的，则脏气安和，难被外邪所伤；脾脏脆弱的，就会患消瘅病，容易为外邪侵害。脾脏位置端正，则脾气和利，不易为外邪伤害；脾脏位置偏倾，就容易发生胀满。

肾小则脏安难伤；肾大则善病腰痛，不可以俯仰，易伤以邪。肾高则苦背膂痛，不可以俯仰；肾下则腰尻痛①，不可以俯仰，为狐疝。肾坚则不病腰背痛；肾脆则善病消瘅易伤。肾端正则和利难伤；肾偏倾则苦腰尻痛也。凡此二十五变者，人之所苦常病。

【注释】①尻：尾骶部的通称。

【译文】肾脏小的，则脏气安定，外邪难以伤害；肾脏大的，则常患腰痛，不能俯仰，容易为邪所伤。肾脏位置高，经常有脊背疼痛，不能俯仰；肾脏位置低，就会腰尻部疼痛，不能前后俯仰，且有狐疝。肾脏坚实，就没有腰背痛；肾脏脆弱，就多病消瘅，容易为邪气所伤。肾脏位置端正，则肾气和利，不易为外邪伤害；肾脏位置偏倾，就会经常发生腰尻偏痛。以上这二十五种变化，是人经常发生的疾病。

黄帝曰：何以知其然也？

岐伯曰：赤色小理者心小，粗理者心大。无髃骬者心高，髃骬小短举者心下。髃骬长者心下坚，髃骬弱小以薄者心脆。髃骬直下不举者心端正，髃骬倚一方者心偏倾也。

【注释】①髃（hé）骬（yú）：胸骨下端蔽心之骨，或名鸠尾、蔽骨，即胸骨剑突。

【译文】黄帝说：怎样知道五脏的大小、高低、坚脆、端正与偏倾呢？

岐伯说：皮肤红色，纹理细密的，心脏就小；纹理粗疏的，心脏就大。看不见胸骨剑突的，心脏的位置就高；胸骨剑突小，短而鸡胸的，心脏的位置就低。胸骨剑突长的，心脏就坚实；胸骨剑突弱小而较薄的，心脏就脆弱。胸骨剑突直下而不突起的，心脏就端正；胸骨剑突偏在一面的，心脏就偏倾不正。

白色小理者肺小，粗理者肺大。巨肩反膺陷喉者肺高①，合腋张胁者肺下②。好肩背厚者肺坚，肩背薄者肺脆。背膺厚者肺端正，胁偏疏者肺偏倾也。

【注释】①反膺陷喉：张景岳："胸前两旁为膺，胸突而向外者，是为反膺。肩高胸突，其喉必缩，是为陷喉。" ②合腋张胁：张景岳："合腋张胁者，腋敛胁开也。"指两腋窄紧，胸廓上部敛缩，下部开张。

【译文】皮肤白色，纹理细密的，肺脏就小；纹理粗疏的，肺脏就大。两肩高大，胸部向外突出，而咽喉内陷的，肺脏的位置就高；两腋收敛，两胁开张的，肺脏的位置就低。肩背部宽厚的，肺脏就坚实；肩背部薄弱的，肺脏就脆弱。背部及胸膺宽厚的，肺脏就端正；胸部偏斜的，肺就偏倾不正。

青色小理者肝小，粗理者肝大。广胸反骹者肝高，合胁兔骹者肝下①。胸胁好者肝坚，胁骨弱者肝脆。膺腹好相得者肝端正，胁骨偏举者，肝偏倾也。

【注释】①反骹（qiāo）：偏下的肋骨称骹。反骹，即偏下的肋骨突起。张景岳："胁下之骨为骹也。反骹者，肋骨高而张也。"兔骹：张景岳："兔骹者，肋骨低合如兔也。"

【译文】皮肤青色，纹理细密的，肝脏就小；纹理粗疏的，肝脏就大。胸部宽阔，肋骨隆起的，肝脏的位置就高；胁部狭窄，肋骨低的，肝脏的位置就低。胸胁健壮的，肝脏就坚实；肋骨柔软的，肝脏就脆弱。胸腹好，比例匀称的，肝脏就端正；肋骨偏斜而高起的，肝脏就偏倾不正。

黄色小理者脾小，粗理者脾大。揭唇者脾高①，唇下纵者脾下。唇坚者脾坚，唇大而不坚者脾脆。唇上下好者脾端正，唇偏举者脾偏倾也。

【注释】①揭唇：嘴唇上翻。揭，举起貌。

【译文】皮肤黄色，纹理细密的，脾脏就小；纹理粗疏的，脾脏就大。嘴唇上翻的，脾脏的位置就高；嘴唇下垂的，脾脏的位置就低。嘴唇坚实的，脾脏就坚实，嘴唇大而不坚实的，脾脏就脆弱；嘴唇上下均匀的，脾脏就端正，嘴唇偏耸的，脾脏就偏倾不正。

黑色小理者肾小，粗理者肾大。高耳者肾高，耳后陷者肾下。耳坚者肾坚，耳薄不坚者肾脆。耳好前居牙车者肾端正①，耳偏高者肾偏倾也。凡此诸变者，持则安，减则病也。

【注释】①牙车：即牙床。颊车穴部位。

【译文】皮肤黑色，纹理细密的，肾脏就小；纹理粗疏的，肾脏就大。两耳高的，肾脏的位置就高；两耳向后陷下的，肾脏的位置就低。耳朵皮肉坚实的，肾脏就坚实；耳薄而皮肉不坚实的，肾脏就脆弱。两耳皮肉丰厚，位于两侧颊车之前的，肾脏就端正；两耳一边偏高的，肾脏就偏倾不正。以上各种变化情况，如能注意调养，就仍能保持正常，如不善调理，有所伤损，就会发生疾病。

帝曰：善。然非余之所问也。愿闻人之有不可病者，至尽天寿，虽有深忧大恐，怵惕之志，犹不能感也①，甚寒大热，不能伤也；其有不离屏蔽室内，又无怵惕之恐，然不免于病者，何也？愿闻其故。

岐伯曰：五脏六腑，邪之舍也，请言其故。五脏皆小者，少病，苦燋心②，大愁忧；五脏皆大者，缓于事，难使以忧。五脏皆高者，好高举措；五脏皆下者，好出人下。五脏皆坚者，无病；五脏皆脆者，不离于病。五脏皆端正者，和利得人心；五脏皆偏倾者，邪心而善盗，不可以为人，卒反复言语也。

【注释】①感：与下文"伤"同义。②燋：同"焦"。焦虑，焦躁。

【译文】黄帝说：说得好。但这些不是我要问的。我希望听听有的人从不患病，能享大寿。虽然遇到深忧大恐，情绪上极坏，酷寒炎暑，都不能损伤他。还有的人，不离开屏风室内，也没有深忧大恐，可仍不免患病，这是什么道理？希望知道其中的缘故。

岐伯说：五脏六腑，是可以被外邪侵入之处，我说了原因。五脏都小的，生病就少，但经常要劳心焦虑，免不了愁忧；五脏都大的，做事缓慢，很难使他愁忧。五脏的位置都高，举动措置，好高骛远而不切实际；五脏的位置都低，意志薄弱，情愿居于人下。五脏都坚实的，不会生病；五脏都脆弱的，病患缠身。五脏的位置都端正的，性情和顺而受人喜欢；五脏的位置都偏倾的，居心不正而常为盗窃，不够做人的条件，他的言语竟反复无常。

黄帝曰：愿闻六腑之应。

岐伯答曰：肺合大肠，大肠者，皮其应。心合小肠，小肠者，脉其应。肝合胆，胆者，筋其应。脾合胃，胃者，肉其应。肾合三焦膀胱，三焦膀胱者，腠理毫毛其应。

【译文】黄帝说：希望听一下六腑与人体组织的相应情况。

岐伯回答说：肺与大肠表里配合，大肠外应于皮肤。心与小肠表里配合，小肠外应于血脉。肝与胆表里配合，胆外应于筋。脾与胃表里配合，胃外应于肉。肾与三焦膀胱表里配合，三焦膀胱外应于毫毛腠理。

黄帝曰：应之奈何？

岐伯曰：肺应皮。皮厚者大肠厚，皮薄者大肠薄。皮缓，腹裹大者大肠大而长①，皮急者大肠急而短。皮滑者大肠直，皮肉不相离者大肠结②。

【注释】①腹裹：肚囊。　②大肠直：在此并非指脏器伸而不屈，而是喻大肠的功能畅通，故曰大肠直。不相离（lí）：即不相附丽，如皮皱脱屑之类。离，附丽、依附的意思。

【译文】黄帝说：脏腑和各组织的相应关系怎样呢？

岐伯说：肺与大肠相应，那么皮肤厚的，大肠就厚；皮肤薄的，大肠就薄。皮肤松，肚囊大的，大肠就缓纵而长；皮肤紧，大肠就紧而短。皮肤滑润的，大肠就滑利；皮肉不相附丽的，大肠就不滑利。

心应脉。皮厚者脉厚，脉厚者小肠厚；皮薄者脉薄，脉薄者小肠薄。皮缓者脉缓，脉缓者小肠大而长；皮薄而脉冲小者①，小肠小而短。诸阳经脉皆多纡屈者小肠结。

【注释】①脉冲小：脉来虚弱。

【译文】心与血脉相应，又与小肠相表里。脉在皮中，那么皮肤厚的，血脉就厚。血脉厚的，小肠就厚。皮肤薄的，血脉就薄。血脉薄的，小肠就薄。皮肤弛缓的，血脉就弛缓。血脉弛缓的，小肠的形状就大而长。皮肤薄而血脉虚少的，小肠的形状就小而短。各条阳经经络显现有纡屈现象的，就可知小肠之气也会有所郁结的。

脾应肉，肉䐃坚大者胃厚，肉䐃幺者胃薄①。肉䐃小而幺者胃不坚；肉䐃不称身者胃下，胃下者下管约不利②。肉䐃不坚者胃缓，肉䐃无小裹累者胃急③。肉䐃多少裹累者胃结，胃结者上管约不利也④。

【注释】①幺（yāo）：细小。 ②下管：胃之下脘幽门。 ③小裹累：即小果累，小颗粒累累无数。 ④上管：胃之上脘贲门。

【译文】脾与肉相应而与胃相表里。脾主肉，那么肉䐃坚大的，胃体就厚；肉䐃小的，胃体就薄。肉䐃小而且薄的，胃就不坚实；肉䐃与身体不相称的，胃的位置偏下，而致胃下口被压迫拘束，食物不能顺利通过。肉䐃不坚实的，则胃弛缓；肉䐃上没有小颗粒累累相连的，则胃体紧敛；肉䐃上出现很多小颗粒的，则胃气郁结，这样，胃上口拘束，就会饮食困难。

肝应爪，爪厚色黄者胆厚，爪薄色红者胆薄。爪坚色青者胆急，爪濡色赤者胆缓。爪直色白无约者胆直，爪恶色黑多纹者胆结也①。

【注释】①爪恶：爪甲畸形。

【译文】肝与爪甲相应而与胆相表里。肝主筋，爪甲是筋之余，爪甲厚而色黄的，胆囊就厚；爪甲薄而色红的，胆囊就薄。爪甲色青坚硬的，胆紧敛；爪甲柔润色红的，胆弛缓。爪甲色白平直无纹的，胆气舒畅和顺；爪甲畸形色黑而多纹的，胆气郁结不舒。

肾应骨，密理厚皮者三焦膀胱厚①，粗理薄皮者三焦膀胱薄。疏腠理者三焦膀胱缓，皮急而无毫毛者三焦膀胱急。毫毛美而粗者三焦膀胱直，稀毫毛者三焦膀胱结也。

黄帝曰：厚薄美恶皆有形，愿闻其所病。

岐伯答曰：视其外应，以知其内脏，则知所病矣。

【注释】①密理厚皮者，三焦膀胱厚：倪冲之："太阳之气主皮毛，三焦之气通腠理，是以视皮肤腠理之厚薄，则内应于三焦、膀胱矣。"

【译文】肾与骨相应，而肾主骨，内与三焦、膀胱相应。纹理密，皮肤厚，则三焦、膀胱厚；纹理粗，皮肤薄，则三焦、膀胱薄。腠理疏松的，则三焦、膀胱之气就和缓；皮肤紧绷，而无毫毛的，则三焦、膀胱之气就紧促。毫毛美好而粗的，则三焦、膀胱之气就条达；毫毛稀少的，则三焦膀胱之气就郁结不舒了。

黄帝说：脏腑的厚薄美恶，既然都有形状，希望再听一下它所发生的疾病。

岐伯回答说：观察它在外的相应情况，可以测知内脏变化，也就知道所发生的疾病。

五色第四十九

【题解】

本篇是《内经》论述五色诊的重要文献，可谓色诊大纲。本文认为，脏腑和肢节的病变反应在面部时，各有其分布的一定位置以及与五色的配合关系。根据面部色泽的变化以判断疾病深浅、新久和疾病的转归、预后等。由于主要内容是以五色分属五脏作为临床诊断的依据，故以"五色"名篇。

雷公问于黄帝曰：五色独决于明堂乎？小子未知其所谓也①。

黄帝曰：明堂者，鼻也。阙者，眉间也。庭者，颜也。蕃者，颊侧也。蔽者，耳门也。其间欲方大②，去之十步，皆见于外。如是者寿，必中百岁。

【注释】①小子：自谦之词，与《禁服》"细子"义同。张景岳："诸臣之中，惟雷公独少，故自称小子。" ②方大：端正、宽大、丰隆之意。

【译文】雷公问黄帝说：观察面部的五色，仅是取决于明堂吗？我还不太了解。

黄帝说：明堂，就是鼻。阙，就是两眉之间。天庭，就是额部。蕃，就是两颊之侧。蔽，就是耳门。这些部位之间，端正丰厚，在十步之外，一望而见。这样的人，一定会享百岁高寿。

雷公曰：五官之辨，奈何？

黄帝曰：明堂骨高以起，平以直。五藏次于中央，六府挟其两侧①。首面上于阙庭，王宫在于下极②。五藏安于胸中，真色以致，病色不见。明堂润泽以清。五官恶得无辨乎？

雷公曰：其不辨者，可得闻乎？

黄帝曰：五色之见也，各出其色部。部骨陷者，必不免于病矣。其色部乘袭者③，虽病甚，不死矣。

雷公曰：官五色奈何？

黄帝曰：青黑为痛，黄赤为热，白为寒。是谓五官。

【注释】①五藏次于中央：五脏反映的部位居于面部的中央。次，次序、位居。六府挟其两侧：六腑附在五脏部位的两侧。挟，依附。 ②王宫：指心所属的下极（居两目之间）部位。心为君主之官，故心居之所称为王宫。这里指在面部的对应部位。 ③乘袭：指乘虚侵袭。张志聪："乘袭者，谓子袭母气也。如心部见黄，肝部见赤，肺部见黑，肾部见青，此子之气色，乘袭于母部。"

【译文】雷公说：五官各部的病色应怎样辨别呢？

黄帝说：鼻骨高而隆起，正而且直。五脏部位，依次排列在鼻部的中央，六腑依附在它的两旁。在上的阙中和天庭，主头面；在两目之间的下极，主心之王宫。当胸中五脏安和，相应部位就会出现正常色泽，看不到病色。鼻部的色泽，显得清润。这样，五官的病色，哪会辨别不出来呢？

雷公说：还有不这样辨别的，可以听听吗？

黄帝说：五脏病色都有一定的显现部位，如该部的不正气色，有深陷入骨的征象，必然要患病。如它的部色，有彼此相生的征象，就是病情严重，也不会死亡。

雷公说：五色所主的是什么？

黄帝说：青黑主痛，黄赤主热，白主虚寒。这就是五色所主。

雷公曰：病之益甚，与其方衰，如何？

黄帝曰：外内皆在焉。切其脉口滑小紧以沉者，病益甚，在中；人迎气大紧以浮者，其病益甚，在外。其脉口浮滑者，病日进；人迎沉而滑者，病日损。其脉口滑以沉者，病日进，在内；其人迎脉滑盛以浮者，其病日进，在外。脉之浮沉及人迎与寸口气小大等者，病易已。病之在脏，沉而大者，易已，小为逆；病在腑，浮而大者，其病易已。人迎盛坚者，伤于寒；气口盛坚者，伤于食。

【译文】雷公说：疾病加重和病邪将衰，怎样去认识呢？

黄帝说：应该色脉结合，全面诊察。按切病人的脉口，出现滑、小、紧、沉的，其病会日趋严重，这是病在五脏；人迎脉气，出现大、紧、浮的，其病情也会日趋严重，这是病在六腑。若脉口部脉现浮滑的，病就日渐加重；人迎脉现沉而滑的，病就日渐减轻。如脉口部脉现滑而沉的，病就日加严重，属于五脏病；如人迎部脉现滑盛而浮的，病也会日加严重，属于六腑病。至于脉象或沉或浮及人迎和寸口部的小大相等的，病就容易好。病在五脏，脉现沉而大的，病就容易好；脉现沉而小的，就是逆象。病在六腑，脉现浮而大的，病就容易好。人迎主表，脉现盛而坚的，是伤于寒；脉口主里，脉现盛而坚的，是伤于食。

雷公曰：以色言病之间甚，奈何？

黄帝曰：其色粗以明①，沉夭者为甚②，其色上行者病益甚，其色下行如云彻散者病方已。五色各有藏部③，有外部，有内部也。色从外部走内部者，其病从外走内；其色从内走外者，其病从内走外。病生于内者，先治其阴，后治其阳，反者益甚。其病生于阳者，先治其外，后治其内，反者益甚。其脉滑大以代而长者，病从外来。目有所见，志有所恶。此阳气之并也，可变而已。

【注释】①色粗以明："粗"而"显"，指面色明亮。 ②沉夭：晦暗凝滞。 ③藏部：指五色所主的脏腑部位。张志聪："藏部，脏腑之分部也。"

【译文】雷公说：从面部病色，来判断病情轻重，怎样呢？

黄帝说：如病人面部色泽明亮的是病轻，沉滞晦暗的是病重。如病色向上走的病就加重；如病色向下走，像浮云散去的，病就要好了。五脏的病色，各有脏腑的部位。有属于外部的六腑，有属于内部的五脏。病色从外部走向内部的，是病邪从表入里；病色从内部走向外部的，是病邪从里出表。病生于里的，先治其脏，后治其腑。治反了，病就更加严重。病生于外的，先治其表，后治其里。治反了，病就更加严重。脉象滑大或代或长，是病邪从外而来。目有妄见，神志反常，这是阳盛之病。可以泻阳补阴，病就会好的。

雷公曰：小子闻风者，百病之始也；厥逆者，寒湿之起也。别之奈何？

黄帝曰：常候阙中，薄泽为风，冲浊为痹，在地为厥①。此其常也。各以其色言其病。

【注释】①薄泽：指色浮浅而光泽。冲浊：即色深沉而浑浊。冲，深。浊，浑浊不清。地：指面的下颔部，又名地阁，在巨分、巨屈外（巨分、巨屈，参见下文注释）。

【译文】雷公说：我听说风邪是百病的起因，厥痹是由于寒湿之气所致，从色泽怎样辨别呢？

黄帝说：这应该观察眉间的气色，色现浮薄光泽的是风病，色现沉滞晦浊的是痹病。病色出现在面的下部是厥病。这是一般规律。总的说来，要分别根据色泽说明病变。

雷公曰：人不病卒死，何以知之？
黄帝曰：大气入于脏腑者，不病而卒死矣①。
雷公曰：病小愈而卒死者，何以知之？
黄帝曰：赤色出两颧，大如母指者②，病虽小愈，必卒死。黑色出于庭，大如母指，必不病而卒死。

【注释】①大气：就是大邪之气，指极厉害的病邪。张景岳："大气，大邪之气也。大邪之入者，未有不由正气大虚而后邪得袭之，故致卒死。"

②大如母指：形容抟聚成块的病色，如拇指样大。母指，即大拇指。

【译文】雷公说：有的人没有病象而突然死亡，怎样预知呢？

黄帝说：大邪之气侵入脏腑，虽然没有病象，也会突然死亡的。

雷公说：病稍微见好，而突然死亡的，怎样预知呢？

黄帝说：赤色出现在两颧上，如拇指大，病虽稍微好转，还会突然死亡；黑色出现在天庭，如拇指大，虽没有显著病象，也会突然死亡。

雷公再拜曰：善哉！其死有期乎？

黄帝曰：察色以言其时。

雷公曰：善乎！愿卒闻之。

黄帝曰：庭者，首面也。阙上者，咽喉也。阙中者，肺也。下极者，心也①。直下者，肝也②。肝左者，胆也。下者，脾也③。方上者，胃也④。中央者，大肠也⑤。挟大肠者，肾也。当肾者，脐也。面王以上者，小肠也⑥。面王以下者，膀胱、子处也。颧者，肩也。颧后者，臂也。臂下者，手也。目内眦上者，膺乳也。挟绳而上者，背也⑦。循牙车以下者，股也⑧。中央者，膝也。膝以下者，胫也。当胫以下者，足也。巨分者，股里也⑨。巨屈者，膝膑也⑩。此五藏六府肢节之部也，各有部分。有部分，用阴和阳，用阳和阴。当明部分，万举万当。能别左右，是谓大道。男女异位，故曰阴阳。审察泽夭，谓之良工。

【注释】①下极：两目之间。　②直下：张景岳："肝在心之下，故直下应肝。"指鼻柱部位应肝。　③下者：指肝之下。亦即鼻之准头部位应脾。　④方上：鼻准头的两旁处，即迎香穴略上方：张景岳："准头两旁为方上，即迎香之上，鼻隧是也。"　⑤中央：两颧稍下，鼻两旁迎香以外的部位。张景岳："中央者，面之中央，谓迎香之外，颧骨之下，大肠之应也。"　⑥面王：即鼻尖部。王者居中，鼻居面部之中，故称"面王"。　⑦挟绳而上：绳，指耳边部位。蒋示吉："绳，耳边也。耳边如绳突起，故曰绳。"马元台："挟，近也，故近耳边直上之部分，所以候背之病。"　⑧牙车：即牙床，颊车穴部位。　⑨巨分：巨，大。巨分，指上下牙床大分处。　⑩巨屈：在颊下的曲骨部。

【译文】雷公再拜说：说得好，那猝死的人，能预知死期吗？

黄帝说：观察面部色泽的变化，可以断定死亡的时日。

雷公说：好呀，我希望完全知道。

黄帝说：天庭，主头面病。眉心之上，主咽喉病。眉心，主肺脏病。两目之间，主心脏病。由两目之间直下的鼻柱的部位，主肝脏病。在这部位的左面，主胆病。从鼻柱以下的鼻准之端，主脾脏病。挟鼻准之端而略上，主胃病。面之中央，主大肠病。挟两颊部，主肾脏病。当肾脏所属颊部的下方，主脐部病。在鼻准的上方两侧，主小肠病。在鼻准以下的人中部，主膀胱和子宫病。至于各部所主的四肢疾病，就是颧骨主肩。颧骨的后方主臂。在此之下主手。眼内角的上方，主胸部和乳部。颊的外部以上应背。沿牙车以下之处，主大腿部。两牙床的中央部位，主膝部。膝以下的部位，主胫部。由胫以下，主足部。口角大纹处，主大腿内侧。颊下曲骨的部位，主膝盖骨。以上是五脏六腑肢体分布在面部的情况，各有一定的部位。在治疗时，用阴和阳，用阳和阴。只要审明各部分所表现的色泽，就会诊治不失。能够辨别阳左阴右，就了解阴阳的变化规律。男女病色的顺逆，其位置是不同的，所以说必须了解阴阳的规律。再观察面色的润泽和晦滞，从而诊断出疾病的好坏，这就是高明的医生。

沉浊为内，浮泽为外。黄赤为风，青黑为痛，白为寒。黄而膏润为脓，赤甚者为血。痛甚为挛，寒甚为皮不仁。五色各见其部，察其浮沉，以知浅深。察其泽夭，以观成败。察其散抟①，以知远近。视色上下，以知病处。积神于心，以知往今。故相气不微，不知是非。属意勿去，乃知新故。色明不粗，沉夭为甚，不明不泽，其病不甚。其色散，驹驹然②，未有聚；其病散而气痛，聚未成也。

【注释】①抟：同"团"，聚结不散。 ②驹驹然：形容病色如驹驰无定，散而不聚之状。驹，幼马。张景岳："稚马曰驹。驹驹然者，如驹无定，散而不聚之谓。故其为病尚散。"

【译文】面色沉滞晦浊的是在里在脏的病，浅浮光亮的是在表在腑的病。色见黄赤属于热，色见青黑属于痛，色见白属于寒。黄而油亮的是疮疡将要化脓，深红的是有瘀血。痛极就会拘挛，受寒重就出现皮肤麻木。五色表现在各部位上，观察它的或浮或沉，可以知道疾病的浅深。观察它的光润和枯滞，可以看出病情的或好或坏。观察它的散在和聚结，可以知道病程的或远或近。观察病色的在上在下，可以知道病变部位。全神贯注，心中了了，可以知道病的过去和现在。因此观察病色，如不仔细，就不知道病的虚实。专心致志，毫不走神，才能了解病情的过去和目前情况。面色光亮而不粗糙，病就不会太重。面色既不明亮，又不润泽，而显得沉滞晦暗的，病就比较严重。若其色散而不聚在固定的地方，则其病势也要消散，仅有气痛，还没成为积聚。

肾乘心，心先病，肾为应。色皆如是。

【译文】肾的黑色侵犯心脏，是因为心脏先有了病，肾的黑色，相应出现在心所属的部位上。一般说，病色的出现，都像这样。

男子色在于面王，为小腹痛，下为卵痛。其圜直为茎痛，高为本，下为首①。狐疝㿗阴之属也②。

【注释】①圜（yuán）直：圜，同圆，指圆而直的人中沟。李念莪："圜直，指人中水沟穴也。人中有边圆而直者，故人中色见，主阴茎作痛。"高为本，下为首：在人中上半部者称高，为阴茎根部；在人中下半部者为茎头痛。　②㿗（tuí）阴：同"颓"。㿗阴，又名阴癞，就是阴囊偏大的癞疝病。

【译文】男子病色出现在鼻准的上方，主小腹疼痛，下引睾丸作痛。若病色出现在圜直的人中沟上，就会发生阴茎作痛。在人中的上半部，主茎根病痛；在人中下半部，主茎头作痛。这是属于狐疝、阴癞一类的病。

女子在于面王，为膀胱子处之病。散为痛，抟为聚。方员左右，各如其色形。其随而下至胝为淫①。有润如膏状，为暴食不洁。

【注释】①至胝为淫：胝，系脤之形误，脤，唇之异体字。淫，即白淫。《素问·痿论》："及为白淫"。王冰："白淫，谓白物淫衍，如精之状，女子阴器中绵绵而下也。"

【译文】女子病色出现在鼻准的上方，主膀胱与子宫病。病色散在的主痛，病色集结的主积聚。积聚或方或圆、或左或右，分别像病色在外面所显现的形状。如其色随着下行至唇部，就会有淫浊疾患。如面色光润如脂的，那是暴食，或是吃了不洁食物的象征。

左为左，右为右。其色有邪，聚散而不端。面色所指者也。色者，青黑赤白黄，皆端满有别乡①。别乡赤者，其色赤大如榆荚，在面王为不日。其色上锐，首空上向，下锐下向，在左右如法。以五色命藏，青为肝，赤为心，白为肺，黄为脾，黑为肾。肝合筋，心合脉，肺合皮，脾合肉，肾合骨也。

【注释】①端满：即端正盈满。张景岳："端谓无邪（按：邪与斜同），满谓充足。"别乡：犹言他乡，即别的部位。

【译文】病色见于左，是左侧有病；病色见于右，是右侧有病。如面部有病色，或聚或散而不正的，一如面色所指，就可知道发病的脏腑。所谓五色，就是青黑赤白黄，它的色泽都是端正充润，表现在所属部位，有时也会出现在其他部位上。如心的赤色不出现在心所属的部位，而出现在面王部位上，色深的，大如榆荚，不几天内，病情就会有变化。如果它的病色形状，在上的边缘尖锐，是因为头部气虚，病邪会向上发展；在下的边缘尖锐，病邪就向下发展。尖端的在左在右，都可以根据这个原则去测候病邪的发展趋向。以五色与五脏相应的关系来说：青色属肝，赤色属心，白色属肺，黄色属脾，黑色属肾。肝与筋相配合，心与脉相配合，肺与皮相配合，脾与肉相配合，肾与骨相配合。

天年第五十四

【题解】

天年，天赋之年，自然应有的寿命。本篇从父精母血的合和开始，论述了人的生成，在于血气和、营卫通、五脏成以及神气舍心，魂魄毕具。并以十年为一个阶段论述了各个时期人的生理特点。随着气血的盛衰，人的生理机能表现出由稚嫩到盛壮再到衰弱的变化规律。本篇详尽地揭示人的形成和生长衰老过程，重点论述了人的寿夭，与血气的盛衰、脏器的强弱、皮肤致密、肌肉解利，以及营卫运行的不失其常等因素有关。因本篇论述了从出生到百岁这一段生命过程中生理上、体态上、性格上的变化，从而说明防止衰老以及摄生防病的重要意义。故以"天年"名篇。

黄帝问于岐伯曰：愿闻人之始生，何气筑为基？何立而为楯？何失而死？何得而生？

岐伯曰：以母为基，以父为楯①。失神者死，得神者生也。

黄帝曰：何者为神？

岐伯曰：血气已和，荣卫已通，五脏已成，神气舍心②，魂魄毕具，乃成为人。

【注释】①以母为基，以父为楯（shǔn）：人体胚胎的形成，全赖父母精气的结合而成。根据阴主内、阳主外的功能特性，认为阴血在内为基质，阳气在外为外卫，阴阳互根，从而促成了胚胎的生长发育，故曰以母为基，以父为楯。基，张景岳："基，址也。"就是基础，或基质。楯，就是栏槛。在此比喻捍卫的功能。《说文》段注："栏槛者，今之栏干是也，纵曰槛，横曰楯。" ②神气舍心：即神气舍藏于心。舍，止，藏。

【译文】黄帝问岐伯说：人在生命开始的时候，是以什么为基础，以什么作为外卫。失去什么就会死亡，得到什么才会生存呢？

岐伯说：以母为基础，以父为外卫。没了神气就会死亡，有了神气才能生存。

黄帝说：什么叫神呢？

岐伯说：血气已经和调，荣卫已经通畅，五脏都已形成，神气潜藏于心，魂魄具备了，就成为人。

黄帝曰：人之寿夭各不同，或夭或寿，或卒死，或病久，愿闻其道。

岐伯曰：五脏坚固，血脉和调。肌肉解利①，皮肤致密。营卫之行，不失其常。呼吸微徐②，气以度行。六腑化谷，津液布扬。各如其常，故能长久。

【注释】①肌肉解利：就是形容肌肉之间，气行滑顺通利而没有涩滞的现象。解，气行之道开放。　②呼吸微徐：指气息调匀，不粗不疾。

【译文】黄帝说：人的年岁有长短各不相同，有的命短，有的寿长，有的突然死亡，有的患病日久，希望听到其中的道理。

岐伯说：五脏形质坚固，血脉和顺协调。肌肉滑润，皮肤细密。营卫之气的运行，不背离常规。呼吸徐缓，经气循度而行。六腑消化谷物，津液布散周身。以上各方面，都能正常活动，寿命就能长久。

黄帝曰：人之寿百岁而死，何以致之？

岐伯曰：使道隧以长，基墙高以方①。通调营卫，三部三里②。起骨高肉满，百岁乃得终。

【注释】①使道隧以长：使道，一说指鼻孔，杨上善："使道谓是鼻空使气之道"；一说指人中沟，马元台："使道者，水沟也（俗云人中）"。使道隧以长，人中沟深而且长的意思。基墙高以方：有三说：一指明堂。基墙高大方正，为长寿的表现。如杨上善："鼻之明堂，墙基高大方正，为寿二也"。二指面之地部为基，即地阁部位，墙是指蕃蔽而言。高以方，是指高厚方正的意思。三，基墙指面部而言，骨骼为基，蕃蔽为墙。　②三部三里起：一说指面部的上、中、下三停。起，是高起而不平陷的意思。马元台："面之三里，即三部也，皆已耸起。"三部即上、中、下三停。二说指身之上、中、下三部，三里指手足阳明之脉，皆起发而平等。张志聪："三部者，形身之上中下；三里者，手阳明之脉，皆起发而平等也。"

【译文】黄帝说：人怎样才能寿到百岁而死呢？

岐伯说：长寿者的鼻孔深而长，鼻的部位，高大方正。营卫循行畅通无阻，面部的三停高起而不平陷，肌肉丰满，骨骼高起，这种健壮的形体，是能活到百岁的象征。

黄帝曰：其气之盛衰，以至其死，可得闻乎？

岐伯曰：人生十岁，五脏始定，血气已通，其气在下，故好走①。二十岁，血气始盛，肌肉方长，故好趋②。三十岁，五脏大定，肌肉坚固，血脉盛满，故好步③。四十岁，五脏六腑十二经脉，皆大盛以平定。腠理始疏，荣华颓落，发颇斑白④，平盛不摇，故好坐。五十岁，肝气始衰，肝叶始薄，胆汁始减，目始不明。六十岁，心气始衰，苦忧悲，血气懈惰，故好卧。七十岁，脾气虚，皮肤枯。八十岁，肺气衰，魄离，故言善误。九十岁，肾气焦，四脏经脉空虚。百岁，五脏皆虚，神气皆去，形骸独居而终矣。

【注释】①走：跑跳。这是儿童的生理特点。 ②趋：快走。这是青年的生理特点。 ③步：行走。这是壮年的生理特点。 ④颇：当作"鬓"。

【译文】黄帝说：人的体气盛衰，从幼年直到死亡，可以听听吗？

岐伯说：人生到十岁，五脏才开始健全，血气已经通畅，这时他的经气，还在下肢，所以喜跑。到了二十岁，血气开始旺盛，肌肉正在发达，所以喜快走。到了三十岁，五脏完全健全，肌肉坚固，血脉盛满，所以喜欢缓行。到了四十岁，五脏六腑和十二经脉已发育很好，并且稳定，腠理开始稀疏，面部华色开始衰落，发鬓斑白。经气平定盛满至极，精力已不十分充足，所以好坐。到了五十，肝气开始衰退，肝叶薄弱，胆汁逐渐减少，眼睛开始有不明的感觉。到了六十岁，心气开始衰退，经常有忧虑悲伤之苦，血气运行缓慢，所以喜欢躺卧。到了七十岁，脾气虚弱，皮肤干枯。到了八十岁，肺气衰退，魂魄离散，所以言语常常错误。到了九十岁，肾气焦竭，肝、心、脾、肺四脏和经脉都空虚了。到了百岁，五脏就都空了，神气也都没有了，这时，就仅留下形体而死亡了。

黄帝曰：其不能终寿而死者，何如？

岐伯曰：其五脏皆不坚，使道不长。空外以张①，喘息暴疾。

又卑基墙②，薄脉少血，其肉不石③。数中风寒，血气虚，脉不通。真邪相攻，乱而相引。故中寿而尽也。

【注释】①空：通"孔"，鼻孔。　②卑基墙：即"基墙卑"，见本书《灵枢》部分《寿夭刚柔》篇"墙基卑"注。　③石：通"实"，结实。

【译文】黄帝说：有人不能享尽天年就死了，是为什么？

岐伯说：那是五脏都不坚实，人中不长，鼻孔向外张开，呼吸急速。鼻梁骨低，脉小血少，肌肉不坚实。屡受风寒，血气虚弱，经脉不通。正邪相攻，体内血气失常，引邪深入。所以中年就会死。

五味第五十六

【题解】

本篇根据"同气相求""同类相动"的理论，说明五行之间属于同一行的事物之间具有较其他行之间更紧密的联系。如酸味的谷物，与人体的肝脏同属木，故酸味谷物进入体内，先入肝经，以此说明五谷、五菜、五果、五畜中的五种性味，对人体所起的不同作用，以及五味对于五脏疾病的宜忌。这些宜忌，都是药物治疗和饮食疗法，以及病人饮食调补的基本原则，故以"五味"名篇。中医自古有药食同源之说，本篇对于饮食养生具有重要指导意义。读者宜与《五味论》合参细玩。

黄帝曰：愿闻谷气有五味，其入五脏，分别奈何？

伯高曰：胃者，五脏六腑之海也。水谷皆入于胃，五脏六腑皆禀气于胃。五味各走其所喜。谷味酸，先走肝；谷味苦，先走心；谷味甘，先走脾；谷味辛，先走肺；谷味咸，先走肾。谷气津液已行，营卫大通。乃化糟粕，以次传下。

【译文】黄帝说：希望听一下，谷气五味进入五脏后，是怎样转输的呢？

伯高说：胃像是五脏六腑营养汇聚的大海。水谷都要进入胃中，因此，五脏六腑都从胃接受水谷的精微之气。饮食的五味，分别进入它所喜爱之脏。味酸的，先进入肝；味苦的，先进入心；味甘的，先进入脾；味辛的，先进入肺；味咸的，先进入肾。谷气化生的津液，已在体内运行，因而营卫通畅，其中废物就化为糟粕，随着二便由上而下地依次排出体外。

黄帝曰：营卫之行，奈何？

伯高曰：谷始入于胃，其精微者，先出于胃之两焦，以溉五脏。别出两行，营卫之道。其大气之抟而不行者①，积于胸中，命曰气海。出于肺，循喉咽，故呼则出，吸则入。天地之精气，其大数常出三入一②。故谷不入，半日则气衰，一日则气少矣。

【注释】①大气：指宗气。　②天地之精气：天之精气，天之阳气。地之精气，水谷精微之气。出三入一：历代注家解释不同。马元台、张景岳认为是指谷食之气呼出三分，天地之气吸入一分而言。杨上善则说："气海之中，谷之精气，随呼吸出入也。人之呼也，谷之精气，三分出已；及其吸也，一分还入，即须资食充其肠胃之虚，以接不还之气。"任谷庵："五谷入于胃也，其糟粕津液宗气分为三隧，故其大数常出三入一。盖所入者谷，而所出者，乃化糟粕，以次传下，其津液溉五脏而生营卫，其宗气积于胸中，以司呼吸，其所出有三者之隧道，故谷不入半日则气衰，一日则气少矣。"任氏所解，似得其旨。

【译文】黄帝说：营卫的运行是怎样呢？

伯高说：水谷入胃后，所化生的精微部分，从胃出后至中上二焦，经肺灌溉五脏。它在输布于全身时，分别为两条途径，其清纯部分化为营气，浊厚部分化为卫气，分别从脉内外的两条道路运行于周身。同时所产生的大气，则聚于胸中，称为气海。这种气自肺沿咽喉而出，呼出出，吸则入，保证人体正常呼吸运动。天地的精气，它在体内代谢的大概情况，是宗气、营卫和糟粕三方面输出，但另一方面又要从天地间吸入空气与食入饮食，以补给全身营养的需要，所以半日不吃饭，就会感到气衰，一天不进饮食，就感到气少了。

黄帝曰：谷之五味，可得闻乎？

伯高曰：请尽言之。五谷：秔米甘，麻酸，大豆咸，麦苦，黄黍辛①。五果：枣甘，李酸，栗咸，杏苦，桃辛。五畜：牛甘，犬酸，猪咸，羊苦，鸡辛。五菜：葵甘，韭酸，藿咸，薤苦，葱辛②。

【注释】①秔米：粳米。秔，粳的异体字。麻：芝麻。黄黍：即黍米。
②葵：冬葵。藿：豆叶。薤：俗名野蒜，可食。

【译文】黄帝说：谷物的五味，可以听听吗？

伯高说：我详尽地说一下。在五谷里：秔米味甘，芝麻味酸，大豆味咸，小麦味苦，黄黍味辛。在五果里：枣味甘，李味酸，栗味咸，杏味苦，桃味辛。在五畜里：牛肉味甘，犬肉味酸，猪肉味咸，羊肉味苦，鸡肉味辛。在五菜里：葵菜味甘，韭菜味酸，豆叶味咸，薤白味苦，葱味辛。

五色：黄色宜甘，青色宜酸，黑色宜咸，赤色宜苦，白色宜辛。凡此五者，各有所宜。

【译文】五种病色所宜之味：黄色适宜甜味，青色适宜酸味，黑色适宜咸味，红色适宜苦味，白色适宜辣味。大凡这五种病色各有适宜之味。

五宜：所言五宜者，脾病者，宜食秔米饭，牛肉枣葵；心病者，宜食麦，羊肉杏薤；肾病者，宜食大豆黄卷，猪肉栗藿；肝病者，宜食麻，犬肉李韭；肺病者，宜食黄黍，鸡肉桃葱。

【译文】五脏病所宜之食：所说的五宜是指脾病宜食粳米饭、大枣和冬葵；心病宜食麦食、羊肉、杏子和薤白；肾病宜食大豆黄卷、猪肉、栗子和藿叶；肝病宜食芝麻、狗肉、李子、韭菜；肺病宜食黄黍、鸡肉、桃子、葱。

五禁：肝病禁辛，心病禁咸，脾病禁酸，肾病禁甘，肺病禁苦。

【译文】五脏病禁忌：肝病禁忌辣味，心病禁忌咸味，脾病禁忌酸味，肾病禁忌甜味，肺病禁忌苦味。

肝色青，宜食甘，秔米饭、牛肉、枣、葵，皆甘。心色赤，宜食酸，犬肉、麻、李、韭，皆酸。脾色黄，宜食咸，大豆、豕肉、栗、藿，皆咸。肺色白，宜食苦，麦、羊肉、杏、薤，皆苦。肾色黑，宜食辛，黄黍、鸡肉、桃、葱，皆辛。

【译文】肝主青色，宜食甜味，粳米饭、牛肉、大枣、冬葵，都是甜味。心主红色，宜食酸味，狗肉、芝麻、李子、韭菜，都是酸味。脾主黄色，宜食咸味，大豆、猪肉、栗子、藿叶，都是咸味。肺主白色，宜食苦味，麦子、羊肉、杏子、薤白，都是苦味。肾主黑色，宜食辣味，黄黍、鸡肉、桃子、大葱，都是辣味。

贼风第五十八

【题解】本篇指出疾病的发生是内外二因互相作用的结果，虽然有时所感受的贼风邪气不易察觉，但疾病的发生绝不是因为鬼神所致。本篇还批判了鬼神致病的错误认识。因篇首以"贼风"发问，故名篇。

黄帝曰：夫子言贼风邪气之伤人也，令人病焉。今有其不离屏蔽，不出空穴之中，卒然病者，非不离贼风邪气，其故何也？

【译文】黄帝说：您说过四时不正之气伤害人体，使人生病。可是有人不离开屏蔽，亦不出屋中，忽然生病，并不是没有避开贼风邪气，这是什么缘故呢？

岐伯曰：此皆尝有所伤于湿气，藏于血脉之中，分肉之间，久留而不去；若有所堕坠，恶血在内而不去。卒然喜怒不节，饮食不适，寒温不时，腠理闭而不通。其开而遇风寒，则血气凝结，与故邪相袭，则为寒痹。其有热则汗出，汗出则受风，虽不遇贼风邪气，必有因加而发焉。

【译文】岐伯说：这都是曾经为湿邪所伤，湿邪蕴藏在血脉和分肉之内，长久留止而不能排除；或者有因堕落，瘀血在内未散。忽然喜怒过度，饮食不适宜，寒温不调，致使腠理闭塞，壅滞不通。或在腠理开张之时，遭遇风寒，就会使血气凝聚，以前湿邪和新感风寒相合，就成为寒痹。或有因热出汗，出汗时受了风。以上这些，虽然没有遇到贼风邪气，也会因为原有宿邪加上新感之邪而发病。

黄帝曰：今夫子之所言者，皆病人之所自知也。其毋所遇邪气，又毋怵惕之所志，卒然而病者，其故何也？唯有因鬼神之事乎？

【译文】黄帝说：像你所说的这些，都是病人自己所知道的。那些没有遭到四时不正之气，也没有恐惧等情志刺激，忽然就发病了，是什么缘故？是真有鬼神作祟吗？

岐伯曰：此亦有故邪留而未发，因而志有所恶，及有所慕，血气内乱，两气相搏。其所以从来者微，视之不见，听而不闻，故似鬼神。

黄帝曰：其祝而已者，其故何也？

岐伯曰：先巫者，因知百病之胜，先知其病之所从生者，可祝而已也①。

【注释】①祝而已者：祝，祝由；已，病愈。祝由是古代精神疗法。吴鞠通："按祝由二字，出自《素问》。祝，告也。由，病之所从出也。近时以巫家为祝由科，并列于十三科之中，《内经》谓信巫不信医不治，巫岂可列之医科中哉！吾谓凡治内伤者，必先祝由详告以病之所由来，使病人知之，而不敢再犯，又必细体变风变雅，曲察劳人思妇之隐情，婉言以开导之，安言以振惊之，危言以惊惧之，必使之心悦诚服，而后可以奏效如神。"吴氏明确指出祝由科不得与巫医之流混同起来，并具体指明精神疗法的内容。

【译文】岐伯说：这也是先有宿邪留在体内，还没发作，由于思想上有厌烦的事，或向往的事，不能随心，以致血气不和，新病与宿邪相搏，所以突然发病。它的病因极为微妙，既看不见，也听不见，所以像有鬼神作祟一样。

黄帝说：那些用祝由术而治好的病，道理何在？

岐伯说：前代的巫师，因为懂得各种疾病之间相互制约的关系，首先掌握疾病发生的由来，所以用祝由术能把病治好。

五味论第六十三

【题解】

本篇主要论述五味与人体经络脏腑的关系及五味偏嗜太过所出现病理变化而引起的各种疾病，故名"五味论"。本篇提示我们，饮食五味虽然是人体营养的源泉，但五味偏嗜，失去平衡也是伤生致病之由。因此，在生活中必须注意保持饮食营养的均衡。

黄帝问于少俞曰：五味入于口也，各有所走，各有所病。酸走筋，多食之，令人癃①。咸走血，多食之，令人渴。辛走气，多食之，令人洞心。苦走骨，多食之，令人变呕。甘走肉，多食之，令人悗心。余知其然也，不知其何由，愿闻其故。

【注释】①癃：小便闭阻不通。

【译文】黄帝问少俞说：五味进入口中，各进入所喜的脏器，各有所发生的病变。酸味走筋，多食酸味，会使人小便不通。咸味走血，多食咸味，会使人发渴。辛味走气，多食辛味，会使人心闷。苦味走骨，多食苦味，会使人呕吐。甘味走肉，多食甘味，会使人心闷。我已知道五味食得过度，能发生这些病证，但不理解其中的道理，希望听到其中的缘故。

少俞答曰：酸入于胃，其气涩以收，上之两焦①，弗能出入也。不出即留于胃中，胃中和温，则下注膀胱。膀胱之胞薄以懦②，得酸则缩绻，约而不通，水道不行，故癃。阴者，积筋之所终也③，故酸入而走筋矣。

【注释】①上之两焦：之，动词，行，走。两焦即上中二焦。 ②胞：皮。 ③阴者，积筋之所终：阴者，指前阴而言。积筋，即诸筋或宗筋。人的前阴，就是人身诸筋终聚之处。杨上善："人阴器，一身诸筋终聚之处。"张景岳："阴者，阴气也；积筋者，宗筋之所聚也。"

【译文】少俞回答说：酸味入胃以后，因气味涩滞，而有收敛作用，只能行于上中二焦，不能遽行出入。既然不出，就流于胃里，胃里温和，就向下渗注到膀胱。由于膀胱之皮薄而软，受到酸味，就会缩屈，使膀胱出口处约束不通，以致小便不畅，因此发生癃闭。人体的阴器，是周身诸筋终聚之处，所以酸味入胃而走肝经之筋。

黄帝曰：咸走血，多食之，令人渴，何也？

少俞曰：咸入于胃，其气上走中焦，注于脉，则血气走之。血与咸相得则凝，凝则胃中汁注之。注之则胃中竭，竭则咽路焦①，故舌本干而善渴。血脉者，中焦之道也，故咸入而走血矣。

【注释】①咽路：咽道。

【译文】黄帝说：咸味走血分，多食咸味，使人口渴，为什么？

少俞说：咸味入胃以后，它所化之气向上走于中焦，再由中焦流注到血脉，与血相和。咸与血相和，脉就要凝涩，脉凝涩则胃的水液也要凝涩，胃的水液凝涩则胃里干竭，由于胃液干竭，咽路感到焦躁，因而舌干多渴。血脉是输送中焦精微于周身的道路，血亦出于中焦，咸味上行于中焦，所以咸入胃后，就走入血分。

黄帝曰：辛走气，多食之，令人洞心①，何也？

少俞曰：辛入于胃，其气走于上焦，上焦者，受气而营诸阳者也。姜韭之气熏之，营卫之气不时受之。久留心下，故洞心。辛与气俱行，故辛入而与汗俱出。

【注释】①洞心：《千金方》作"愠心"，而"愠"是"煴"（yūn）之误字。煴心是食用辛辣之物后心中热辣的感觉。

【译文】黄帝说：辛味走气分，多食辛味，使人感觉如烟熏心，为什么？

少俞说：辛味入胃以后，其气走向上焦，上焦有受纳饮食精气以运行腠理，而卫外。姜韭之气，熏至营卫，不时受到辛味的刺激，如久留在胃中，所以有如烟熏心的感觉。辛走卫气，与卫气同行，所以辛味入胃以后，就会和汗液发散出来。

黄帝曰：苦走骨，多食之，令人变呕，何也？

少俞曰：苦入于胃，五谷之气，皆不能胜苦。苦入下脘，三焦之道皆闭而不通，故变呕。齿者，骨之所终也，故苦入而走骨，故入而复出，知其走骨也。

【译文】黄帝说：苦味善走骨，多食令人呕吐，为什么？

少俞说：苦入胃后，五谷之气味都不能胜过苦味，当苦味进入下脘后，三焦的气机阻闭不通，三焦不通，则入胃之水谷，不得通调而散，胃阳受到苦味的影响而功能失常，胃气上逆而变为呕吐。牙齿是属骨的部分，称骨之所终，苦味入胃后，走骨也走齿。因此，如已入胃的苦味重复吐出，就可以知其已经走骨了。

黄帝曰：甘走肉，多食之，令人悗心，何也？

少俞曰：甘入于胃，其气弱小，不能上至于上焦，而与谷留于胃中者，令人柔润者也。胃柔则缓，缓则虫动，虫动则令人悗心。其气外通于肉，故甘走肉。

【译文】黄帝说：甘味善走肌肉，多食则令人心中烦闷，为什么？

少俞说：甘味入胃后，甘气柔弱而小，不能上达上焦，与饮食一同留于胃中，所以胃气也柔润，胃柔则胃功能减弱，胃的功能减弱则肠中寄生虫乘机而动，虫动则使人心中闷乱。另外，由于甘味入脾，脾主肌肉，所以甘味外通于肌肉。

百病始生第六十六

【题解】

本篇论述了许多疾病的发生，其主要原因不外风、雨、清、湿、寒、暑，以及喜怒等因素。开首有"百病之始生也"之语，故以"百病始生"名篇。本篇的主要内容有：一、论述百病发生的原因，有外来致病因素和精神致病因素，而最根本的因素是人体正气的不足，提出了"两虚相得，乃客其形"的论点。二、指出外感致病因素致病的传变次序以及由表传里的各种病变。三、说明精神因素和饮食因素等影响内脏的发病情况。四、提出对内外三部发病的治疗原则，特别是"毋逆天时"的治则。本篇为论疾病发生机理的篇章，宜与《邪气脏腑病形》合参。

黄帝问于岐伯曰：夫百病之始生也，皆生于风雨寒暑，清湿喜怒。喜怒不节则伤脏，风雨则伤上，清湿则伤下①。三部之气，所伤异类，愿闻其会。

岐伯曰：三部之气各不同，或起于阴，或起于阳，请言其方。喜怒不节则伤脏，脏伤则病起于阴也。清湿袭虚，则病起于下；风雨袭虚，则病起于上，是谓三部。至其淫泆，不可胜数。

【注释】 ①清湿：指偏于寒凉的湿邪而言。清，凉。

【译文】 黄帝问岐伯说：各种疾病开始发生，都是风雨寒暑，清湿喜怒内外各种因素所致。喜怒没有节制，会伤及内脏；外感风雨，会伤及人体上部；感受寒湿，会伤及人体下部。上中下三部之气伤人，各不相同。希望你讲一下大概的道理。

岐伯说：三部之气各不相同，病或先发生于阴分，或先发生于阳分，请让我讲一讲大概情况。喜怒没有节制，就会伤害五脏，五脏受伤害，病就起于内部。清湿乘虚袭人筋骨，则病起于下部；风雨乘虚袭人肌表，则病起于上部。这是邪气侵袭的三个主要部位。待至病邪漫延深入，发生的症状，就不能计数了。

黄帝曰：余固不能数，故问先师，愿卒闻其道。

岐伯曰：风雨寒热，不得虚，邪不能独伤人。卒然逢疾风暴雨而不病者，盖无虚，故邪不能独伤人。此必因虚邪之风，与其身形，两虚相得①，乃客其形。两实相逢②，众人肉坚。其中于虚邪也，因于天时，与其身形，参以虚实，大病乃成。气有定舍，因处为名③，上下中外，分为三员④。

【注释】①两虚相得：指疾病的发生，由于人体正气虚弱，复遇虚邪的侵袭，故曰两虚相得。马元台："然此诸外感者，不得天之虚邪，则不能伤人，又不得人之本虚，亦不能伤人，此以天之虚，人身形之虚，两虚相得，所以诸邪得以客其形耳。" ②两实相逢：即指天之四时正常气候与人之壮健的身体相遇。杨上善："风雨寒暑四时正气，为实风也。众人肉坚，为实形也。两实相逢，无邪客病也。" ③气有定舍，因处为名：气有定舍，指邪气侵入人体后，稽留和潜伏在一定的处所。根据其潜伏处所的不同而定其名称，故曰因处为名。 ④上下中外，分为三员：三员，即三部。人体自纵而分，则以上、中、下为三部；自横而言之，则以表、里、半表半里为三部。

【译文】黄帝说：我本来对千变万化的病变不能尽数了解，所以请教你，希望告诉我全部的道理。

岐伯说：风雨寒暑，如不得虚邪之气，也不能单独伤人。有人突然遇到疾风暴雨，但没生病，这大多是没有虚邪，因此不能单独伤人。疾病的发生，必有虚邪贼风，与人身体素虚，两虚相遇，邪气才能侵入人体。若气候正常，体质强健，两实相逢，多数人又皮肉坚实，虚邪不能侵害。为虚邪所伤，那必定是因为四时不正之气以及身体衰弱，体虚邪实，相互结合，才酿成大病。邪气有固定侵袭的部位，根据邪气停留部分，来命名。有上、中、下或表、里、半表半里，纵横分为三部。

是故虚邪之中人也，始于皮肤，皮肤缓则腠理开，开则邪从毛发入，入则抵深，深则毛发立，毛发立则淅然，故皮肤痛。留而不去，则传舍于络脉。在络之时，痛于肌肉，其痛之时息，大经乃代①。留而不去，传舍于经。在经之时，洒淅喜惊。留而不去，传舍于输。在输之时，六经不通，四肢则肢节痛，腰脊乃强。留而不去，传舍于伏冲之脉②。在伏冲之时，体重身痛。留而不去，传舍于肠胃。在肠胃之时，贲响腹胀。多寒则肠鸣飧泄，食不化；多热则溏出麋③。留而不去，传舍于肠胃之外，募原之间，留著于脉。稽留而不去，息而成积④。或著孙脉，或著络脉，或著经脉，或著输脉⑤，或著于伏冲之脉，或著于膂筋⑥，或著于肠胃之募原，上连于缓筋⑦，邪气淫泆，不可胜论。

【注释】①大经乃代：邪气深入，在络脉的邪气，已传入经脉，由经脉代其承受邪气了。大经，是经脉，对络脉而言。 ②伏冲之脉：指冲脉之循行靠近脊柱里面者。张景岳："伏冲之脉，即冲脉之在脊者，以其最深，故曰伏冲。" ③溏出麋：泛指泄或痢而言。丹波元简："麋、糜古通用，乃糜烂也。溏出麋，盖谓肠垢赤白滞下之属。" ④息而成积：息，生长。积，腹中结块。邪气留著经脉，生长为积，这是积证的由来。 ⑤输脉：足太阳经脉。杨上善："输脉者，足太阳脉，以管五脏六府之输，故曰输脉。" ⑥膂筋：附于脊膂之筋。杨上善："膂筋，谓肠后脊膂之筋也。" ⑦缓筋：泛指足阳明筋。杨上善："缓筋，谓足阳明筋，以阳明之气主缓。"

【译文】所以虚邪伤害人体，从皮肤开始，皮肤弛缓则腠理开泄，腠理开泄，则邪气从毛发侵入，到达深部后，会促使毛发竖起，毛发竖起就会感觉寒栗，皮肤疼痛。邪气留而不除，就会传入络脉，就会肌肉作痛；如疼痛止时，经脉就要代受其邪；滞留不除，就会传入于经脉。邪在经脉，寒栗恶冷，多惊；滞留不除，就会传入于输脉，邪在于输脉，手之六经不通，四肢感到疼痛，腰脊不能屈伸。滞留不除，就会传入伏冲之脉，邪在于伏冲之脉，就会体重身痛，滞留不除，就会传入于肠胃。邪在肠胃，会腹胀肠鸣；多寒就要肠鸣泄泻，食物不化；多热就要便溏，赤白相兼。滞留不除，就会传入于肠胃之外，募原之间，留著在募原血脉之中。滞留不除，就会停在这里成为积块。总之，邪气侵入人体，或留著于孙络，或留著于络脉，或留著于经脉，或留著于输脉，或留著于伏冲之脉，或留著于脊膂之筋，或留著于肠胃之募原，或留著于缓筋，邪气在体内泛滥，变化多端，不能说尽。

黄帝曰：愿尽闻其所由然。

岐伯曰：其著孙络之脉而成积者，其积往来上下，臂手孙络之居也①，络浮而缓，不能拘积而止之，故往来移行，肠胃之间水，凑渗注灌，濯濯有音，有寒则腹䐜满雷引，故时切痛②。其著于阳明之经，则挟脐而居，饱食则益大，饥则益小。其著于缓筋也，似阳明之积，饱食则痛，饥则安。其著于肠胃之募原也，痛而外连于缓筋，饮食则安，饥则痛。其著于伏冲之脉者，揣之应手而动，发手则热气下于两股③，如汤沃之状。其著于膂筋，在肠后者，饥则积见，饱则积不见，按之不得。其著于输之脉者，闭塞不通，津液不下，孔窍干壅。此邪气之从外入内，从上下也。

【注释】①臂乎：孙鼎宜："臂读曰辟。《庄子·庚桑楚》释文引崔注：辟，相著也。《史记·扁鹊仓公列传》索隐：辟犹聚也。居犹处也。言及积聚于孙络之处，是为孙络积也。"　②䐜满：胸腹胀满。雷引：腹中肠鸣，并牵引而痛。　③发手：举手，抬手。

【译文】黄帝说：希望听听疾病形成的原由始末。

岐伯说：邪气留在孙络而成为积证，积块能够上下移动。因它聚在孙络，孙络浮而缓，不能使积块固定，所以它往来移入而慢慢进入肠胃之间。若有水液出现聚渗注灌于内，会发出濯濯的水声。若有寒气，就会腹部胀满雷鸣，相互牵引，经常急痛。如邪气留著于阳明之经，那积块就会夹在脐部周围，饱食后，脉络粗大；饥饿时，脉络细小。如邪气留著于缓筋的，就像阳明经的积证一样，饱食后，感觉胀痛；饥饿时，反感觉舒适。如邪气留著肠胃募原之间，疼痛会向外牵连到缓筋，饱食后，感觉舒适；饥饿时，感到疼痛。如邪气留著于伏冲之脉，用手触摸有动感，手离开后，似有热气向两股下行，就像浇了热水一样。如邪气留著于膂筋，在肠后面，饥饿时，则积块可以看清；饱食后，积块不易看清，用手摸不到。如邪气留著于输脉，会使脉道闭塞不通，津液不能布散，致使孔窍干燥壅塞。这都是邪气自外而内，从上而下的一般表现。

黄帝曰：积之始生，至其已成，奈何？
岐伯曰：积之始生，得寒乃生，厥乃成积也。
黄帝曰：其成积奈何？
岐伯曰：厥气生足悗①，悗生胫寒，胫寒则血脉凝涩，血脉凝涩则寒气上入于肠胃，入于肠胃则胀满，胀满则肠外之汁沫迫聚不得散，日以成积。卒然多食饮，则肠满，起居不节，用力过度，则络脉伤。阳络伤则血外溢，血外溢则衄血；阴络伤则血内溢，血内溢则后血。肠胃之络伤，则血溢于肠外，肠外有寒，汁沫与血相搏，则并合凝聚不得散，而积成矣。卒然外中于寒，若内伤于忧怒，则气上逆，气上逆则六输不通②，温气不行，凝血蕴里而不散，津液涩渗，著而不去，而积皆成矣。

【注释】①厥气生足悗：寒气从下部侵犯而逆行向上，致使足部痛滞、行动不利。厥气，是指厥逆之气，即从下逆上之气。足悗，足部痛滞、行动不便。　②六输不通：指六经之输脉不通。

【译文】黄帝说：积证从开始到形成，是怎样的？
岐伯说：积证开始发生，是由于感受了寒气，寒气上逆就形成了积证。
黄帝说：积证的具体形成过程，是怎样的？
岐伯说：感受寒厥之气，使两脚发生疼痛，行动不便，因此引起小腿寒冷，由于小腿寒冷，以致血脉凝涩，血脉凝涩，则寒气自下而上进入肠胃之中。寒气进入肠胃后，引起腹部胀满，胀满，则肠胃之外的汁沫，为寒邪所迫，聚留不散，日久就形成积证。或因突然暴食饮，肠里充满食物，消化困难，又加上起居无节，用力过度，就会损伤络脉。如阳络伤，血就向外渗溢，血向外渗溢，就会鼻出血；如阴络伤，血就向内渗溢，血向内渗溢，就会便血。如肠胃的络脉伤，血就渗溢出肠外，如果肠外适有寒气，汁沫和溢出的血相搏结，就凝聚在一起散不开了，就成为积证。还有因突然感受寒邪，情绪忧怒，就会使气上逆，气上逆，则六经的经气，会壅滞不通，卫气不行，血液凝结，蕴郁于里，不能散开，津液因而凝涩。这样，久留不除，也会形成积证。

黄帝曰：其生于阴者，奈何？

岐伯曰：忧思伤心；重寒伤肺；忿怒伤肝；醉以入房，汗出当风伤脾；用力过度，若入房汗出浴，则伤肾。此内外三部之所生病者也。

【译文】黄帝说：疾病发生于内脏，又是怎样的？

岐伯说：忧思会伤心；重寒会伤肺；愤怒会伤肝；醉酒行房，出汗之后，当风受凉，会伤脾；用力过多，及房事后，汗出沐浴，会伤肾。这都是身体内外上中下三部所发生的病证。

黄帝曰：善。治之奈何？

岐伯答曰：察其所痛，以知其应。有余不足，当补则补，当泻则泻。毋逆天时，是谓至治。

【译文】黄帝说：说得好。怎样治疗呢？

岐伯答说：观察它的疼痛的部位，了解病变所在。根据邪盛有余和正虚不足，当补的就补，当泻的就泻。不违反四时气候规律，这就是最好的治疗原则。

通天第七十二

【题解】

本篇根据人的禀赋不同、阴阳属性差异，划分为太阴、少阴、太阳、少阳、阴阳和平等五种不同类型，并分别描述了他们在意识、性格上的特征，提出了因人施治的法则。篇中认为，人体的素质，有阴阳气血偏多偏少之分，皆出于天然禀赋，所以篇名"通天"。

黄帝问于少师曰：余尝闻人有阴阳，何谓阴人，何谓阳人？

少师曰：天地之间，六合之内，不离于五，人亦应之，非徒一阴一阳而已也。而略言耳，口弗能遍明也。

黄帝曰：愿略闻其意，有贤人圣人，心能备而行之乎？

少师曰：盖有太阴之人，少阴之人，太阳之人，少阳之人，阴阳和平之人。凡五人者①，其态不同，其筋骨气血各不等。

【注释】①凡五人者：张景岳："太阴、少阴、太阳、少阳者，非如经络之三阴三阳也。盖以天禀之纯阴者太阴，多阴少阳者曰少阴，纯阳者为太阳，多阳少阴者为少阳，并阴阳和平之人，而分为五态也。"

【译文】黄帝问少师说：我曾经听说人有阴与阳的不同，什么是属阴的人？什么是属阳的人？

少师说：天地之间，四方上下之内，都离不开五行，人也和五行相应，并不是仅有相对的一阴一阳而已。这只是大概一说，至于其复杂情形，用语言难以说清。

黄帝说：希望听到大概的情况，有贤人圣人，他们是否能够达到阴阳平衡呢？

少师说：人大致可以分为，太阴、少阴、太阳、少阳、阴阳和平五种类型。这五种类型的人，他们的形态不同，筋骨强弱，气血盛衰，也各不相同。

黄帝曰：其不等者，可得闻乎？

少师曰：太阴之人，贪而不仁，下齐湛湛①，好内而恶出②，心和而不发③，不务于时，动而后之④，此太阴之人也。

【注释】①下齐湛湛：下，谦下。齐，整齐、完备。下齐，形容谦虚下气，待人周到，假装正经。湛湛，深貌。这里是形容深藏险恶之心。马元台："下齐湛湛，内存阴险，外假谦虚，貌似下抑整齐。" ②好内而恶出：就是好得恶失，喜进不喜出。马元台："内，同纳。好纳而恶出者，有所得则喜，有所费则怒也。" ③心和而不发：指心情和顺，而不外露，即"喜怒不形于色"。 ④不务于时，动而后之：即不识时务，而只知利己，看风使舵,行动后发制人。张景岳:"不务于时,知有己也。动而后之,不先发也。"

【译文】黄帝说:那不同情况,可以让我听听吗?

少师说:属于太阴的人,性情贪婪不仁厚,表面谦虚,假装正经,内心却深藏阴险,好得恶失,喜怒不形于色,不识时务,只知利己,看风使舵,行动上惯用后发制人的手段。具有这些特性的,就是太阴之人。

少阴之人,小贪而贼心,见人有亡①,常若有得,好伤好害,见人有荣,乃反愠怒,心疾而无恩②,此少阴之人也。

【注释】①亡:泛指损失、不幸之事。 ②心疾而无恩:对人心怀妒嫉而忘恩负义。疾,通"嫉"。

【译文】属于少阴的人,贪图小利,而有害人之心,看到别人有了损失,就像捡到便宜一样高兴,好伤人,好害人,看到别人光荣,就恼怒,心怀嫉妒,毫无同情心,有这些特征的,就是少阴之人。

太阳之人,居处于于①,好言大事,无能而虚说,志发于四野②,举措不顾是非,为事如常自用③,事虽败而常无悔,此太阳之人也。

【注释】①于于:自满自足。《庄子·盗跖》:"卧则居居,起则于于。"疏:"于于,自得之貌。" ②志发于四野:形容好高骛远。 ③为事如常自用:如,通而,转接连词。指常常意气用事,自以为是。

【译文】属于太阳的人,平时自鸣得意,好讲大事,无能却空说大话,言过其实,好高骛远。行动不顾是非,做事经常自以为是,做事虽然失败,却没有后悔之心,有这些特征的,就是太阳之人。

少阳之人,諟谛好自贵①,有小小官,则高自宜,好为外交而不内附,此少阳之人也。

【注释】①諟(shì)谛(dì):审慎。张景岳:"諟谛,审而又审也。"即反复考查研究,做事仔细。

【译文】 属于少阳的人，做事审慎，好抬高自己，有了小小的官职，就自以为了不起，向外宣扬，好交际，而不能踏踏实实地工作。有这些特征的，就是少阳之人。

阴阳和平之人，居处安静，无为惧惧，无为欣欣，婉然从物①，或与不争，与时变化，尊则谦谦，谭而不治，是谓至治②。古人善用针艾者，视人五态乃治。盛者泻之，虚者补之。

【注释】 ①婉然从物：善于顺从和适应事物的发展规律。婉然，和顺貌。 ②谭而不治：用说服的方法以德感人，而不是用强力的方法统治人。谭，同"谈"。至治：至治，即最好的治理方法。至，极。

【译文】 属于阴阳和平的人，生活安静，心安无所畏惧，不追求过分喜乐，顺从事物发展的自然规律，遇事不与人争，善于适应形势的变化，地位虽高却很谦虚，以理服人，而不是用压服的手段来治人，具有极好的治理才能。古代善用针灸疗法的医生，观察五类人的形态，分别给以治疗。气盛的用泻法，气虚的用补法。

黄帝曰：治人之五态奈何？

少师曰：太阴之人，多阴而无阳。其阴血浊，其卫气涩。阴阳不和，缓筋而厚皮。不之疾泻，不能移之。少阴之人，多阴少阳。小胃而大肠①，六腑不调。其阳明脉小而太阳脉大，必审调之。其血易脱，其气易败也。

【注释】 ①小胃而大肠：即胃小肠大。张景岳："阳明为五脏六腑之海，小肠为传送之腑，胃小则贮藏少，而气必微，小肠大则传送速而气不畜，阳气既少，而又不畜，则多阴少阳矣。"据此，肠是指小肠而言。

【译文】 黄帝说：针治五种形态的人，是怎样的？

少师说：属于太阴的人，阴偏多，却无阳。他们的阴血重浊，卫气涩滞。阴阳不调和，形体表现为筋缓皮厚的特征。像这样的人，不用急泻针法，就不能去除他的病。属于少阴的人，阴多阳少，他们的胃小而肠大，六腑的功能不协调。因为他的足阳明经脉气偏小，而手太阳经脉气偏大，一定要审慎调治。因为他的血容易耗损,他的气也容易败伤。

太阳之人,多阳而少阴。必谨调之,无脱其阴,而泻其阳。阳重脱者易狂①,阴阳皆脱者,暴死不知人也②。少阳之人,多阳少阴,经小而络大③。血在中而气在外,实阴而虚阳,独泻其络脉则强。气脱而疾,中气不足,病不起也。

【注释】①阳重脱者易狂:虚阳浮越,易发狂躁,为阳气欲脱的先兆。《素问·腹中论》:"石之则阳气虚,虚则狂。" ②暴死:有二义:一指突然死亡;一指突然不省人事的假死,急救得当,尚能回生。 ③多阳少阴,经小而络大:络脉浅,在表属阳;经脉深,在里属阴。多阳,指络脉大。少阴,指经脉小。张景岳:"经脉深而属阴,络脉浅而属阳,故少阳之人,多阳而络大,少阴而经小也。"

【译文】属于太阳的人,阳多阴少。一定谨慎地进行调治,不能再耗损其阴,只可泻其阳。阳大脱就会阳盛而狂,如果阴阳都耗损就会突然死亡,或不知人事。属于少阳的人,阳多阴少,经脉小而络脉大,血在中而气在外,在治疗时,应当充实阴经而泻其阳络。但是单独过度地泻其阳络,就会迫使阳气很快耗损,以致中气不足,病也就难以痊愈了。

阴阳和平之人,其阴阳之气和,血脉调。谨诊其阴阳,视其邪正。安容仪,审有余不足。盛则泻之,虚则补之,不盛不虚,以经取之。此所以调阳阳,别五态之人者也。

【译文】属于阴阳和平的人,他们的阴阳之气和谐,血脉调顺。在治疗时,应当谨慎地观察他的阴阳变化,了解他的邪正盛衰,看明他的容颜表现,然后细审是哪一方面有余,哪一方面不足。邪盛用泻法,正虚用补法,如果不盛不虚,就治疗病证所在的本经,这就是调治阴阳,辨别五种不同形态人的标准。

黄帝曰:夫五态之人者,相与毋故,卒然新会,未知其行也,何以别之?

少师答曰：众人之属①，不如五态之人者，故五五二十五人，而五态之人不与焉。五态之人，尤不合于众者也。

【注释】①众人：指《灵枢·阴阳二十五人》而言，与五态之人不同。

【译文】黄帝说：与五种形态的人，素不相识，乍一见面很难知道他们的作风和性格属于哪一类型的人，应怎样来辨别呢？

少师回答说：一般人不具备这五种人的特性，所以"阴阳二十五人"，不包括在五态人之内。因为五态之人是具有代表性的五种类型，他们和一般人是不相同的。

黄帝曰：别五态之人奈何？

少师曰：太阴之人，其状黮黮然黑色①，念然下意②，临临然长大③，䐃然未偻④，此太阴之人也。

【注释】①黮（dàn）黮然：形容面色阴沉的样子。黮，黑色。 ②念然下意：指故作姿态，谦虚下气。张景岳："念然下意，意念不扬也。即上文'下齐'之谓。" ③临临然：《广雅·释诂》："临，大也。"马元台："临临然，长大之貌也。" ④䐃然未偻：形容假作卑躬屈膝的姿态，并非真有佝偻病。张景岳："䐃然未偻，言膝䐃若屈，而实非佝偻之疾也。"

【译文】黄帝说：怎样分别五种形态的人呢？

少师说：属于太阴的人，面色阴沉黑暗，而假意谦虚，身体本来高大，却卑躬屈膝，故作姿态，而并非真有佝偻病，这就是太阴之人的形态。

少阴之人，其状清然窃然①，固以阴贼，立而躁崄，行而似伏，此少阴之人也。

【注释】①清然窃然：清然，是形容言貌好像清高的样子。窃然，指行动鬼祟，偷偷摸摸，即上文"贼心"的表现。张景岳："清然者，言似清也。窃然者，行为鼠雀也。"

【译文】属于少阴的人，外貌好像清高，但是行动鬼祟，偷偷摸摸，深怀阴险害人之贼心，站立时躁动不安，显示出邪恶之象，走路时状似伏身向前，这是少阴之人的形态。

太阳之人，其状轩轩储储①，反身折腘②，此太阳之人也。

【注释】①轩轩储储：形容高贵自尊，骄傲自满的样子。张景岳："轩轩，高大貌，犹俗谓轩昂也。储储，畜积貌，盈盈自得也。" ②反身折腘：是形容仰腰挺胸时，身躯向后反张，膝窝随之曲折的样子。张景岳："反身折腘，言仰腰挺腹，其腘似折也，是皆妄自尊大之状。"

【译文】属于太阳的人，外貌表现高傲自满，仰腰挺胸，好像身躯向后反张和两腘曲折那样，这是太阳之人的形态。

少阳之人，其状立则好仰，行则好摇，其两臂两肘则常出于背，此少阳之人也。

【译文】属于少阳的人，在站立时惯于把头仰得很高，行走时惯于摇摆身体，常常反挽其手于背后，这是少阳之人的形态。

阴阳和平之人，其状委委然①，随随然②，颙颙然③，愉愉然④，暶暶然⑤，豆豆然⑥，众人皆曰君子，此阴阳和平之人也。

【注释】①委委然：雍容自得貌。 ②随随然：顺从貌，指善于适应环境而言。义同上文"婉然从物"。 ③颙（yǒng）颙然：态度严正而又温和貌。 ④愉愉然：和颜悦色貌。 ⑤暶（xuán）暶然，目光慈祥和善貌。 ⑥豆豆然：举止有度，处事分明貌。

【译文】属于阴阳和平的人，外貌从容稳重，举止大方，性格和顺，善于适应环境，态度严肃，品行端正，待人和蔼，目光慈祥，作风光明磊落，举止有度，处事条理分明，众人都说是有德行的人，这是阴阳和平之人的形态。

官能第七十三

【题解】

官，动词，任之以官职。能，能力、技能。所谓"官能"即根据个人的实际能力,任之以适当的工作。从内容上看,本篇可分为两部分:第一部分主要讨论运用针灸治病,首先要明确人的生理和疾病的阴、阳、寒、热、虚、实,然后才能确定针灸补泻的治法;还对补泻和针刺方法作了详细的说明。第二部分,论述传授针刺技术,必须根据每个人的能力、性格、爱好等特点,分别传授不同的技术,在技术学成后,担任工作,才能发挥其才能,尽其所用。这两部分从内容上看,有联系,但也有区别。从行文上看,第一部分,对话者为岐伯与黄帝;而第二部分,则换成了黄帝与雷公。所以该篇在写作之初恐为独立的两篇。第二部分内容较少,恐有所亡佚。其后的编纂者,遂合为一篇。并以后半部分的主题名篇。

黄帝问于岐伯曰:余闻九针于夫子,众多矣不可胜数。余推而论之,以为一纪①。余司诵之,子听其理。非则语余,请其正道。令可久传,后世无患。得其人乃传,非其人勿言。

岐伯稽首再拜曰:请听圣王之道。

【注释】①以为一纪:通过归纳整理,使之完整系统,条理分明。古人以理丝缕而使之不乱,叫作纪。

【译文】黄帝问岐伯说:我听你讲解九针之学,已经很多,都不能计数了。我推究其中的道理,经过归纳整理,成为系统的理论。现读出来给你听,如果理论上有错误的地方,就告诉我加以修正,使它永远传给后世,以便学习和运用。当然要传教可靠的人,不能教不可靠的人。

岐伯叩头再拜说:我希望听一下圣王所讲的针道。

黄帝曰:用针之理,必知形气之所在。左右上下①,阴阳表里。血气多少,行之逆顺②。出入之合,谋伐有过。知解结,知补虚泻实,上下气门,明通于四海,审其所在,寒热淋露,以输异处。审于调气,明于经隧。左右肢络,尽知其会。寒与热争,能合而调之③。虚与实邻,知决而通之④。左右不调,把而行之。明于逆顺,乃知可治。阴阳不奇⑤,故知起时。审于本末,察其寒热。得邪所在,万刺不殆。知官九针,刺道毕矣⑥。

【注释】①左右上下：杨上善："肝生于左，肺藏于右，心部于表，肾治于里。男左女右，阴阳上下，并得知之。" ②行之逆顺：杨上善："营气顺脉，卫气逆行。"张景岳："阴气从足上行，至头而下行循臂；阳气从手上行至头，而下行至足。故阳病者，上行极而下；阴病者，下行极而上。反此者，皆谓之逆。"两义俱可参。 ③能合而调之：杨上善："阴阳之气不和者，皆能和之。" ④知决而通之：杨上善："虚实二气不和，通之使平。"孙鼎宜："此谓虚实疑似之证，当决其是非也。" ⑤阴阳不奇：阴阳不偏之义。《周礼·大祝》杜注："奇，读曰倚。"倚，有"偏"义。 ⑥审于本末……刺道毕矣：张景岳："本末，标本也。寒热，阴阳也。所在，三部九候之病脉处也。官，任也。九针不同，各有所宜，能和以上之法而任用之，则刺道毕矣。"

【译文】黄帝说：用针治病的道理，一定要知道脏腑形气所在，左右上下的部位，阴阳表里的关系，血气的或多或少，以及脉气在全身的逆行和顺行，和由里出表或由表入里的会合处所等等。这样，才能祛除邪气恶血。更要懂得解其结聚，了解补虚泻实，上下气穴；明确知道四海腧穴的部位及其生理病理表现。寒热雨露的不同病因，会侵入人体不同部位。要谨慎地调和脉气，必须搞清十二经脉及周身左右上下的支络的循行交会。若有寒热相争，能参合各种情况进行调治；对于虚实错杂，应能决断而调治。左右不协调，应用左病刺右，右病刺左的手法。只有明确经脉循行的顺逆，才知道怎样治疗；脏腑阴阳调和，就可预知病愈之时。审查清楚疾病的标本、寒热，确定邪气所在部位，针刺治疗就不会错误。再掌握了九针的不同性能，针刺方法就全面了。

明于五输，徐疾所在①。屈伸出入，皆有条理②。言阴与阳，合于五行。五藏六府，亦有所藏③。四时八风，尽有阴阳。各得其位，合于明堂。各处色部，五藏六府。察其所痛，左右上下④。知其寒温，何经所在。审皮肤之寒温滑涩，知其所苦。膈有上下，知其气所在⑤。先得其道，稀而疏之。稍深以留，故能徐入之⑥。大热在上，推而下之。从下上者，引而去之。视前痛者，常先取之。大寒在外，留而补之。入于中者，从合泻之。针所不为，灸之所宜。上气不足，推而扬之。下气不足，积而从之⑦。阴阳皆虚，火自当之⑧。厥而寒甚，骨廉陷下。寒过于膝，下陵三里。阴络所过，得之留止。寒入于中，推而行之⑨。经陷下者，火则当之⑩。结络坚紧，火所治之。不知所苦，两蹻之下⑪。男阳女阴，良工所禁⑫。针论毕矣。

【注释】①明于五输，徐疾所在：马元台："五脏有井荣俞经合之五俞，六腑有井荣俞原经合之六俞，然六腑之原并于俞，则皆可称为五俞也。徐疾者，针治也。徐而疾则实，疾而徐则虚，是也。" ②屈伸出入，皆有条理：杨上善："行针之时，须屈须伸，针之入出，条理并具知之。"马元台："屈伸出入者，经脉往来也。"对于"屈伸"的解释，前者指行针时的体位，后者指经脉运行的方向。 ③五藏六府，亦有所藏：杨上善："五藏藏五神，六府藏五谷。" ④察其所痛，左右上下：杨上善："察五色，知其痛在五脏六腑，上下左右。" ⑤膈有上下，知其气所在：指横膈的上下分布着不同的脏器，应该知其病气的在上在下，以进一步察知何脏的病变。 ⑥稍深以留，故能徐入之：马元台："先得其经脉之道，然后可以用针。稀者，针之少也；疏者，针之阔也；深者，深入其针也；留者，久留其针也。"

⑦上气不足，……积而从之：杨上善："上气不足，谓膻中气少，可推补令盛。扬，盛也。下气不足，谓肾间动气少者，可补气聚。积，聚也。从，顺也。"张景岳："推而扬之，引致其气，以补上也；积而从之，留针随气，以实下也。" ⑧阴阳皆虚，火自当之：马元台："阴阳皆虚，而针所难用，则用火以灸之。" ⑨寒入于中，推而行之：张景岳："寒留于络，而入于经，当用针推散而行之。" ⑩经陷下者，火则当之：杨上善："火气强盛，能补二虚。" ⑪两蹻之下：楼英："两蹻之下，照海、申脉二穴。" ⑫男阳女阴，良工所禁：张志聪："不知所苦痛者，当取两蹻于踝下也。男子数其阳，女子数其阴，故男取阴而女取阳，此良工之所禁也。"

【译文】明白五腧穴的主治范围和针刺的徐疾手法。经脉往来的屈伸出入，都有一定的规律。人体的阴阳与五行是相合的。五脏六腑，分别有藏神藏谷的功能。四时八风的变化，全有阴阳的关系。疾病各有其发生的部位，结合面部五色诊，寻求各部显现出的不同色泽，来诊察五脏六腑的疾病。观察疾病的部位，是在上在下还是在左在右，判断疾病的寒温属性，知道病在哪条经脉。审察尺肤的寒温滑涩，知道它的疾病属性，再诊察膈膜上下，可以知道病气所在。首先掌握经脉的通路，取穴要少而精。或如疾病深在则留针，使正气徐徐内入。病人上部大热，当用推而下之的针法。如病邪从下向上发展，就引病邪向下而排除。同时注意病人以前所患之病，应该先治前病，以除宿因。身体寒冷的，采用留针而补之使热的针法。如寒邪深入于里，从合穴泻去寒邪。凡不适应针刺的病，用灸法较适宜。上气不足的病，用推而扬之的方法。下气不足的病，当采用留针随气的针法。若阴阳皆虚的病，可以用火灸法治疗。厥逆而寒象重的，或骨侧的肌肉下陷，或寒冷超过两膝，宜灸三里穴。又如阴络所过之处，寒邪留滞在内，寒邪深入到了内脏，就当用推而行之的针法。经脉陷下的，就用艾灸治疗。络脉结而坚紧的，也用艾灸治疗。有不知确切部位的病痛，当灸阳蹻所通的申脉穴和阴蹻所通的照海穴，男子取阴蹻，女子取阳蹻，若男取阳蹻而女取阴蹻，就犯了治疗上的错误，这是技术精良的医生所禁忌的，懂得了这些，用针的疗法就完备了。

用针之服，必有法则①。上视天光，下司八正，以辟奇邪②，而观百姓。审于虚实，无犯其邪。是得天之露，遇岁之虚③。救而不胜，反受其殃。故曰：必知天忌，乃言针意。法于往古，验于来今。观于窈冥④，通于无穷。粗之所不见，良工之所贵。莫知其形，若神仿佛⑤。

【注释】①服：《素问·八正神明论》王冰注："服，事也。"杨上善："服，学习也。"法则：王冰："法，象也。则，准也。"犹言方法和准则。

②以辟奇邪：杨上善曰："学用针法，须上法日月星辰之光，下司八节正风之气，以除奇邪。"辟，除。 ③得天之露：张景岳："天之风雨不时者，皆谓之露。"指自然界与时令不符的风雨灾害。遇岁之虚：指岁气不及所出现的反常气候，如春不温、夏不热等。 ④观于窈冥：《素问·示从容论》王冰注："窈冥，谓不可见者。"泛指微渺难见的变化。如人体脏腑气血的内在变化。 ⑤莫知其形，若神仿佛：杨上善："法于往古，圣人所行。逆取

将来得失之验，亦检当今是非之状，又观窈冥微妙之道，故得通于无穷之理，所得皆当。不似粗工以意，唯瞩其形，不见于道，有同良材神使，独鉴其所贵，仿佛于真。"

【译文】用针治疗，一定要有法则。上要观察日月星辰的运行规律，下要了解四时八节气的不同。以避免四时不正之气，而提醒百姓知道，使他审察虚实，能够预防，不为邪气侵袭。如天风雨不时，或时令不正，医生救治，没有掌握气候变化的情况，反会使病情趋于危险。所以说必须知道天时的宜忌，然后才谈得上针法的作用。取法古人的学术，用临床实践来检验，仔细观察那些微妙难见的变化，才能通晓变化无穷的疾病。这是粗工认识不到，而良工认为宝贵的。之所以难知，是由于看不到形迹，好像神灵，若有若无。

邪气之中人也，洒淅动形[1]。正邪之中人也微，先见于色，不知于其身。若有若无，若亡若存。有形无形，莫知其情。是故上工之取气，乃救其萌芽，下工守其已成，因败其形。

是故工之用针也，知气之所在，而守其门户。明于调气，补泻所在，徐疾之意，所取之处。泻必用员[2]，切而转之，其气乃行。疾而徐出，邪气乃出。伸而迎之，摇大其穴[3]，气出乃疾。补必用方[4]，外引其皮，令当其门。左引其枢，右推其肤，微旋而徐推之。必端以正，安以静，坚心无解。欲微以留，气下而疾出之。推其皮，盖其外门，真气乃存。用针之要，无忘其神[5]。

【注释】①洒淅：振寒貌，畏寒怕冷。 ②泻必用员：员，指圆活流利的针法。杨上善："员谓之规，法天而动，泻气者也。" ③摇大其穴：出针时的手法。 ④补必用方：方，指方正、端静而言。杨上善："方谓之矩，法地而静，补气者也。" ⑤用针之要，无忘其神：指用针的主要目的，在于调养神气，推动生机，借以扶正祛邪。杨上善："用针之道，下以疗病，上以养神。其养神者，长生久视。此大圣之大意。"

【译文】邪气侵入人体后，出现寒栗怕冷的现象。正邪侵入人体，略微先表现在气色上，而身体没有异常感觉。像有病又像无病，像病邪消失，又像病邪还留存。像有病形，又像无病形，不易知道真实的病情。所以上工治病是在病的初期，根据脉气的变化进行治疗；下工不掌握这个方法，到病已形成以后，按常规治疗，这样会使病人的形体受到伤害。

所以医生用针，应该知道脉气的运行所在，按照相应的腧穴治疗。明白如何调气，什么应补，什么应泻，进针或快或慢，该取什么穴位。泻法须用流利圆活的手法，直迫病所而转针，正气就可正常运行。进针快而出针慢，邪气就会随针散出。进针时，屈伸而迎其气之来；出针时，摇大针孔，邪气就能很快排出。补法须用端正从容的手法，外引皮肤，使正当其穴，左手持针，右手推针进入皮肤，轻微捻转，缓缓进针。针者一定端正，精神安静，心坚不懈地进行刺治。待气至以后，要略微留针，等到邪气已出，就要赶快出针，随即按压穴位的皮肤，扪住针孔，真气就内存不泄。用针的关键在于千万勿忘"得神"。

雷公问于黄帝曰：针论曰：得其人乃传，非其人勿言。何以知其可传？

黄帝曰：各得其人，任之其能，故能明其事。

雷公曰：愿闻官能奈何①？

黄帝曰：明目者，可使视色。聪耳者，可使听音②。捷疾辞语者，可使传论。语徐而安静，手巧而心审谛者③，可使行针艾，理血气而调诸逆顺，察阴阳而兼诸方。缓节柔筋而心和调者，可使导引行气④。疾毒言语轻人者，可使唾痈呪病⑤。爪苦手毒⑥，为事善伤者，可使按积抑痹。各得其能，方乃可行，其名乃彰。不得其人，其功不成，其师无名。故曰：得其人乃言，非其人勿传，此之谓也。手毒者，可使试按龟，置龟于器下而按其上，五十日而死矣；手甘者，复生如故也。

【注释】①官能：各守其职叫作官；官能，因有某些特长而分配某种职事。　②聪耳者：杨上善："听病人五音，即知其吉凶，此为第二聪听人也。……为物说道以悟人，此第三智辨人也。"　③语徐而安静，手巧而心审谛者：杨上善："神清性明，故安静也。动合所宜，明手巧者，妙察机微，故审谛也。此为第四静慧人也。"　④缓节柔筋而心和调者,可使导引行气:杨上善:"身则缓节柔筋,心则和性调顺,此为第五调柔人也。调柔之人,导引则筋骨易柔,行气则其气易和也。"　⑤疾毒言语轻人者,可使唾痈呪病:杨上善:"心嫉毒,言好轻人,有此二恶,物所畏之,故可使之唾祝,此为第六口苦人也。"唾痈呪病,古代祝由治病的方法,为精神疗法之一种。

⑥爪苦手毒:爪,指甲。苦,指形态粗恶。手毒,手狠的意思。

【译文】雷公问黄帝说:《针论》所说"得其人乃传,非其人勿言",怎样知道他是可以传授的人呢?

黄帝说:传授学术要分别选择适当的人才,教他可以胜任的工作,才能做好事业。

雷公说:希望听一下怎样才能量材取用呢?黄帝说:目明的人,可以使他看色泽。耳聪的人,可以使他听声音。口齿流利,善于言辞的人,可以使他传达言论。语言徐缓安静,手巧,心又仔细,可以使他操作针灸,以疏通血气,调治一切逆顺反常病证,观察阴阳变化而兼用各种治疗方法。手缓筋柔,心性和顺的人,可以让他导引行气。嫉妒、刻薄、说话轻视人的人,可以使他做唾痈祝病的事。爪甲粗,手下狠,做事爱伤人的人,可以使他按揉积聚,治疗痹证。总之,使每个人,各尽其能,各种治疗方法,才可以推行,名声才可以显扬。如果传授的不得其人,不仅没有功效,其师也没有名誉。所以说"得其人乃传,非其人勿言",就是这个意思。检验手毒的方法,可叫人试按乌龟,把乌龟放在器具下面,在上面按压,到五十天乌龟就死了;如果手善的,按压过五十天后,乌龟仍然活着。